W0281793

MICHELLE HARVIE ET TONY HOWELL

Diététicienne primée pour ses recherches, le docteur **Michelle Harvie** s'est consacrée pendant dix-sept ans à démontrer le lien entre surpoids et cancer du sein. Ses travaux ont été publiés dans de nombreux magazines scientifiques et ont été récompensés par le British Dietetic Association Rose Simmond's Award. Dans une démarche préventive, elle a élaboré le régime 2-jours.

Tony Howell est professeur d'oncologie à l'université de Manchester, spécialisé dans l'étude des facteurs médicaux et environnementaux dans le cadre de la prévention du cancer du sein. Ses recherches l'ont amené à développer le régime 2-jours pour ses effets bénéfiques sur la santé et la ligne.

ÉVOLUTION

Des livres pour vous faciliter la vie !

Marie Lise LABONTÉ
Au cœur de notre corps
Se libérer de nos cuirasses

Michelle HARVIE & Tony HOWELL
2 jours de détox, 5 jours de plaisir
Perdre du poids et purifier votre organisme

Marina CARRÈRE D'ENCAUSSE
L'Alcool et les jeunes
Un problème réel, des solutions concrètes

Marie-Josèphe CHALLAMEL & Marie THIRION
Mon enfant dort mal
Endormissements difficiles, réveils nocturnes : comment aider mon enfant à dormir

Linda BENATTAR & Patrick LEMOINE
La Vie Alzheimer

Erwann MENTHÉOUR
Et si on arrêtait de se mentir
Alimentation/Sport/Santé

Williams DAVID
Pourquoi le blé nuit à votre santé

Christian GAUDIN
Vrai zen pour chats et pour leurs maîtres
Devenez un adepte de la méditation

Claire et Christian GAUDIN
Massages pour chats et pour leurs maîtres
Devenez un adepte de la relaxation

2 jours de détox
5 jours de plaisir

Le Régime 2-Jours

Dr Michelle Harvie
& Pr Tony Howell

2 jours de détox
5 jours de plaisir

Le Régime 2-Jours

Traduit de l'anglais par Pascal Loubet

Michel Lafon

Titre original :
The 2 Day Diet

MIXTE
Papier issu de sources responsables
FSC® C003309

Pocket, une marque d'Univers Poche, est un éditeur qui s'engage pour la préservation de son environnement et qui utilise du papier fabriqué à partir de bois provenant de forêts gérées de manière responsable.

Edited Anne Montague
All recipes by Kate Santon except for the recipes on page 184 (top), 185, 187, 193, 199, 201, 210-211, 216, 222-224, 227-228 and 301 by Emily Jonzen

First published by Vermilion, an imprint of Ebury Publishing, a Random House Group Company

ISBN : 978-2-266-24354-4

Ce livre est dédié à quatre personnes
qui me sont particulièrement chères
et qui m'inspirent et me soutiennent
depuis toujours : mes parents,
Mary et Terry Harvie ;
mon merveilleux compagnon, Mark Garrod ;
et mon collègue et ami Tony Howell.

Dr Michelle Harvie

Ce livre est dédié à mon épouse, Shelagh,
pour sa patience et son soutien.

Pr Tony Howell

INTRODUCTION

Nul ne s'étonnera de lire ici que nous sommes de plus en plus gros. Le taux d'obésité a atteint des proportions épidémiques et il y a dans le monde aujourd'hui une majorité d'individus en surcharge pondérale. Malgré d'énormes investissements des gouvernements dans des campagnes pour une alimentation saine et d'innombrables régimes variés promettant une perte de poids réelle, le nombre de personnes en surpoids ne cesse d'augmenter.

Mais soyons clairs : perdre du poids, et même éviter d'en prendre, est une tâche de plus en plus ardue. Nous sommes en effet génétiquement programmés pour un environnement où les ressources alimentaires sont rares et irrégulières et où nous devons consacrer de grandes quantités d'énergie à les dénicher – pas pour un monde où la nourriture est disponible vingt-quatre heures sur vingt-quatre et sept jours sur sept, où nous nous déplaçons en voiture et où nous sommes constamment tentés par des portions XXL. Avec tous ces facteurs, il n'est guère surprenant que le taux d'obésité augmente. Maigrir est un combat pour tout le monde, quelle que soit votre détermination.

Grâce à nos contacts quotidiens avec des personnes cherchant désespérément à perdre du poids, nous savons combien il est difficile de faire un régime, nous connaissons la frustration et la souffrance de perdre des kilos et d'en reprendre aussitôt. Nous connaissons également les dangers que représente le surpoids pour la santé. D'après nos recherches, l'obésité est non seulement la cause de l'augmentation des risques de cancer, mais également des maladies cardiaques, du diabète et des démences. En tant que scientifiques se consacrant à leurs patients ainsi qu'à l'amélioration de la santé publique, nous avons estimé qu'il était temps de concevoir un régime basé sur les recherches qui offre une manière différente de perdre du poids durablement.

Avec tous les régimes disponibles, le Régime 2-Jours peut-il changer la donne ? Nous sommes convaincus que oui. Ce régime est conçu pour vous aider à faire les choix adéquats, maigrir, changer vos habitudes et améliorer activement votre santé sans vous donner le sentiment de vous priver. Notre travail avec des individus qui enchaînent régime sur régime a démontré que cette approche unique en son genre offre une véritable alternative à quiconque a des difficultés à se conformer à un régime conventionnel. Nous avons été si impressionnés par les résultats positifs du Régime 2-Jours que nous avons voulu le rendre accessible à tous ceux qui peinent – ou ont peiné – à maigrir. Le Régime 2-Jours a ouvert la voie d'un avenir plus mince et plus sain à beaucoup de nos patients. Nous espérons qu'il en ira de même pour vous.

1.

Le Régime 2-Jours : pourquoi il marche

Si vous êtes de ceux qui ont vainement essayé de maigrir ou qui ont perdu quelques kilos qu'ils ont aussitôt repris, ce livre est fait pour vous. Le Régime 2-Jours est une approche toute nouvelle de la perte de poids. Basée sur des études, elle peut fonctionner pour vous, que vous ayez des problèmes de poids depuis des années ou récemment décidé d'en perdre. Le Régime 2-Jours est simple : suivez-le pendant deux jours de suite chaque semaine, puis mangez normalement les cinq autres jours.

Je n'ai jamais suivi de régime et réussi à en conserver le bénéfice – avant d'essayer le Régime 2-Jours. En fait, j'ai toujours repris du poids, et même regrossi un peu plus. Le Régime 2-Jours est différent : c'est un changement de mode de vie dont je peux m'accommoder.

Marie, 33 ans.

Nous sommes habitués aux experts ès régimes qui nous disent que, si nous voulons maigrir, il est nécessaire d'observer chaque jour des règles strictes. Le Régime 2-Jours met à mal cette théorie. Flexible et facile à suivre, il vous fera revoir votre conception du régime pour trouver une manière différente de vous débarrasser des kilos en trop.

L'idée d'échapper aux privations quotidiennes d'un régime sept jours sur sept – en suivant le régime deux jours par semaine et en mangeant normalement les cinq autres jours, et cela tout en maigrissant – paraît probablement trop belle pour être vraie. Mais il n'en est rien : nos études au cours des dix-sept dernières années avec des maniaques du régime montrent que cette nouvelle approche peut vraiment fonctionner, même quand tout le reste a échoué. Le Régime 2-Jours a été conçu par le Dr Michelle Harvie, chercheuse en diététique et, tout en permettant une perte de poids saine et durable, il est nutritionnellement équilibré pour répondre à tous les besoins de l'organisme.

Suivre un régime sur deux jours était beaucoup plus facile que je ne le pensais. Je me suis aussi aperçue que je faisais nettement plus attention à ce que je mangeais lors des cinq jours suivants – je ne voulais pas compromettre tout ce que j'avais réussi à obtenir ! Lizzie, 24 ans.

ATTENTION !

Le Régime 2-Jours ne doit être suivi ni par des enfants, ni par des adolescents, des femmes enceintes ou allaitantes, ni par des personnes souffrant de dépression ou de troubles de l'alimentation. Le niveau modérément élevé de protéines de ce régime peut poser des problèmes à des individus atteints d'une maladie rénale ou présentant un terrain favorable à une telle affection. Si vous êtes diabétique ou suivez un traitement médical quel qu'il soit, demandez conseil à votre généraliste avant de commencer tout régime et programme sportif.

Si vous êtes en surpoids, votre principale motivation pour suivre un régime est peut-être de renouer avec votre estime de soi en retrouvant une silhouette agréable. Avec le Régime 2-Jours, vous perdrez du poids, mais vous améliorerez aussi votre santé, vous vous protégerez contre nombre de maladies et vous éprouverez un regain durable d'énergie. Selon les études, le simple fait de réduire votre surpoids de 5 à 10 % diminuerait les risques de maladies comme le diabète de type 2, les affections cardiovasculaires et certains cancers. En outre, il est attesté que perdre du poids avec le Régime 2-Jours offre potentiellement des bénéfices pour la santé supérieurs à ceux obtenus avec un régime quotidien, comme nous l'expliquerons plus loin.

Le piège du régime

En théorie, maigrir devrait être facile. Mangez moins, faites plus d'activités physiques et les kilos devraient simplement fondre. En pratique, c'est tout sauf facile. Vous pouvez réussir à vous délester de quelques kilos à court terme, mais ils reviennent aussi rapidement que sournoisement. Malgré d'importantes campagnes de santé publique et des millions d'euros dépensés chaque année en produits de régime, le nombre d'individus en surpoids ne cesse d'augmenter presque partout dans le monde. Une étude de 2009 a révélé que 14,5 % des Français souffraient d'obésité et 31,9 % de surpoids. En 2010, aux États-Unis, 64 % des femmes et 74 % des hommes étaient en surpoids. Ces chiffres sont à ajouter aux rapports estimant que les 108 millions d'individus qui, chaque année, suivent un régime aux États-Unis dépensent 20 milliards de dollars en livres de diététique, produits de régime et opérations chirurgicales pour maigrir. Le moment est clairement venu pour une nouvelle approche.

Comme je vois et que je sens la perte de poids,
j'ai une meilleure opinion de moi-même
et je me sens mieux. Je ne suis pas aussi
fatiguée et j'ai nettement plus d'énergie le soir.
Jane, 32 ans.

L'histoire du Régime 2-Jours

Notre recherche d'une manière différente de maigrir a été guidée par notre travail sur presque deux décennies auprès de femmes qui souffraient ou présentaient un risque élevé de cancer du sein. Nous savions d'après nos recherches et les travaux effectués ailleurs que, si le surpoids augmente significativement le risque de cancer du sein, la perte de poids – même de 4,5 kg seulement – peut diminuer ce risque de 20 à 40 % par rapport à des femmes qui continuent de prendre du poids, ce qui est la norme[1]. Le problème est que maigrir sans reprendre ses kilos est extraordinairement difficile. Typiquement, les femmes au régime avec qui nous avons travaillé avaient déjà tenté entre trois et cinq fois de maigrir. Elles avaient beau être motivées et faire beaucoup d'efforts, moins de la moitié ont réussi à perdre le poids nécessaire pour réduire le risque de cancer. Beaucoup ont connu un stupéfiant succès à court terme et fait montre d'une énergie et d'une détermination exceptionnelles, mais malheureusement, pour la plupart, cette perte de poids n'a pas duré.

ÉTUDE DE CAS : ANNE

L'histoire d'Anne est loin d'être un cas isolé. Elle voulait désespérément maigrir, consciente que son surpoids augmentait le risque de développer un cancer du sein – dont ont été victimes sa mère, sa tante et sa cousine –, ainsi que celui de diabète de type 2, qui affectait le côté paternel de

1. Tous les appels de note renvoient à la bibliographie en fin d'ouvrage.

sa famille. Elle avait déjà réussi à perdre 19 kilos dans un groupe de régime, sur cinq mois. Cela l'obligea à consommer pendant cette période 900 calories de moins que sa normale quotidienne – soit un total de 133 000 calories! Malheureusement, malgré tous ces efforts, elle avait retrouvé pratiquement le même poids quatre mois plus tard.

En général, les gens observent un régime pendant trois à six mois et perdent environ 6,4 kg. La majorité (80 %) reprend ensuite presque tout ce poids, tandis que les 20 % restants regrossissent, mais restent à 3,6 à 5,4 kg en dessous de leur poids avant régime[2].

Faire un régime n'est donc pas totalement vain, puisque cela peut vous empêcher de prendre du poids sur le long terme. Cependant, la succession de pertes et gains de poids est démoralisante, elle peut diminuer l'estime de soi et saper vos efforts futurs pour maigrir. Comme beaucoup de ceux qui s'y lancent ne le savent que trop bien, le régime est une corvée de chaque instant.

Grâce au Régime 2-Jours, je me sens moins ramollie, moins ballonnée, moins fatiguée après l'exercice, en bien meilleure forme, et je suis plus à l'aise dans mes vêtements.
Honor, 45 ans.

La taille du problème

• En 2009, les Français ont en moyenne grossi de 900 g par rapport à 2006, de 1,3 kg par rapport à 2003, de 2,3 kg par rapport à 2000 et de 3,1 kg par rapport à 1998. Si le surpoids reste relativement stable à 31,9 %, l'augmentation semble plus importante chez les femmes que chez les hommes : 15,1 % des femmes présentent une obésité, contre 13,9 % des hommes.

• En 2006, les Nations unies ont annoncé que pour la première fois dans l'Histoire le nombre d'individus en surpoids dans le monde (1,3 milliard) dépassait celui des individus souffrant de malnutrition (800 millions).

Pourquoi ne faire un régime que deux jours par semaine ?

Nos études initiales, entre 1995 et 2005, utilisaient l'approche conventionnelle du régime et demandaient à nos patients de diminuer les calories tous les jours de la semaine. Il devint clair que beaucoup avaient des difficultés avec cette approche standard, car ils étaient constamment forcés de réfléchir à leur alimentation. Dès 2005, des scientifiques travaillant dans le domaine du cancer et de la démence relevèrent des indices intrigants concernant le « régime intermittent », où l'on absorbe moins de calories certains jours de la semaine, avec une alimentation normale les autres jours. Selon des articles publiés en 2002 et 2003, des animaux de laboratoire soumis à un régime intermittent développaient significativement moins de cancers et de démences que ceux qui suivaient des régimes standard[5,6]. Bien que ces premières études aient concerné des animaux et non des êtres humains, ces découvertes nous amenèrent à réfléchir. Dans la plupart des régimes, les individus doivent diminuer les calories chaque jour de la semaine, généralement de 25 %. Mais que se passerait-il si vous effectuiez la majeure partie de votre régime durant deux jours par semaine en diminuant votre ration alimentaire de 70 % au lieu des 25 % quotidiens ? Faire un régime durant seulement deux jours par semaine pourrait alléger la corvée du régime quotidien que tant de gens ont du mal à respecter. En même temps, deux jours suffisent pour réduire son apport calorique hebdomadaire et modifier ses habitudes alimentaires et, surtout, c'est un objectif qui paraît plus simple à atteindre. Cette approche serait-elle plus facile à suivre qu'un régime quotidien ? Constituerait-elle une manière meilleure et plus efficace de perdre du poids ?

En 2006, nous avons donc commencé nos recherches sur les régimes sur deux jours grâce au financement du Centre Genesis de prévention du cancer du sein et de deux autres associations de lutte contre le cancer (la Breast Cancer Campaign et le World Cancer Research Fund), qui désiraient toutes les trois découvrir des approches de régime permettant de réduire le risque de cancer.

Le Régime 2-Jours est un régime beaucoup plus direct que tous ceux que j'ai suivis jusqu'ici. Les deux jours sont faciles à gérer si on planifie juste un peu, et suivre ce régime sur deux jours par semaine vous amène à vraiment respecter la nourriture les cinq autres jours. J'ai perdu 2 kilos dans les dix premiers jours et je n'ai pas le sentiment de suivre un régime. Matt, 41 ans.

Notre premier Régime 2-Jours

Le premier Régime 2-Jours que nous avons conçu comprenait deux jours à 650 calories et n'autorisait que lait, yaourts, fruits, légumes et une quantité illimitée de boissons peu ou pas caloriques comme l'eau, le thé, le café et les boissons dites « de régime ». Les jours à 650 calories étaient soigneusement conçus pour répondre aux besoins nutritionnels des patientes. Celles-ci suivaient le régime deux jours consécutifs par semaine, puis un régime méditerranéen équilibré (voir chapitre 4) les cinq autres jours. Elles furent ensuite comparées à un groupe de patientes qui devaient réduire leur apport calorique total du même nombre de calories que les patientes du Régime 2-Jours, mais en absorbant une ration standard chaque jour de la semaine ; 107 femmes y participaient.

Ce que nous avons appris

Nous avons été encouragés par les résultats de cette étude. Même si ceux-ci ne différaient pas franchement de ceux d'un régime quotidien standard, une approche sur deux jours semblait promettre d'être plus facile à suivre et avoir un potentiel amaigrissant.

Après trois mois, 54 % des patientes du Régime 2-Jours et 51 % des patientes du régime quotidien ont eu des résultats positifs et perdu au moins 5 % de leur poids. Les patientes ayant observé le Régime 2-Jours sur six mois ont perdu en moyenne 7,7 kg, dont 6 constitués de graisse, ainsi que 7,6 cm de tour de taille et 6 cm de tour de poitrine et de hanches. Certaines ont perdu beaucoup plus – jusqu'à 21 kilos ainsi qu'au moins trois tailles de vêtements. Pour les patientes du régime quotidien, la moyenne était de 6,3 kg de perte de poids, dont 4,9 kg de graisse, et 5 cm de tour de taille et de poitrine.

En outre, le Régime 2-Jours a paru apporter de meilleurs « bénéfices santé » que le régime quotidien. Les deux approches étaient bénéfiques, mais nos patientes du Régime 2-Jours ont vu leur fonction insuline s'améliorer de 25 % par rapport aux patientes du régime quotidien lors d'une analyse réalisée cinq jours après le début du régime. Elles ont connu une réduction supplémentaire de 25 % durant les deux jours de restriction, ainsi que le matin suivant[7]. L'insuline joue un rôle vital dans la régulation du taux de glucose dans l'organisme. Une fonction insuline déficiente est un problème grave, à la racine de nombreuses affections liées au poids comme le diabète de type 2, les maladies cardiovasculaires, certains cancers et peut-être la démence. Un tour de taille trop important est aussi associé à un risque accru de plusieurs de ces affections, et nos patientes du Régime 2-Jours ont également perdu proportionnellement plus de poids autour de la taille que les patientes du régime quotidien.

Notre nouveau Régime 2-Jours amélioré

Nous fondant sur les leçons apprises durant notre étude initiale, nous avons développé le Régime 2-Jours au cœur de ce livre.

Comme on peut s'y attendre, le principal inconvénient de notre premier Régime 2-Jours était le choix très limité d'aliments. Beaucoup des patientes de l'essai estimèrent qu'il était difficile de se conformer à une alimentation uniquement à base de lait, yaourts, fruits et légumes, et seul un tiers d'entre elles suivaient encore le régime au bout d'une année. Mais nous avions été tellement encouragés par les résultats de notre étude initiale que nous avons amélioré le régime pour qu'il comprenne une plus grande variété d'aliments, et notamment davantage de protéines pour le rendre plus rassasiant, plus nourrissant et plus facile à poursuivre sur le long terme. Une fois de plus, nous avons testé le Régime 2-Jours sur deux groupes de femmes : un groupe suivant le nouveau Régime 2-Jours amélioré et l'autre un régime quotidien standard.

Les commentaires sur cette nouvelle version ont été encore plus impressionnants. Notre étude la plus récente, qui a suivi des femmes sur trois mois de régime et un mois d'entretien, a constaté que 6 patientes du Régime 2-Jours sur 10 ont remporté un succès en perdant au moins 4,5 kg contre seulement 4 sur 10 parmi le groupe du régime quotidien standard[8]. La perte de poids de cette étude sur trois mois a été légèrement inférieure à celle des patientes de l'étude précédente sur six mois, en raison de la durée plus brève. Cependant, la perte de poids obtenue a été particulièrement encourageante, car ces patientes étaient plus âgées, plus en surpoids, et pour beaucoup, affligées de problèmes de santé et de poids à long terme.

Les patientes du Régime 2-Jours qui sont parvenues à faire au moins 85 % de leurs deux jours de restriction durant l'étude (c'est-à-dire 20 jours sur les 24 sur une période de 3 mois) ont eu les meilleurs résultats. En moyenne, elles ont perdu 6,4 kg, dont plus de 4,5 kg de graisse, 5 cm de tour de taille et de hanches, et une taille de vêtements. Là encore, certaines ont perdu beaucoup plus de poids – deux tailles en trois mois, jusqu'à 14,5 kg, dont 10,8 kg de graisse, 10,9 cm de tour de taille et de hanches et 8,9 cm de tour de poitrine. Comme précédemment, nos patientes du Régime 2-Jours ont connu une diminution du taux d'insuline supérieure à celle des patientes du régime quotidien standard cinq jours après leurs deux jours de restriction, et là encore, elles ont connu une diminution supplémentaire du taux d'insuline durant les deux jours où leurs rations de glucides et de calories étaient vraiment réduites.

Comment fonctionne le Régime 2-Jours

Le Régime 2-Jours fournit des consignes claires sur ce que vous pouvez manger durant les deux jours de restriction : des aliments riches en protéines, des graisses mono-insaturées saines (comme les noix), des fruits et des légumes, qui sont rassasiants et réduisent la sensation de faim. Se sentir rassasié diminue évidemment le risque d'excès alimentaires. Le Régime 2-Jours est délibérément pauvre en glucides, qui semblent donner une plus grande sensation de faim aux patients[9]. Durant les cinq autres jours sans restriction, vous pouvez adopter un régime de style méditerranéen classique et sain.

Le Régime 2-Jours est conçu pour être :

• assez pauvre en calories pour vous permettre de perdre du poids, mais sans causer de sensation de faim ;

• nutritionnellement équilibré pour vous fournir toutes les rations nécessaires en vitamines, minéraux et protéines ;

• facile à observer dans la vie active.

En quoi le Régime 2-Jours diffère-t-il des autres régimes ?

Une restriction sur seulement deux jours est plus facile qu'une restriction quotidienne.

En général, les patientes ont trouvé plus facile d'observer un régime strict sur deux jours que de diminuer leur ration calorique tous les jours. Bien que les patientes du régime standard et du Régime 2-Jours aient bien commencé les unes comme les autres – avec 8 sur 10 observant leur régime durant le premier mois – le régime sur sept jours est rapidement apparu plus difficile à suivre. Au bout de trois mois, 70 % des patientes du Régime 2-Jours continuaient de le suivre, contre seulement 40 % du groupe du régime standard.

Dès lors, pourquoi un régime plus strict est-il plus facile à suivre qu'un régime moins restrictif? La réponse semble précisément être *parce qu'il est strict.* Le Régime 2-Jours a des règles claires. D'après nos discussions avec nos patientes du Régime 2-Jours et nos précédentes études, nous savons que, du moment qu'ils sont faisables, les régimes avec des règles strictes et un choix limité peuvent être plus faciles à observer que des régimes dont l'alimentation est pauvre en calories et dont les règles sont plus souples[10].

Il se peut que notre organisme soit peut-être biologiquement programmé pour ce schéma d'alimentation « intermittent ». L'idée d'alterner des périodes sans restriction et d'autres avec n'est pas nouvelle. Certains avancent que cela imite les périodes d'abondance alimentaire et de disette vécues par nos ancêtres chasseurs-cueilleurs du paléolithique, qui connaissaient fréquemment de longues périodes d'alimentation pauvre en calories entrecoupées de périodes plus riches, quand la nourriture était disponible en abondance. Nous sommes bien loin de la disponibilité permanente de la nourriture que nous connaissons aujourd'hui (sans oublier que nous n'avons pas à chasser ou cueillir pour nous la procurer). La plupart des populations du monde développé ont un accès illimité et permanent à toute la nourriture qu'elles désirent. En fait, beaucoup de gens ne connaissent même pas le répit nocturne, puisqu'ils mangent devant leur télévision un dernier petit snack à 2 heures du matin alors qu'ils prendront leur petit déjeuner seulement cinq heures plus tard, à 7 heures.

Le Régime 2-Jours réforme vos habitudes alimentaires

Si suivre un régime est si difficile, c'est notamment parce que cela implique de rompre avec des habitudes alimentaires bien ancrées : consommer régulièrement plus de nourriture que nous n'en avons besoin, manger des rations trop importantes, trop d'aliments gras ou sucrés, ou grignoter entre les repas (et parfois tout cela en même temps). Le Régime 2-Jours vous aide à modifier votre façon de vous alimenter. Maigrir est en réalité très simple : cela consiste à réduire votre apport calorique global d'au moins un quart et de diminuer votre ration de glucides et de graisses saturées. Pour beaucoup, c'est plus facile à dire qu'à faire. Le Régime 2-Jours vous oblige salutairement à interrompre vos habitudes alimentaires chaque semaine et vous aide à développer votre vigilance et votre conscience vis-à-vis de ce que vous mangez. Ce sont des compétences vitales, qui vous mettent sur la bonne voie pour maîtriser ce que vous mangez – et par là, votre poids.

Le Régime 2-Jours vous permet de mieux apprécier ce que vous mangez

Réduire drastiquement les calories deux jours par semaine vous permet de retrouver la sensation de faim et à quoi ressemble une portion « normale ». Vous apprendrez à manger plus lentement, à apprécier des quantités moindres et à réellement savourer votre nourriture autant lors des jours de restriction que durant les cinq jours normaux. Cela vous permettra de redécouvrir quelle quantité de nourriture vous est réellement nécessaire, au lieu de la quantité que vous avez fini par vous habituer à absorber. Nos patientes se sont aperçues que comparer les deux jours de restriction avec leur ration normale leur permettait d'identifier ce qui les poussait à manger – et à trop manger. Si vous êtes un habitué des régimes, vous êtes peut-être coincé dans un schéma alimentaire pauvre en lipides et protéines et riche en glucides, une combinaison promue par beaucoup de régimes grand public. Alors que cette approche peut fonctionner pour certains, d'autres, ayant du mal à conserver une ration quotidienne pauvre en calories avec ces régimes, se retrouvent souvent à se suralimenter. Le Régime 2-Jours vous aidera à vous détacher de ces schémas d'alimentation qui vous desservent.

Le Régime 2-Jours renforce votre confiance dans le régime

Deux jours par semaine, vous avez l'occasion d'apprendre à résister à la tentation. C'est un savoir-faire de régime capital que vous devrez pratiquer jusqu'à ce qu'il devienne une habitude. Vous retenir lors des deux jours de restriction vous donnera assez d'assurance pour maîtriser votre alimentation et vos fringales, tout en renforçant votre désir de contrôler votre alimentation lors des autres jours de la semaine.

Le succès du régime 2-jours

Le Régime 2-Jours vous aide à perdre de la graisse plutôt que du muscle

Les meilleurs régimes ciblent la graisse et préservent les muscles. Le muscle ne vous donne pas seulement l'air plus tonique, c'est également la clé pour brûler les calories. Même quand vos muscles se reposent, ils brûlent jusqu'à sept fois plus de calories que la graisse. Les patientes qui ont suivi le Régime 2-Jours amélioré ont découvert qu'elles perdaient proportionnellement plus de graisse que les patientes du régime quotidien, avec 80 % de leur poids perdu en graisse contre 70 %

du groupe régime quotidien. Si vous suivez ce que l'on appelle un régime très basses calories (« RTBC » – environ 500 à 600 calories quotidiennes), vous pouvez perdre jusqu'à 60 % de votre poids en graisse et 40 % en muscle. Avec le Régime 2-Jours, pour 6,4 kg perdus, vous pouvez compter sur une perte de 5 kilos de graisse et seulement 1,4 kg de muscle, par rapport aux 3,6 kg de graisse et 2,7 kg de muscle de certains RTBC. Un autre point important est que rester actif quand vous suivez le Régime 2-Jours vous aidera à maximiser encore davantage votre perte de graisse et à limiter votre fonte musculaire (voir chapitre 6).

Le Régime 2-Jours peut vous aider à protéger votre métabolisme

Votre métabolisme, la vitesse à laquelle votre organisme brûle les calories, dépend de trois facteurs : votre poids (plus vous pesez lourd, plus votre métabolisme est élevé car votre organisme a besoin de plus de calories pour fonctionner) ; votre activité (les individus actifs brûlent plus de calories – voir Appendice F) ; et votre masse musculaire (plus elle est élevée, plus votre métabolisme le sera, puisque les muscles brûlent sept fois plus de calories que la graisse). L'une des raisons du ralentissement de la perte de poids durant un régime, c'est la diminution du métabolisme, généralement de 10 à 15 % à mesure que vous perdez du poids et avez moins de muscle. Comme le Régime 2-Jours met l'accent sur la perte de graisse et minimise la fonte musculaire, il aide à limiter la diminution de votre métabolisme. Le Régime 2-Jours peut aussi vous aider à brûler quelques calories supplémentaires en raison de son contenu hyperprotéiné – notre organisme utilise dix fois plus de calories pour digérer et transformer les protéines que pour les lipides ou les glucides. Bien que ce ne soit pas un effet important (cela ne représente que 65 à 70 calories quotidiennes en plus), quand vous essayez de perdre du poids, les petits changements s'additionnent.

Vous verrez des résultats rapidement

Perdre du poids peut être difficile et les patients ont besoin de recevoir une récompense sans tarder : dès lors, une perte de poids rapide est capitale pour vous maintenir sur les rails. Il n'y a pas de raccourci – la combustion des graisses est un processus complexe et il est difficile de perdre plus de 2 kilos de graisse par semaine – mais vous n'êtes pas obligé de passer des semaines au Régime 2-Jours avant de constater une différence. Le Régime 2-Jours donne dès le début de meilleurs résultats que le régime quotidien et le taux d'amaigrissement se maintient. Nos patientes ont perdu de la graisse environ une fois et demie plus vite avec le Régime 2-Jours qu'avec un régime quotidien conventionnel sur sept jours. Au bout du premier mois, les patientes du Régime 2-Jours ont perdu en moyenne 0,5 à 1,4 kg par semaine, suivi d'un léger ralentissement. En revanche, les patientes du régime standard n'ont perdu qu'entre 0,3 et 1 kilo par semaine.

Nos patientes du Régime 2-Jours ont perdu plus de graisse principalement parce que, d'un point de vue général, elles consommaient moins de calories. Cependant, elles ont tout de même perdu plus de graisse que prévu, ce qui soulève la possibilité qu'elles aient subi à mesure que leur poids baissait une diminution de leur métabolisme légèrement plus faible que celle des patientes du régime standard. L'éventualité est intéressante, mais elle n'est aucunement prouvée.

Que se passe-t-il dans mon organisme quand je maigris ?

Pendant que vous perdez des tailles de vêtements et/ou que vous resserrez votre ceinture d'un cran ou deux, tout en vous sentant plus en forme, d'importants changements se produisent dans votre organisme. Votre pression artérielle et votre taux sanguin de lipides et d'hormones nocifs diminuent, tandis que les lipides et hormones bienfaisants augmentent. Ces changements ouvrent la voie d'une vie plus saine et plus longue. Trop manger provoquera des changements au niveau le plus fondamental de vos cellules, conduisant à des dégâts qui augmentent le risque de cancer, de diabète de type 2 et même de décès prématuré. Manger moins peut stopper et même inverser ce processus.

Comment fonctionnent les cellules

Votre organisme est constitué de millions de cellules et, bien qu'elles aient selon la région de l'organisme des fonctions spécialisées différentes – dans le cerveau, le cœur et les os, par exemple –, elles fonctionnent toutes d'une manière similaire. Au cœur de la cellule se trouve un noyau, le centre de commande de la cellule, qui contient les gènes dont vous avez hérité (votre ADN). Les gènes programment ce qui vous rend unique (la couleur de vos cheveux, de votre peau et de vos yeux, par exemple). L'activité de la cellule est contrôlée à la fois par le noyau et par des messages envoyés à l'intérieur de votre organisme, qui agit sur la cellule via des récepteurs situés à sa surface. Les cellules produisent leur propre énergie et ont leurs propres centrales énergétiques – les mitochondries. Chaque cellule contient environ un millier de ces minuscules structures en forme de haricot qui fournissent l'énergie dont la cellule a besoin pour fonctionner. Comme les cellules produisent aussi des déchets qui doivent être éliminés, elles possèdent leurs propres unités d'évacuation – les lysosomes – qui recyclent tous les composants usés de la cellule.

Que se passe-t-il quand vous mangez trop et que vous grossissez ?

Si vous êtes suralimenté, vos cellules le seront aussi – et des cellules suralimentées ne fonctionnent pas correctement. Quand vous consommez plus de nourriture qu'il ne vous en faut, le taux des hormones insuline et leptine augmente dans l'organisme et envoie un déluge de messages aux cellules leur ordonnant de croître et produire quantité de nouvelles cellules. Mais quand les cellules mobilisent tous leurs efforts à croître et produire de nouvelles cellules, les lysosomes ne fonctionnent plus aussi efficacement et l'entretien général est négligé, si bien que les déchets s'accumulent et que les dégâts ne sont pas réparés.

Si cela arrivait à votre voiture, elle pourrait continuer de fonctionner pendant un certain temps, mais il ne faudrait guère longtemps avant qu'elle soit inutilisable. Quand cela arrive à l'organisme et que vous avez un nombre croissant de cellules défectueuses qui ne réparent plus et n'éliminent plus les déchets, cela devient le point de départ de nombreuses maladies, dont le cancer.

L'excès alimentaire est également mauvais pour les centrales énergétiques de vos cellules, les mitochondries. Leur nombre diminue, elles fonctionnent moins bien et cessent de produire des antioxydants protecteurs. Comme une batterie usée, elles commencent à laisser échapper de dangereuses substances oxydantes qui peuvent endommager les cellules et les tissus environnants. Ces dégâts provoquent des inflammations, qui, si elles ne sont pas soignées, peuvent causer cancer, affections cardiovasculaires et diabète.

Si les cellules suralimentées fonctionnent mal à cause du déferlement de signaux qu'elles reçoivent des hormones, l'excès alimentaire active certains gènes dans les cellules et en désactive d'autres. Une récente étude a montré qu'administrer durant cinq jours à de jeunes hommes sains un régime hypercalorique et hyperlipidique provoquait des changements nocifs dans les cellules en activant des gènes associés à l'inflammation et au cancer[11]. En revanche, d'autres études ont prouvé que manger moins et consommer la bonne catégorie d'aliments, l'un des exemples étant le resvératrol, l'antioxydant présent dans les fruits (notamment le raisin) et les arachides, peut effectivement inverser les changements néfastes et désactiver les gènes nocifs[12].

Ce qui se passe dans vos cellules en cas de suralimentation est similaire à ce qui survient dans l'organisme quand vous vieillissez – en conséquence, manger plus que ne le nécessite votre organisme accélère votre horloge biologique et vous fait prématurément vieillir.

Pourquoi le poids compte

- Être en surpoids augmente le risque d'affections cardiovasculaires, d'AVC, de diabète de type 2, de démence et de plus de douze types de cancers, notamment du sein, de l'intestin et de l'œsophage, de la glande thyroïde, du rein, de l'utérus, de la vessie, du pancréas, de mélanome malin, ainsi que des cancers du sang et du système lymphatique, tels que la leucémie, le myélome multiple et le lymphome non hodgkinien.

Les individus en surpoids ont plus de risques de souffrir d'arthrite, d'indigestion, de calculs, de stress, d'anxiété, de dépression, d'infertilité et de troubles du sommeil.

- Un surpoids prononcé (19 kilos au-dessus du poids de forme) est aussi dangereux pour la santé que fumer et peut diminuer l'espérance de vie de sept ans. Si vous êtes en surpoids prononcé et fumeur, votre espérance de vie peut être diminuée de quatorze ans[13].

- Être en surpoids limite l'espérance de vie. En Grande-Bretagne par exemple, les femmes ont une espérance de vie moyenne de 82 ans, mais elles ne restent en bonne santé que jusqu'à environ 65 ans, alors que celle des hommes est de 78 ans, en restant en bonne santé jusqu'à 64 ans, en raison de maladies liées au poids[14].

Que se passe-t-il quand vous diminuez les calories ?

Diminuer les calories et perdre du poids contribue à inverser le cycle des dégâts décrits ci-dessus et a l'effet d'un nettoyage de printemps sur vos cellules. Comme les taux d'insuline et de leptine baissent rapidement (en vingt-quatre heures), quand nous mangeons moins, leurs signaux qui ordonnent aux cellules de se multiplier décroissent et les cellules peuvent consacrer plus d'énergie à rester en meilleur état, réparer les dégâts et éliminer les déchets. Les mitochondries anciennes et endommagées sont évacuées et remplacées par de nouvelles, qui produisent plus d'antioxydants, permettant de réduire l'inflammation dans les cellules et les tissus voisins. Abaisser l'apport calorique augmente également le nombre d'unités d'élimination des déchets (les lysosomes) et les rend plus efficaces dans leur tâche. Ces rapides effets en vingt-quatre heures de régime sont l'une des raisons clés pour lesquelles le Régime

2-Jours peut offrir des bénéfices pour la santé durant les deux jours de restriction chaque semaine.

Est-ce le cas avec tous les régimes ?

Si vous êtes en surpoids, diminuer les calories et perdre du poids a toutes les probabilités de produire les bénéfices décrits ci-dessus. Cependant, le Régime 2-Jours, avec ses deux jours de restriction ajoutés aux cinq jours de régime méditerranéen, riche en molécules d'origine végétale, pourrait même être plus bénéfique qu'un régime ordinaire pauvre en calories. Les deux jours de restriction permettent d'obtenir une diminution du taux d'insuline de 40 % supérieure au résultat d'un régime standard. Cela peut être fondamental en termes de bénéfices pour la santé du Régime 2-Jours, étant donné que l'excès d'insuline est l'une des principales causes de l'impact négatif du surpoids sur les cellules et les affections chroniques modernes. Il est également prouvé que plus la consommation de calories est faible, meilleure est l'élimination des déchets ; en conséquence, le faible apport calorique des deux jours de restriction a peut-être un effet positif. Réduire les calories peut être bienfaisant pour les neurones comme pour les autres cellules de l'organisme. Les travaux du Dr Mark Mattson, neurologue à l'Institut national du vieillissement de Baltimore, indiquent que la réduction radicale de l'apport calorique durant certains jours de la semaine (mais pas tous) peut protéger contre les maladies d'Alzheimer ou de Parkinson et d'autres affections dégénératives du cerveau.

L'exercice semble avoir un effet positif similaire sur la diminution du taux d'insuline, l'amélioration de l'élimination des déchets et l'augmentation du nombre de mitochondries. L'activité physique a d'autres effets bénéfiques – quand les muscles sont utilisés, ils produisent des hormones et des molécules protectrices. Celles-ci peuvent diminuer le risque de nombreuses maladies en améliorant la capacité de votre organisme à assimiler le glucose, en réduisant l'inflammation, et en diminuant le taux de facteurs de croissance et d'hormones liés au cancer. Les muscles peuvent également stimuler les neurones pour favoriser un bon fonctionnement du cerveau.

Qu'arrive-t-il aux cellules usées ?

Même les cellules saines ont une durée de vie limitée et doivent être remplacées par de nouvelles. Ce remplacement est un processus naturel, mais quand l'organisme ne fonctionne pas correctement à cause de la suralimentation et de l'inactivité, il s'enraye, si bien que des cellules qui ont achevé leur cycle de vie demeurent dans l'organisme. Ces cellules usées, qualifiées de « sénescentes », sont liées au cancer, aux maladies cardiovasculaires et au diabète. Il a été prouvé que diminuer les calories réduisait la probabilité que ces cellules usées demeurent dans l'organisme et favorisait leur élimination.

Étude de cas : Gillian

Gillian, 47 ans, a commencé le Régime 2-Jours parce qu'elle savait que son poids augmentait insidieusement. Bien que ne faisant que 6,4 kg de surpoids, Gillian voulait descendre à un poids de forme et le conserver. Elle désirait un régime qui ne nécessite pas des aliments spécifiques ou une planification complexe, qui soit assez simple pour s'adapter à son emploi du temps et qui ne l'empêche pas d'aller dîner au restaurant avec ses amis le week-end. Elle a fait le régime lors de ses journées les plus chargées en consommant la majeure partie de ses calories le soir. « Savoir que vous ne vous privez pas toute la semaine rend ce régime beaucoup plus facile et quand vous avez terminé vos deux jours, vous n'avez pas envie de manger tout ce qui se trouve à portée de main, vous avez plaisir à manger normalement. J'ai perdu assez facilement du poids et je n'ai pas regrossi – je fais souvent ce régime une fois par semaine pour rester à mon poids de forme. »

Réponses à vos questions

Le Régime 2-Jours n'est-il pas un régime « yoyo » ?

Le yoyo – les fluctuations dans l'observation du régime et les pertes et gains successifs de poids – se produit quand, malgré vos tentatives pour observer un régime quotidien strict, vous finissez par osciller entre les deux et tantôt suivre le régime, tantôt l'oublier.

Les gens craignent souvent que le Régime 2-Jours soit un régime « yoyo », où le patient perd du poids pendant deux jours chaque semaine et le reprend les jours suivants. Le Régime 2-Jours est différent, car en observant les deux jours de restriction chaque semaine ainsi qu'une alimentation saine entre les deux, votre poids diminuera régulièrement à mesure que vous progresserez.

Pourquoi deux jours ?

Nous avons voulu prendre nos distances avec la corvée du régime quotidien. Les deux jours sont une période suffisamment longue pour réduire l'apport calorique et réformer vos habitudes alimentaires, tout en ayant peut-être des effets positifs sur votre métabolisme et la diminution des risques de maladies. C'est aussi un objectif réalisable.

Dois-je suivre le régime durant deux jours consécutifs ?

Nous recommandons que les deux jours se suivent parce que beaucoup de patients trouvent le deuxième jour aussi facile, voire plus, que le premier puisqu'ils ont pris l'habitude de moins manger. Ces deux jours successifs assurent aussi que vous fassiez réellement la deuxième journée, et ils peuvent apporter des bénéfices pour la santé supplémentaires en constituant une période plus longue durant laquelle l'organisme est dans un meilleur état métabolique.

Si vous avez du mal à vous plier aux deux jours consécutifs chaque semaine, deux jours séparés vous permettent également de perdre du poids, à condition que vous les suiviez réellement. Dans notre étude, un petit nombre de patientes – 5 % – ont souvent fait les deux jours séparément tout en continuant de perdre du poids. Vous pouvez choisir les jours de la semaine qui vous conviennent le mieux. Beaucoup de nos patientes ont choisi les jours de semaine les plus chargés, quand elles n'avaient pas beaucoup de temps pour regretter ce qu'elles ne mangeaient pas, alors que d'autres ont préféré le week-end, où elles avaient plus de temps pour s'organiser. C'est à vous de décider, mais il est probablement bien avisé d'essayer de conserver les mêmes jours de semaine en semaine afin d'établir une habitude que vous pourrez plus facilement observer. L'avantage de n'être que deux jours au régime, c'est que vous les placez quand cela vous arrange dans votre emploi du temps.

J'ai entendu dire que ne faire qu'un seul repas par jour est tout aussi efficace, est-ce vrai ?

Cela peut être le cas à condition de consommer moins de calories au total. Cependant, il n'y a aucune perte de poids ni bénéfices pour la santé à passer vingt-quatre heures sans manger si vous absorbez la même quantité de nourriture en un seul repas que vous en auriez consommé en plusieurs au cours de la journée[15] (voir chapitre 5, *Un mot sur le grignotage*).

Les gens ne se goinfrent-ils pas lors des cinq jours sans restriction ?

Si l'idée de faire un régime durant deux jours vous plaît, mais que vous craignez de vous goinfrer pendant le reste de la semaine, vous serez agréablement surpris d'apprendre que nos patientes n'ont pas commis d'excès durant les jours sans restriction. D'ailleurs, la plupart ont voulu manger moins que d'habitude et c'est l'une des raisons de la réussite du Régime 2-Jours. Une caractéristique clé de ce régime est qu'il semble régler votre appétit et modifier vos habitudes alimentaires pour toute la semaine.

Cela marche-t-il pour tout le monde ?

Aucun régime ne marche pour tout le monde et celui-ci ne fait pas exception. La réussite de tout régime est principalement due à la capacité des patients à le suivre et s'y conformer sur la durée. Nos recherches ont démontré que 60 % des patientes y parvenaient, mais 13 % d'entre elles avaient des problèmes personnels, familiaux ou professionnels qui les ont empêchées de respecter le régime. 13 % des femmes qui l'ont essayé ont estimé qu'elles ne pouvaient pas s'y conformer et 14 % ont essayé de le suivre, mais en ne connaissant qu'un succès partiel.

Suis-je en surpoids à cause de mes gènes ?

Les gens se demandent souvent si leurs problèmes de poids sont génétiques, et de nombreuses recherches ces cinq dernières années ont étudié dans quelle mesure le bagage génétique d'un individu peut affecter son appétit et sa capacité à stocker les graisses. Cependant, bien qu'il y ait manifestement des différences génétiques entre les individus (32 variants génétiques liés au poids ont été découverts jusqu'à présent), on estime qu'elles ne sont responsables que de 0,5 à 1 % des variations de poids entre les individus[16]. Donc, avoir l'un de ces gènes signifie probablement que vous pesez quelques kilos de plus qu'un individu qui ne le possède pas. C'est un nouveau domaine de recherche. À l'avenir, nous serons peut-être en mesure de définir le profil génétique des patients et d'identifier ceux qui peuvent avoir besoin d'un soutien supplémentaire pour maigrir ou d'un régime différent, mais nous en sommes encore loin.

Mes gènes rendent-ils ma perte de poids plus difficile ?

Bien que nous n'ayons pas étudié cette question en liaison avec le Régime 2-Jours, plusieurs études récentes ont démontré que les gènes affectent très peu la capacité des individus à maigrir ou le nombre de kilos qu'ils perdent. Ainsi une étude espagnole sur des patients ayant suivi un programme de régime et d'exercice sur vingt-huit semaines révèle que ceux possédant un type particulier de gène ont perdu 8,6 kg tandis que ceux qui ne le possédaient pas ont seulement perdu

680 grammes de plus[17]. Une autre étude japonaise est arrivée à des conclusions similaires. Le message à retenir est donc celui-ci : même porteur du « gène du poids », vous pouvez observer un programme de régime et d'exercice et perdre des kilos[18].

Dois-je suivre le Régime 2-Jours ou n'est-il pas possible de simplement réduire les calories pendant deux jours ?

Nous ne vous conseillons pas de ne pas manger ou de concevoir vous-même un régime basses calories sur deux jours. Le Régime 2-Jours a été conçu pour vous rassasier et répondre à vos besoins nutritionnels, avec suffisamment de protéines pour limiter la fonte musculaire, le muscle étant la clé pour entretenir le métabolisme et la réussite d'un amaigrissement à long terme. Si vous élaborez votre propre régime basses calories, vous courez le risque d'avoir du mal à le respecter, qu'il soit nutritionnellement déséquilibré et n'ait pas d'effets bénéfiques sur la masse musculaire et le métabolisme.

Comment le Régime 2-Jours s'inscrit-il dans la vie de famille ?

Il devrait être facile d'adapter les repas de famille au Régime 2-Jours. Lors des deux jours de restriction, votre famille peut manger la même chose que vous, mais en ajoutant des glucides. Durant les cinq jours sans restriction, le régime de style méditerranéen convient à toute la famille et a des effets bénéfiques pour la santé.

Y a-t-il un intérêt à suivre le Régime 2-Jours si je suis déjà à mon poids sain ?

La première chose à faire est de vérifier si vous êtes vraiment à un poids sain, avec un taux de masse graisseuse sain (voir chapitre 2, *Comment mesurer votre masse graisseuse*). Une personne sur quatre affichant un poids sain sur la balance peut avoir un excès de graisse à la taille. Si votre tour de taille est supérieur à la normale, vous serez souvent affecté d'au moins deux des problèmes suivants :

- taux élevé de lipides sanguins (triglycérides > 1,7 mmol/l)
- taux élevé de glucose sanguin (> 5,6 mmol/l)
- pression artérielle élevée (> 130/85 mm Hg)

Même si la balance n'indique pas que vous êtes en surpoids, un tour de taille excessif vous fait courir un risque accru de maladies cardiovasculaires, de diabète de type 2 et éventuellement de certains cancers. Si vous pensez entrer dans cette catégorie, perdre du poids sera bénéfique pour votre santé.

Si votre poids et votre tour de taille sont sains, le Régime 2-Jours n'est probablement pas une bonne idée, puisque nous n'en connaissons pas l'impact sur des individus qui n'en ont pas besoin. Cependant, observer un jour de restriction par semaine peut vous aider à conserver votre poids et éviter la prise de kilos, surtout si vous êtes à une période de votre vie où vous êtes particulièrement susceptible de grossir (voir encadré ci-après).

Je suis végétarien : puis-je tout de même suivre le Régime 2-Jours ?

Le régime devrait fonctionner tout aussi bien pour les végétariens que pour ceux qui consomment viande et poisson. La clé est de veiller à absorber suffisamment de protéines et ne pas faire d'excès de glucides. Il y a quantité d'aliments végétariens rassasiants à haute teneur en protéines et vous trouverez de nombreuses recettes végétariennes pour vos deux jours avec restriction et vos cinq jours sans restriction aux chapitres 9 et 10.

Attention aux périodes à risque pour la prise de poids

• Maternité récente, quand il est difficile de retrouver le poids d'avant la grossesse à cause d'horaires déréglés et du manque de temps pour l'exercice. Notez que vous ne devez pas suivre le Régime 2-Jours si vous allaitez. Les consignes actuelles indiquent qu'une fois que l'allaitement est en cours, les femmes en surpoids peuvent diminuer leur ration quotidienne de 500 calories et faire trente minutes d'exercice aérobie quatre jours par semaine pour perdre environ 0,5 kg par semaine[19].

• Installation, cohabitation et mariage – quand les femmes se mettent à manger autant que leur conjoint, alors qu'elles ont besoin de moins de calories.

• Arrêt de la cigarette.

• Périodes de stress et de bouleversements affectifs.

• Périodes d'études ou de travail prolongées avec de nombreuses heures en position assise devant un bureau ou un ordinateur, des horaires de repas déréglés et une tendance à consommer des snacks très caloriques.

• Périodes festives comme les fêtes de fin d'année – où le gain de poids moyen est de 2,2 kg[20].

• Consommation de certains médicaments provoquant la prise de poids, tels que stéroïdes, contraceptifs oraux et bêtabloquants, ainsi que certains anticonvulsifs et antidépresseurs.

Combien de poids vais-je perdre ?

La moyenne et le maximum de poids que vous pouvez perdre durant les trois premiers mois du Régime 2-Jours figurent ci-dessous. Comme vous pouvez le voir, les bénéfices pour la santé surviennent très rapidement au cours du premier mois de régime. La diminution du taux de cholestérol et de la pression artérielle indique une réduction du risque de maladie cardiovasculaire de 25 à 30 % et du risque d'accident vasculaire cérébral de 35 à 40 %. Pour entretenir ces bénéfices, vous devez maintenir votre poids le plus bas et conserver de bonnes habitudes alimentaires (voir chapitre 7).

Résumé

• Même si l'Angleterre compte le pourcentage d'adultes en surpoids le plus élevé d'Europe, la France n'est pas épargnée et voit son taux d'obésité augmenter. Aux États-Unis, 64 % des femmes et 74 % des hommes sont en surpoids. Malgré les quantités de temps et d'argent investies dans les régimes, beaucoup de personnes ont du mal à perdre des kilos sans les reprendre.

• Le risque de maladies telles que cancers, affections cardiovasculaires, diabète et démence augmente avec la surcharge pondérale.

• Le Régime 2-Jours est une approche nouvelle et nutritionnellement équilibrée du régime conçue pour réformer vos habitudes alimentaires, maximiser la perte de poids et préserver la masse musculaire qui brûle les calories.

• Le Régime 2-Jours consiste à consommer uniquement des protéines, des graisses saines, des fruits et des légumes durant deux jours consécutifs par semaine. Durant les cinq jours sans restriction, à consommer une alimentation équilibrée de type régime méditerranéen.

• Le Régime 2-Jours paraît apporter un amaigrissement meilleur et plus rapide, de plus grands bénéfices pour la santé et, pour certains patients, un meilleur succès à long terme que le régime standard hypocalorique quotidien.

2

Ai-je besoin de perdre du poids ?

Si votre jeans préféré vous paraît un peu trop serré, ou s'il vous faut une ou deux tailles de plus en vêtements, la réponse à la question est évidente. Mais comment estimer si ce gain de poids peut être nocif pour votre santé ? Les problèmes de santé surviennent à cause d'un excès de masse graisseuse – particulièrement quand elle se stocke au mauvais endroit, par exemple dans l'abdomen ou les muscles. Vous contenter de vous regarder dans le miroir ou monter sur une balance ne vous donnera peut-être pas une réponse immédiate.

J'ai décidé de suivre le régime à cause de ce que je ressentais : je me trouvais apathique, j'avais mal aux articulations, surtout les hanches et les genoux. Je veux être plus énergique à mesure que je vieillis. Je veux être en bonne santé. Jean, 61 ans.

Quel est votre indice de masse corporelle (IMC) ?

Commencez par connaître votre IMC – la manière la plus courante de mesurer si un individu est en surpoids. Vous devez prendre en compte votre taille, car quelqu'un qui pèse 76 kilos pour 1,52 m est en surpoids, alors que quelqu'un qui mesure 1,82 m pour 76 kilos a un poids idéal.

L'IMC est calculé en divisant le poids en kilos par la taille en mètres au carré. Par exemple, pour une femme de 71,2 kg et 1,62 m, l'IMC sera de 27,1 – soit un IMC supérieur à la fourchette saine comprise entre 18,5 et 24,9. Un IMC de 25 à 29,9 indique surpoids avec risques pour la santé, et un IMC de 30 ou plus est un signe d'obésité, avec des risques encore plus élevés. Le meilleur IMC se situe aux alentours de 20-22. Avec un IMC supérieur à ce chiffre, le risque de cancer et autres affections augmente. Plus votre IMC est élevé, plus grand est le risque.

Mais l'IMC n'est qu'un aspect de la question : deux individus peuvent être de la même taille et du même poids pour une proportion de masse graisseuse différente. Une femme avec un IMC de 27 qui ne fait pas de sport peut avoir jusqu'à 43 % de son poids en graisse, alors qu'une autre peut être une sportive avec une masse musculaire importante et seulement 19 % de masse graisseuse. Donc, si elles ont un IMC qui les place toutes les deux dans la catégorie « en surpoids », l'une a trois fois plus de masse graisseuse et, en conséquence, les risques pour sa santé sont très différents.

Calculateur d'IMC (Indice de masse graisseuse)

Taille (centimètres)

Poids (kilos)	1,36	1,38	1,40	1,42	1,44	1,46	1,48	1,50	1,52	1,54	1,56	1,58	1,60	1,62	1,64	1,66	1,68	1,70	1,72	1,74	1,76	1,78	1,80	1,82	1,84	1,36	1,86	1,90	1,92	1,94
115	62	60	59	57	55	54	53	51	50	48	47	46	45	44	43	42	41	40	39	38	37	36	35	35	34	33	33	32	31	31
114	62	60	58	57	55	53	52	51	49	48	47	46	45	43	42	41	40	39	39	38	37	36	35	34	34	33	32	32	31	30
113	61	59	58	56	54	53	52	50	49	48	46	45	44	43	42	41	40	39	38	37	36	36	35	34	33	33	32	31	31	30
112	61	59	57	56	54	53	51	50	48	47	46	45	44	43	42	41	40	39	38	37	36	35	35	34	33	32	32	31	30	30
111	60	58	57	55	54	52	51	49	48	47	46	44	43	42	41	40	39	38	38	37	36	35	34	34	33	32	31	31	30	29
110	59	58	56	55	53	52	50	49	48	46	45	44	43	42	41	40	39	38	37	36	36	35	34	33	32	32	31	30	30	29
109	59	57	56	54	53	51	50	48	47	46	45	44	43	42	41	40	39	38	37	36	35	34	34	33	32	32	31	30	30	29
108	58	57	55	54	52	51	49	48	47	46	44	43	42	41	40	39	38	37	37	36	35	34	33	33	32	31	31	30	29	29
107	58	56	55	53	52	50	48	48	46	45	44	43	42	41	40	39	38	37	36	35	35	34	33	32	32	31	30	30	29	28
106	57	56	54	53	51	50	48	47	46	45	44	42	41	40	39	39	38	37	36	35	34	33	33	32	31	31	30	29	29	28
105	57	55	54	52	51	49	48	47	45	44	43	42	41	40	39	38	37	36	35	35	34	33	32	32	31	30	30	29	28	28
104	56	55	53	52	50	49	47	46	45	44	43	42	41	40	39	38	37	36	35	34	34	33	32	31	31	30	29	29	28	28
103	56	54	53	51	50	48	47	46	45	43	42	41	40	39	38	37	36	36	35	34	33	33	32	31	30	30	29	29	28	27
102	55	54	52	51	49	48	47	45	44	43	42	41	40	39	38	37	36	35	34	34	33	32	31	31	30	29	29	28	28	27
101	55	53	51	50	49	47	46	45	44	43	42	40	39	38	38	37	36	35	34	33	33	32	31	30	30	29	29	28	27	27
100	54	53	51	50	48	47	46	44	43	42	41	40	39	38	37	36	35	35	34	33	32	32	31	30	30	29	28	28	27	27
99	54	52	50	49	48	46	45	44	43	42	41	40	39	38	37	36	35	34	33	33	32	31	31	30	29	29	28	27	27	26
98	53	51	50	49	47	46	45	44	42	41	40	39	38	37	36	36	35	34	33	32	32	31	30	30	29	28	28	27	27	26
97	52	51	49	48	47	46	44	43	42	41	40	39	38	37	36	35	34	34	33	32	31	31	30	29	29	28	27	27	26	26
96	52	50	49	48	46	45	44	43	42	40	39	38	38	37	36	35	34	33	32	32	31	30	30	29	28	28	27	27	26	26
95	51	50	48	47	46	45	43	42	41	40	39	38	37	36	35	34	34	33	32	31	31	30	29	29	28	27	27	26	26	25
94	51	49	48	47	45	44	43	42	41	40	39	38	37	36	35	34	33	33	32	31	30	30	29	28	28	27	27	26	25	25
93	50	49	47	46	45	44	42	41	40	39	38	37	36	35	35	34	33	32	31	31	30	29	29	28	27	27	26	26	25	25
92	50	48	47	46	44	43	42	41	40	39	38	37	36	35	34	33	33	32	31	30	30	29	28	28	27	27	26	25	25	24
91	49	48	46	45	44	43	42	40	39	39	37	36	36	35	34	33	32	31	31	30	29	29	28	27	27	26	26	25	25	24
90	49	47	46	45	43	42	41	40	39	38	37	36	35	34	33	33	32	31	30	30	29	28	28	27	27	26	25	25	24	24
89	48	47	45	44	43	42	41	40	39	38	37	36	35	34	33	32	32	31	30	29	29	28	27	27	26	26	25	25	24	24
88	48	46	45	44	42	41	40	39	38	37	36	35	34	34	33	32	31	30	30	29	28	28	27	27	26	25	25	24	24	23
87	47	46	44	43	42	41	40	39	38	37	36	35	34	33	32	32	31	30	29	29	28	27	27	26	26	25	25	24	24	23
86	46	45	44	43	41	40	39	38	37	36	35	34	34	33	32	31	30	30	29	28	28	27	27	26	25	25	24	24	23	23
85	46	45	43	42	41	40	39	38	37	36	35	34	33	32	32	31	30	29	29	28	27	27	26	26	25	25	24	24	23	23
84	45	44	43	42	41	39	38	37	36	35	35	34	33	32	31	30	30	29	28	28	27	27	26	25	25	24	24	23	23	22
83	45	44	42	41	40	39	38	37	36	35	34	33	32	32	31	30	29	29	28	27	27	26	26	25	25	24	23	23	23	22
82	44	43	42	41	40	38	37	36	35	35	34	33	32	31	30	30	29	28	28	27	26	26	25	25	24	24	23	23	22	22
81	44	43	41	40	39	38	37	36	35	34	33	32	32	31	30	29	29	28	27	27	26	26	25	24	24	23	23	22	22	22
80	43	42	41	40	39	38	37	36	35	34	33	32	31	30	30	29	28	28	27	26	26	25	25	24	24	23	23	22	22	21
79	43	41	40	39	38	37	36	35	34	33	32	32	31	30	29	29	28	27	27	26	26	25	24	24	23	23	22	22	21	21
78	42	41	40	39	38	37	36	35	34	33	32	31	30	30	29	28	28	27	26	26	25	25	24	24	23	23	22	22	21	21
77	42	40	39	38	37	36	35	34	33	32	32	31	30	29	29	28	27	27	26	25	25	24	24	23	23	22	22	21	21	20
76	41	40	39	38	37	36	35	34	33	32	31	30	30	29	28	28	27	26	26	25	25	24	23	23	22	22	22	21	21	20
75	41	39	38	37	36	35	34	33	32	32	31	30	29	29	28	27	27	26	25	25	24	24	23	23	22	22	21	21	20	20
74	40	39	38	37	36	35	34	33	32	31	30	30	29	28	28	27	26	26	25	24	24	23	23	22	22	21	21	20	20	20
73	39	38	37	36	35	34	33	32	32	31	30	29	29	28	27	26	26	25	25	24	24	23	23	22	22	21	21	20	20	19
72	39	38	37	36	35	34	33	32	31	30	30	29	28	27	27	26	26	25	24	24	23	23	22	22	21	21	20	20	20	19
71	38	37	36	35	34	33	32	32	31	30	29	28	28	27	26	26	25	25	24	23	23	22	22	21	21	21	20	20	19	19
70	38	37	36	35	34	33	32	31	30	30	29	28	27	27	26	25	25	24	24	23	23	22	22	21	21	20	20	19	19	19
69	37	36	35	34	33	32	32	31	30	29	28	28	27	26	26	25	24	24	23	23	22	22	21	21	20	20	20	19	19	18
68	37	36	35	34	33	32	31	30	29	29	28	27	27	26	25	25	24	24	23	22	22	21	21	21	20	20	19	19	18	18
67	36	35	34	33	32	31	31	30	29	28	28	27	26	26	25	24	24	23	23	22	22	21	21	20	20	19	19	18	18	18
66	36	35	34	33	32	31	30	29	29	28	27	26	26	25	25	24	23	23	22	22	21	21	20	20	19	19	19	18	18	18
65	35	34	33	32	31	30	30	29	28	27	27	26	25	25	24	24	23	22	22	21	21	21	20	20	19	19	18	18	18	17
64	35	34	33	32	31	30	29	29	28	27	26	26	25	24	24	23	23	22	22	21	21	20	20	19	19	18	18	18	17	17
63	34	33	32	31	30	30	29	28	27	27	26	25	25	24	23	23	22	22	21	21	20	20	19	19	18	18	18	17	17	17
62	34	33	32	31	30	29	28	28	27	26	25	25	24	24	23	22	22	21	21	20	20	20	19	19	18	18	18	17	17	16
61	33	32	31	30	29	29	28	27	26	26	25	24	24	23	23	22	22	21	21	20	20	19	19	18	18	18	17	17	17	16
60	32	32	31	30	29	28	27	27	26	25	25	24	23	23	22	22	21	21	20	20	19	19	18	18	18	17	17	17	16	16
59	32	31	30	29	28	28	27	26	26	25	24	24	23	22	22	21	21	20	20	19	19	19	18	18	17	17	17	16	16	16
58	31	30	30	29	28	27	26	26	25	24	24	23	23	22	22	21	21	20	20	19	19	18	18	18	17	17	16	16	16	15
57	31	30	29	28	27	27	26	25	25	24	23	23	22	22	21	21	20	20	19	19	18	18	18	17	17	16	16	16	15	15
56	30	29	29	28	27	26	26	25	24	24	23	22	22	21	21	20	20	19	19	18	18	18	17	17	17	16	16	16	15	15
55	30	29	28	27	27	26	25	24	24	23	23	22	21	21	20	20	19	19	19	18	18	17	17	17	16	16	16	15	15	15
54	29	28	28	27	26	25	25	24	23	23	22	22	21	21	20	20	19	19	18	18	17	17	17	16	16	16	15	15	15	14
53	29	28	27	26	26	25	24	24	23	22	22	21	21	20	20	19	19	18	18	18	17	17	16	16	16	15	15	15	14	14
52	28	27	27	26	25	24	24	23	23	22	21	21	20	20	19	19	18	18	18	17	17	16	16	16	15	15	15	14	14	14
51	28	27	26	25	25	24	23	23	22	22	21	20	20	19	19	19	18	18	17	17	16	16	16	15	15	15	14	14	14	14
50	27	26	26	25	24	23	23	22	22	21	21	20	20	19	18	18	18	17	17	17	16	16	15	15	15	14	14	14	14	13
49	26	26	25	24	24	23	22	22	21	21	20	20	19	19	18	18	17	17	17	16	16	15	15	15	14	14	14	14	13	13
48	26	25	24	24	23	23	22	21	21	20	20	19	19	18	18	17	17	17	16	16	15	15	15	14	14	14	14	13	13	13
47	25	25	24	23	23	22	21	21	20	20	19	19	18	18	17	17	17	16	16	16	15	15	15	14	14	14	13	13	13	12
46	25	24	23	23	22	22	21	20	20	19	19	18	18	18	17	17	16	16	16	15	15	15	14	14	14	13	13	13	12	12
45	24	24	23	22	22	21	21	20	19	19	18	18	18	17	17	16	16	16	15	15	15	14	14	14	13	13	13	12	12	12
44	24	23	22	22	21	21	20	20	19	19	18	18	17	17	16	16	16	15	15	15	14	14	14	13	13	13	12	12	12	12
43	23	23	22	21	21	20	20	19	19	18	18	17	17	16	16	16	15	15	15	14	14	14	13	13	13	12	12	12	12	11
42	23	22	21	21	20	20	19	19	18	18	17	17	16	16	16	15	15	15	14	14	14	13	13	13	12	12	12	12	11	11
41	22	22	21	20	20	19	19	18	18	17	17	16	16	16	15	15	15	14	14	14	13	13	13	12	12	12	12	11	11	11
40	22	21	20	20	19	19	18	18	17	17	16	16	16	15	15	15	14	14	14	13	13	13	12	12	12	12	11	11	11	11
39	21	20	20	19	19	18	18	17	17	16	16	16	15	15	15	14	14	13	13	13	13	12	12	12	12	11	11	11	11	10
38	21	20	19	19	18	18	17	17	16	16	16	15	15	14	14	14	13	13	13	13	12	12	12	11	11	11	11	11	10	10
37	20	19	19	18	18	17	17	16	16	16	15	15	14	14	14	13	13	13	13	12	12	12	11	11	11	11	10	10	10	10
36	19	19	18	18	17	17	16	16	16	15	15	14	14	14	13	13	13	12	12	12	12	11	11	11	11	10	10	10	10	10
35	19	18	18	17	17	16	16	16	15	15	14	14	14	13	13	13	12	12	12	12	11	11	11	11	10	10	10	10	9	9
34	18	18	17	17	16	16	16	15	15	14	14	14	13	13	13	12	12	12	11	11	11	11	10	10	10	10	10	9	9	9
33	18	17	17	16	16	15	15	15	14	14	14	13	13	13	12	12	12	11	11	11	11	10	10	10	10	10	9	9	9	9
32	17	17	16	16	15	15	15	14	14	13	13	13	13	12	12	12	11	11	11	11	10	10	10	10	9	9	9	9	9	9
31	17	16	16	15	15	15	14	14	13	13	13	12	12	12	12	11	11	11	10	10	10	10	10	9	9	9	9	9	8	8
30	16	16	15	15	14	14	14	13	13	13	12	12	12	11	11	11	11	10	10	10	10	9	9	9	9	9	8	8	8	8
29	16	15	15	14	14	14	13	13	13	12	12	12	11	11	11	11	10	10	10	10	9	9	9	9	8	8	8	8	8	8
28	15	15	14	14	14	13	13	12	12	12	12	11	11	11	10	10	10	10	9	9	9	9	9	8	8	8	8	8	8	7
27	15	14	14	13	13	13	12	12	12	11	11	11	11	10	10	10	10	9	9	9	9	8	8	8	8	8	8	7	7	7
26	14	14	13	13	13	12	12	12	11	11	11	10	10	10	10	9	9	9	9	9	8	8	8	8	8	8	7	7	7	7
25	14	13	13	12	12	12	11	11	11	11	10	10	10	10	9	9	9	9	8	8	8	8	8	8	7	7	7	7	7	7

55/72 61/79

53/69

Obèse
Surpoids
Poids sain
Insuffisance pondérale

Comment mesurer votre masse graisseuse

Essayez de mesurer votre masse graisseuse, car cela vous donnera la meilleure indication quant à votre éventuel surpoids. Vous pouvez vous acheter un pèse-personne ou un appareil qui mesure la masse graisseuse pour une soixantaine d'euros, mais vous les trouverez également à votre disposition dans certaines pharmacies et centres commerciaux.

Ces appareils fonctionnent en faisant passer un imperceptible courant électrique dans votre corps. Le tissu maigre (c'est-à-dire les muscles et les organes) contient surtout de l'eau et des électrolytes qui conduisent ce courant, alors que la graisse, qui contient peu ou pas d'eau, n'est pas bonne conductrice et y fait obstacle. En mesurant combien de tissu maigre vous avez, l'appareil évalue votre quantité de masse graisseuse à partir de votre poids total (poids total – masse maigre = masse graisseuse). Les pèse-personnes qui font passer le courant dans la partie inférieure du corps sont plus précis que les appareils manuels qui ne mesurent que les bras, mais ils ne sont pas infaillibles. Ils peuvent sous-estimer votre taux de masse graisseuse si vous avez un excès de liquides dans le corps, par exemple chez les femmes au moment des règles, ou si vous avez des prothèses métalliques. Votre taux de masse graisseuse sera surévalué si vous êtes déshydraté.

Pour de meilleurs résultats, pesez-vous avec le minimum de vêtements et à la même heure du jour, une fois par semaine, idéalement juste après le lever et après avoir uriné. Évitez de le faire juste après une activité sportive, après avoir bu de l'alcool ou mangé.

Notez que vous ne devez pas utiliser ce type d'appareil si vous portez un pacemaker.

Autrement, vous pouvez vous reporter à notre calculateur de masse graisseuse (voir Appendice A), qui évalue la masse graisseuse à partir de votre poids, de votre taille, selon votre âge et votre sexe.

En règle générale, les femmes devraient avoir entre 20 et 34 % de leur poids en masse graisseuse, et les hommes entre 8 et 25 %[1].

Il fallait que je fasse quelque chose
– je m'inquiétais constamment pour mon poids,
je ne m'intéressais plus aux vêtements
et je passais mon temps à prévoir un régime.
Il fallait que cela change. Sandra, 49 ans.

Mesurez votre tour de taille

Concernant certains risques pour la santé, par exemple les affections cardiaques et le diabète, le tour de taille peut même être plus important que le poids. Des individus grossissent des fesses et des cuisses (ce qui leur donne la silhouette classique en forme de poire) et d'autres du ventre (la silhouette en forme de pomme). Les hommes sont généralement plus dans la seconde catégorie, surtout s'ils ont du ventre à cause d'une surconsommation d'alcool, mais en vieillissant, les femmes tendent à prendre du poids à la taille plutôt que sur les hanches et les cuisses. Contrairement à ce que pensent les gens, cette redistribution du poids peut commencer à survenir avant la ménopause[2].

Si vous êtes une « pomme », avec de la graisse sur le ventre, il y a des risques que vous ayez beaucoup de graisse à l'intérieur, autour des organes vitaux de l'abdomen. Cette graisse viscérale est très dangereuse pour la santé, car elle provoque des inflammations dans l'organisme qui augmentent le risque de diabète de type 2, d'affection cardiovasculaire, d'accident vasculaire cérébral et peut-être de certains cancers. Cette graisse intra-abdominale est clairement visible sur les scans ci-dessous.

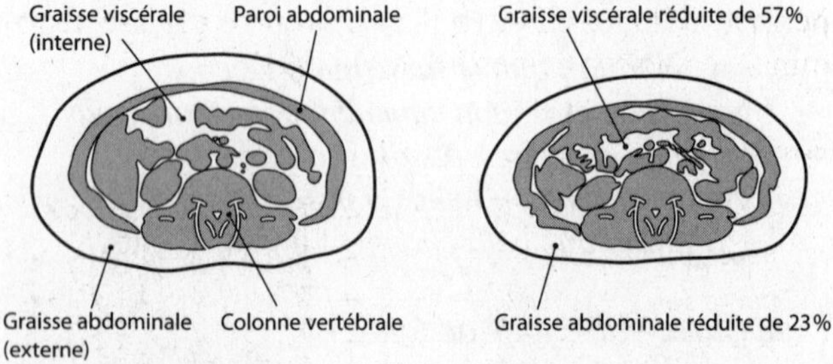

Patient de 95 kg **Après une perte de poids de 15 kg**

Voici deux coupes transversales de l'abdomen prises par IRM sur la même personne avant et après une perte de poids de 15 kilos. Vous pouvez voir que l'image de droite est plus petite après le régime que la gauche. Les zones en blanc sont de la graisse. Vous constatez que la graisse forme une couche sous l'épiderme et également à l'intérieur de l'abdomen. Les zones grisées sont les muscles, le squelette et les organes abdominaux. Cette femme de 40 ans, qui a des antécédents familiaux de cancer du sein, a perdu 15 kilos au cours des six mois séparant ces deux scans. Cela représente environ un sixième (15,5 %) de son poids total et une baisse de son IMC de 32 à 26.

En général, le risque pour la santé est plus élevé si vous avez un tour de taille trop important. À titre de guide, votre tour de taille doit être inférieur à la moitié de votre taille (hauteur). Notre étude portant sur 105 000 femmes a montré que celles dont le tour de taille était de 90 cm ou plus avaient un risque de cancer du sein supérieur de 40 % à celui des femmes ayant un tour de taille de 73 cm[3]. Utilisez le tableau ci-dessous pour vérifier ce qu'indique votre tour de taille. Il vous permettra de savoir si vous avez trop de graisse abdominale et besoin de perdre du poids.

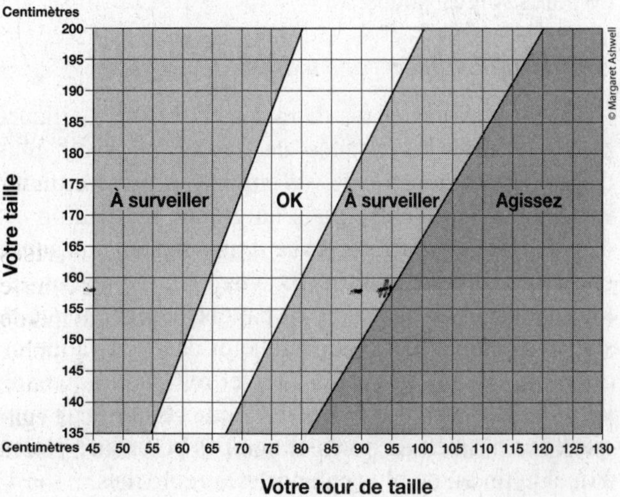

Mes articulations me faisaient souffrir quand je me réveillais. J'étais essoufflée quand je devais monter un escalier. Je ne rentrais plus dans un seul de mes vêtements, j'avais les bras

tout flasques, j'avais l'air d'une vieille toute fripée... Je continue ? Charlotte, 41 ans.

S'engager à changer

Nous savons d'après les expériences de nos patientes que l'engagement est la clé pour que le Régime 2-Jours fonctionne pour vous, même si d'autres régimes ont échoué. Changer son alimentation et son mode de vie n'est pas facile, mais s'engager, être motivé et prêt à relever le défi qui vous attend est vital pour que la perte de poids soit un succès.

Pourquoi voulez-vous maigrir ?

Il peut y avoir des tas de raisons – être en meilleure santé, réduire les risques de cancer ou avoir plus d'énergie pour jouer avec vos enfants ou petits-enfants. Pour beaucoup d'entre nous, la grande motivation est d'avoir meilleure allure, de se sentir plus en confiance et d'être en mesure de mieux s'habiller. Nous constatons souvent que beaucoup de patients craignent que ce soit une motivation superficielle et pas très valide et, du coup, ils ont du mal à l'admettre. Quelle que soit votre motivation, il est important que ce soit pour vous que vous perdiez du poids et non pas pour faire plaisir à quelqu'un ou ne plus entendre ses reproches.

Faites la liste des raisons pour lesquelles vous voulez maigrir et des bénéfices que vous voulez obtenir pour votre santé, votre bien-être et votre estime de vous-même. Écrivez ensuite : « Je m'engage à perdre du poids parce que... », et notez vos raisons.

Placez ce texte à un endroit où vous le verrez quotidiennement – sur le mur de votre bureau, le réfrigérateur ou un panneau dans la cuisine. Il vous rappellera tous les jours pourquoi vous faites ce régime et vous aidera lorsque vous aurez une journée difficile ou envie de renoncer.

Je vais avoir 50 ans cette année
et j'ai alterné les régimes durant presque
toute ma vie d'adulte. J'en avais assez de tout.
J'avais besoin de quelque chose qui dure.
Vicky, 49 ans.

Est-ce le bon moment pour faire un régime ?

Maigrir n'est pas simplement une question de volonté. Il est difficile de relever un nouveau défi si vous êtes trop stressé, s'il y a beaucoup d'autres changements en cours dans votre vie ou si vous n'êtes pas soutenu par votre entourage. Posez-vous les questions suivantes.

- Quel est mon niveau de stress – ai-je l'impression que je maîtrise mon existence ?
- Ai-je le soutien de mes amis et de ma famille ?
- Puis-je convaincre quelqu'un parmi mes amis, mes collègues et/ou les membres de la famille de suivre le Régime 2-Jours avec moi pour me soutenir moralement et me motiver ? Un peu de compétition amicale peut vous aiguillonner quand vous êtes au régime, vous aider à rester sur la bonne voie et concentré sur votre objectif.
- Suis-je convaincu d'être capable de modifier mon alimentation ?

• Puis-je voir un moyen de planifier mes repas et trouver le temps pour une activité sportive dans mon quotidien ?

Si vous répondez oui à la plupart de ces questions, vous êtes probablement prêt à vous lancer dans le Régime 2-Jours. Sinon, il est temps de penser à gérer votre niveau de stress et de trouver le soutien nécessaire pour que le Régime 2-Jours fonctionne pour vous.

Obtenir le soutien nécessaire

Si vous avez déjà fait un régime, vous savez que quantité de saboteurs vous guettent : le conjoint qui veut que vous gardiez « des rondeurs » ; l'amie qui vous convainc de manger une part de gâteau « rien qu'une fois » ; ou la mère qui vous dit que vous n'avez jamais été fait pour être mince. Avoir le soutien absolu et sincère de vos proches peut vraiment faire toute la différence dans un régime et il est donc important que tout le monde soit de votre côté dès le début. Guettez les comportements saboteurs – les aliments interdits qu'on vous propose, les commentaires critiques sur ce régime qui vous a « changé », les phrases comme « Tu ne fais plus partie de la bande ». Ce sont souvent des problèmes difficiles qui peuvent concerner des amis ou membres de la famille également en surpoids qui n'ont pas envie de voir quelqu'un entreprendre ce qu'eux-mêmes devraient faire. Ou bien un conjoint qui se sent menacé en voyant sa moitié prendre de l'assurance et devenir plus séduisante pour d'autres. Il est tentant d'essayer d'ignorer de tels commentaires ; cependant, nous avons découvert que lorsque les patients expliquent clairement leurs raisons de vouloir perdre du poids et réclament activement le soutien des gens, le sabotage cesse et est remplacé par le soutien. L'une de nos patientes a raconté qu'elle avait été abasourdie par les réactions négatives de ses collègues devant son régime. « Elles posaient du chocolat et des biscuits sur la table et j'étais stupéfaite par leur réaction quand je refusais d'en prendre. Je me suis levée et je leur ai dit : "Je vais être franche, je fais un régime pour réduire le risque d'avoir un cancer du sein." Quand j'ai expliqué cela, elles sont devenues positives et elles m'ont soutenue, mais il a fallu que je franchisse ce pas pour qu'elles le fassent. »

Quelle opinion avez-vous de vous-même ?

Très peu d'entre nous sont totalement satisfaits de leur taille, leur silhouette ou leur allure, surtout en cas de surpoids. Mais pour certains, ces sentiments négatifs sont tellement puissants qu'ils ont un impact capital sur leur assurance, leur estime de soi et la manière dont ils vivent. Il est crucial de reconnaître et traiter les sentiments négatifs avant de commencer un régime, car si vous n'avez pas une bonne opinion de vous, cela peut être encore plus difficile de procéder à des changements sains et de maigrir.

Si ce portrait est le vôtre, prenez le temps de réfléchir soigneusement à la manière dont vous vous voyez et dont votre image corporelle affecte votre quotidien et votre capacité à interagir avec des gens ou des situations nouvelles. Il vous faudra peut-être un peu de temps pour analyser tous ces problèmes, mais ce sera du temps bien utilisé et cela ne pourra qu'accroître vos chances de succès. Essayez de vous concentrer sur ce que vous aimez en vous, ce qui vous plaît dans votre apparence et ce qui est positif dans votre vie plutôt que de vous attarder sur les choses que vous désirez changer.

Gérez votre stress

Manger et boire peut devenir un refuge quand la vie est difficile. Le stress est donc un facteur important dans la lutte pour la maîtrise de votre poids. La première étape consiste à identifier ce qui provoque le stress dans votre vie et à apprendre à en reconnaître les symptômes caractéristiques. Vous devrez ensuite trouver le moyen de réduire et gérer votre stress sans vous rabattre sur la nourriture. Les étapes suivantes peuvent prendre un peu de temps, mais c'est un processus utile.

1. Faites une liste

Dressez la liste des principaux facteurs de stress de votre vie. Il peut s'agir de problèmes au travail, dans les relations avec les autres, d'une séparation, d'exigences familiales, d'un deuil, de problèmes d'argent, de rôles trop nombreux à assumer, de la peur de l'échec, d'un manque de soutien, de culpabilité parce que vous avez besoin de temps et d'espace pour vous-même, ou de simples questions pratiques, comme conduire une voiture. Les problèmes entourant le régime, le poids et l'activité physique sont souvent une source d'inquiétude et de culpabilité.

2. Apprenez à reconnaître vos symptômes de stress

Les signes courants sont les suivants : impression que l'on est incapable de se déconnecter, qu'on gère mal la situation, qu'on est inefficace, énervé, paniqué, incapable de soutenir autrui, impression que l'on déçoit les autres. Vous pouvez vous sentir fatigué, avoir des maux de tête, vous sentir tendu ou avoir des douleurs, des problèmes d'insomnie, de l'irritabilité ou de l'angoisse. Vous pouvez vous surprendre à manger plus – ou parfois moins – ou à boire plus d'alcool que d'habitude.

3. Développez une stratégie de gestion

La manière dont vous gérez le stress dépendra de ce qui fonctionne le mieux pour vous. Regardez la liste des choses qui vous stressent dans votre vie et réfléchissez sérieusement à la manière dont vous pouvez diminuer la pression sur vous. Classez les différents stress par ordre décroissant de priorité. En commençant par le bas de la liste, réfléchissez à la manière dont vous pourriez vous en débarrasser ou déléguer à d'autres personnes. Si vous avez l'impression de ne pas maîtriser votre vie à cause de piles de factures impayées ou parce que rien n'est rangé chez vous, prenez la décision de vous en occuper, étape par étape. Si vous êtes le genre de personne toujours prête à se dévouer quand les autres ont besoin d'aide

– pour vous retrouver débordée au bout du compte –, commencez par dire non. Ce sera difficile au début, mais plus vous le ferez, plus cela deviendra facile.

Trouvez des moyens de vous réserver du temps. Si vous avez l'impression de toujours « rouler sur la réserve », essayez de trouver du temps dans la semaine (idéalement chaque jour) pour faire quelque chose qui vous aide à vous détendre. Chaque individu a une manière bien à lui de se déstresser et ce qui fonctionne pour vous peut ne pas plaire à d'autres. Certaines des « recettes » les plus efficaces sont aussi les plus simples : sortez et marchez – même une promenade de dix minutes, idéalement en lumière naturelle, vous aidera à recharger vos batteries ; faites partie d'une chorale – le chant est reconnu comme efficace pour réduire le stress et mettre de bonne humeur[4] ; riez – regardez un film comique, lisez un livre amusant, passez du temps avec des amis qui vous font rire ; réservez-vous une journée au spa pour un massage ou un soin du corps ; allez voir un match de football ; retrouvez des amis qui vous mettent de bonne humeur (pas ceux qui ont des exigences constantes et vous prennent toute votre énergie) ; montez le volume et écoutez votre musique préférée à fond ; investissez dans des CD de relaxation ou un cours de yoga ou de méditation ; prenez le temps d'avoir une vie sexuelle.

Planifier le succès

Après avoir dressé la liste des bénéfices d'une perte de poids, prenez le temps de penser aux embûches que vous allez peut-être rencontrer en chemin. Si vous avez déjà fait un régime, vous avez probablement une idée claire du genre de problème qui vous attend : perdre sa motivation, céder à la tentation, manquer de soutien de la part des proches. En reconnaissant ces problèmes et en trouvant la solution en amont, vous serez préparé pour les gérer le moment venu. Utilisez un tableau comme ci-dessous pour vous aider.

Bénéfices apportés par le Régime 2-Jours	**Problèmes que je peux rencontrer durant le Régime 2-Jours**
Par exemple, je perdrai du poids, je me sentirai mieux, j'aurai plus d'énergie	Par exemple, certains pourront essayer de me convaincre d'arrêter le régime ; possibilité d'être tenté de grignoter le soir
Bénéfices apportés en ne faisant pas le Régime 2-Jours	**Problèmes que je peux rencontrer en ne faisant pas le Régime 2-Jours**
Par exemple, avoir la possibilité de manger ce que je veux quand je veux	Par exemple, je risque de grossir encore plus ; je me sentirai plus apathique et j'aurai moins d'énergie

Fixez-vous des objectifs de perte de poids

Votre objectif est d'atteindre votre poids idéal le plus vite possible, mais, comme chaque patient le sait, maigrir prend du temps. Nous savons qu'une bonne perte de poids rapide dès le premier jour renforce la motivation et pousse vraiment à continuer[5]. La bonne nouvelle est que vous pourrez rapidement constater des résultats visibles avec le Régime 2-Jours. Nous avons découvert que non seulement les patients du Régime 2-Jours perdaient du poids environ une fois et demie plus rapidement que ceux qui suivaient un régime quotidien, mais qu'ils étaient également en mesure de modifier leurs habitudes alimentaires et de diminuer leur appétit, ce qui les aidait à continuer à observer leur régime et conserver leur motivation.

Il est bon d'avoir des ambitions élevées, d'avoir comme objectif de remettre un jeans taille 38 pour une femme et 42 pour un homme, ou avoir de l'allure en maillot de bain. Cependant, il faut être réaliste sur le nombre de kilos que vous voulez perdre et le temps qu'il faudra pour y parvenir. Comme vous vous le rappelez peut-être, les patients du Régime 2-Jours ont perdu au départ, en moyenne, entre 0,5 et 1,4 kg par semaine, taux qui s'est ralenti légèrement si bien qu'au bout de trois mois, ils avaient perdu, en moyenne, 5,8 kg et certains bien davantage. En matière de perte de poids, c'est celui qui est lent et régulier qui gagne la course et les patients qui se sont conformés au Régime 2-Jours sont ceux qui ont été les plus gagnants et qui ont constaté les plus grands changements. Il n'y a donc absolument aucune raison pour que vos objectifs de perte de poids ne soient pas ambitieux, surtout si vous êtes convaincu de pouvoir relever le défi et continuer. Cependant, ces objectifs doivent être réalistes et atteignables.

À court terme – les trois premiers mois

Perdre 5 à 10 % de votre poids

Cela peut paraître peu, et c'est certainement beaucoup moins que votre objectif final, mais si vous pouvez au départ perdre 5 à 10 % de votre poids et vous y tenir – cela représentera 4 à 8 kilos si vous pesez 80 kilos –, il est fort possible que vous constatiez des bénéfices immédiats pour votre santé et que vous réduisiez le risque de diabète de type 2 de 60 %[6], tout en diminuant le risque de maladie cardiovasculaire de 70 %[7]. Nos travaux ont également démontré que cette perte de poids diminue le risque de cancer du sein de 25 à 40 %[8].

Certains individus maigrissent plus vite que d'autres. Si vous suivez le Régime 2-Jours correctement, la majeure partie du poids que vous perdrez sera de la graisse et, ce qui est encore plus important, vous devriez perdre une quantité substantielle de la graisse abdominale stockée autour de vos organes vitaux. C'est important, car cette graisse représente potentiellement la plus grande menace pour votre santé. Les recherches ont démontré que perdre un poids relativement faible (10 %) peut vous aider à éliminer 40 % de la graisse stockée dans votre foie (qui est particulièrement dangereuse pour votre santé)[9]. Le foie est le centre du métabolisme, il régule le niveau de glucose et de lipides sanguins. Comme un foie engorgé par la graisse ne fonctionne pas efficacement, vous pouvez avoir un taux élevé de lipides ou de glucose dans le sang, qui peut provoquer maladies cardiovasculaires, diabète et cancers, ainsi que des dégâts irrémédiables au foie lui-même.

Votre objectif à long terme

Tout le monde est différent et il vous reviendra de déterminer votre objectif de perte de poids personnel et la manière d'y parvenir. Vous voudrez peut-être atteindre le poids idéal que vous avez choisi ou retrouver un poids qui vous convenait autrefois. N'ayez pas peur d'être ambitieux, du moment que votre objectif est réaliste et atteignable. Beaucoup de nos patients du Régime 2-Jours ont réalisé et même dépassé leurs ambitions de perte de poids. Il peut être utile de définir tous les deux ou trois mois de petits objectifs intermédiaires que vous êtes réellement en mesure d'atteindre. Cela renforcera votre confiance en vous et votre motivation pour parvenir à votre objectif final.

Résumé

- Préparez le terrain. Calculez votre indice de masse corporelle (IMC), mesurez votre tour de taille et calculez votre taux de masse graisseuse avant de commencer le Régime 2-Jours – cela vous aidera pour mieux savoir combien de kilos vous avez besoin de perdre.

• Identifiez clairement les raisons pour lesquelles vous désirez perdre du poids et assurez-vous d'avoir le bon soutien pour commencer un régime afin d'avoir les meilleures chances possibles de réussite.

• Fixez-vous des objectifs clairs de perte de poids à court terme et à long terme afin de bien savoir ce que vous visez.

• N'oubliez pas que perdre ne serait-ce qu'un peu de poids peut améliorer considérablement votre santé et diminuer les risques de maladie.

3

Comment suivre les deux jours de restriction

Dans ce chapitre, nous allons expliquer comment suivre les deux jours de restriction du Régime 2-Jours. Nous avons conçu ce régime pour : diminuer votre appétit, afin que vous ayez moins de risques d'avoir faim ; répondre à tous vos besoins nutritionnels, afin que vous n'ayez pas à prendre de suppléments ; et assurer que vous perdiez autant de graisse que possible tout en préservant une masse musculaire qui brûle les calories. Si vous êtes végétarien, le Régime 2-Jours fonctionnera également pour vous, puisque les aliments protéiques disponibles pour les végétariens sont tout aussi rassasiants – sinon davantage – que la viande.

ATTENTION !

Ne soyez pas tenté de concevoir votre propre Régime 2-Jours. Il sera non seulement plus difficile à suivre, parce qu'il vous laissera presque certainement une sensation de faim, mais en outre, un régime « fabriqué » qui n'est pas nutritionnellement équilibré a peu de chances de fournir les mêmes bénéfices pour la santé et le même amaigrissement que le Régime 2-Jours.

L'avantage du Régime 2-Jours est sa simplicité et le fait qu'il n'a besoin d'être suivi que deux jours par semaine, idéalement consécutifs : deux jours de restriction sont assez faciles à caser dans l'emploi du temps le plus chargé. Vous n'avez pas à compter les calories ni à vous affamer. Tout ce dont vous avez besoin, c'est de vous conformer à la liste des aliments recommandés, vous assurer que vous en prenez la quantité minimum recommandée, mais que vous n'en dépassez pas le maximum. En utilisant ces simples règles pour modifier vos habitudes alimentaires, le Régime 2-Jours vous aidera à reprendre le contrôle de votre alimentation et à perdre du poids.

Le Régime 2-Jours

Pendant deux jours chaque semaine, vous avez le droit à des aliments riches en protéines, graisses saines, produits laitiers écrémés, certains légumes et fruits. Il n'y a aucun décompte de calories à faire ; utilisez simplement les Calculateurs (voir l'appendice D en fin d'ouvrage) pour connaître le nombre de portions minimum et maximum de chaque type d'aliment que vous pouvez manger, et qui est précisé pour les hommes et pour les femmes.

Pendant deux jours, votre consommation de glucides est limitée à environ 50 grammes par jour. En effet, les études ont démontré que les glucides stimulaient l'appétit. Avec une consommation minimale de glucides, votre organisme cesse rapidement de stocker la graisse pour la brûler. Ce sont les sous-produits du brûlage des graisses, notamment des cétones, qui diminuent votre appétit.

Nous recommandons que vous suiviez vos deux jours de restriction à la suite de manière à tirer tous les bénéfices du régime. Nos travaux ont démontré que ces deux jours consécutifs rendent le régime plus facile et assurent que vous respectiez réellement le deuxième jour. Cela peut également apporter des bénéfices pour la santé supplémentaires.

Le régime a totalement transformé
mes habitudes alimentaires et maintenant,
j'ai même hâte d'arriver aux deux jours
de restriction ! Kate, 27 ans.

Quelles quantités puis-je manger ?

Nous n'avons pas imposé une réduction calorique radicale sur les deux jours de restriction, car nous avons découvert que le Régime 2-Jours est si rassasiant que les patients réduisent naturellement la quantité qu'ils consomment. Nous vous avons donné un guide du nombre de portions maximum pour chaque type d'aliment, pour que vous puissiez vérifier que vous ne consommez pas trop. N'oubliez pas qu'il s'agit de portions *maximum* et que vous n'êtes pas obligé de manger cette quantité maximum – la plupart des patients ne le font pas. Certains croient que s'ils ne mangent pas assez, ils ne perdront pas de poids, mais ce n'est absolument pas le cas. Cependant, il importe que vous ayez assez de protéines et d'électrolytes durant les deux jours de restriction. C'est pour cette raison que nous vous recommandons de consommer la portion minimum recommandée de protéines et d'essayer de les accompagner de laitages, de fruits et de légumes, mais au-delà, ne mangez que ce dont vous avez besoin et écoutez votre corps. Si vous n'avez pas faim, mangez moins ! Pour trouver les détails de toutes les portions, reportez-vous à l'Appendice B en fin d'ouvrage.

Je croyais que le Régime 2-Jours allait être difficile à suivre, mais cela a été beaucoup plus facile que prévu. Comme l'éventail d'aliments est large et que vous pouvez varier, vos repas ne sont pas ennuyeux. Kerry, 32 ans.

Quantités et types d'aliments que vous pouvez consommer les jours de restriction du Régime 2-Jours

• Aliments protéiques (c'est-à-dire poulet, poisson, œufs et viande maigre) : 12 portions maximum pour les femmes et 14 pour les hommes.

• Lipides (c'est-à-dire huile de colza, huile d'olive, noix ou avocat) : 5 portions maximum pour les femmes et 6 pour les hommes.

• Laitages : 3 portions.

• Légumes : 5 portions.

• Au moins 2 litres d'eau, thé, café, ou autre boisson sans sucre ou basses calories.

Et si vous le souhaitez :

• Chewing-gum sans sucre ou racine de réglisse.

• Jusqu'à 10 bonbons à la menthe sans sucre.

Aliments protéiques

Vous pouvez consommer de généreuses quantités des aliments protéiques suivants lors des deux jours de restriction du Régime 2-Jours.

• Femmes : 4 portions quotidiennes minimum et un maximum de 12 portions dans la liste ci-dessous.

• Hommes : 4 portions minimum quotidiennes et un maximum de 14 portions dans la liste ci-dessous.

Vous pouvez consommer le nombre de portions que vous souhaitez par repas, mais veillez à rester dans la limite maximum quotidienne.

Protéines	1 portion =
Poisson blanc ou fumé* tel que haddock ou morue	60 g (deux morceaux de la taille d'un petit bâtonnet de poisson pané)

Protéines	1 portion =
Thon en conserve en saumure ou au naturel	45 g
Poisson gras frais ou en conserve à la tomate ou à l'huile (égoutté) : maquereau, sardines, saumon, truite, thon, saumon fumé* ou truite fumée* ou kippers...	30 g
Fruits de mer tels que crevettes, moules, crabe...	45 g
Poulet, dinde ou canard cuit sans la peau	30 g (une tranche de la taille d'une carte à jouer)
Bœuf maigre, porc, agneau, lapin, gibier ou abats dégraissés	30 g – 500 g maximum par semaine (les deux jours de restriction + les cinq autres jours) pour les femmes et 600 g pour les hommes
Bacon maigre*	1 tranche grillée
Jambon maigre*	2 tranches moyennes ou 4 tranches ultrafines
Œufs	1 œuf moyen à gros
Tofu	50 g
* Les Aliments suivis de * sont des aliments à forte teneur en sel pouvant pallier un éventuel manque de sel durant les deux jours de restriction (voir *Le sel*, p. 80).	

Vous pouvez inclure *un* des aliments protéiques suivants *chaque* jour de restriction car ils contiennent un peu de glucides. Ils sont comptés dans votre ration protéique quotidienne.

Protéines	Maximum/jour	Portions
Protéines végétales texturées (PVT)	30 g	3
Haricots de soja et édamames	60 g	2
Houmous maigre	15 g	1
Substitut de viande à base de mycoprotéines (type Quorn)	115 g	4

Ce que vous devez savoir sur les protéines

Les protéines sont une part capitale de vos deux jours de restriction du Régime 2-Jours comme du reste de la semaine, car c'est l'aliment le plus rassasiant que vous pouvez consommer. Les études indiquent que notre appétit est fondamentalement contrôlé par notre besoin en protéines et que votre organisme continue de vous dire que vous avez faim jusqu'à ce que vous en ayez consommé suffisamment. Si vous avez une alimentation pauvre en protéines, vous devrez consommer une grande quantité de calories avant de vous sentir rassasié – et c'est peut-être l'une des raisons pour lesquelles tant de gens mangent trop, surtout ceux qui essaient de faire l'un des nombreux régimes amaigrissants pauvres en protéines et en graisses. Les protéines sont aussi vitales pour préserver la masse musculaire quand vous suivez un régime. Les patients qui ont réussi à perdre du poids semblent être plus enclins aux excès alimentaires entraînant la reprise des kilos qu'ils ont perdus s'ils ont éliminé beaucoup plus de masse maigre que de masse graisseuse. C'est un « rebond », la manière dont l'organisme tente de remplacer le muscle perdu lors du régime. Les aliments protéinés sont également utiles pour les candidats au régime car leur absorption et leur digestion nécessitent de brûler 65 à 70 calories de plus que pour les autres aliments.

Lipides

Vous pouvez consommer de généreuses quantités des aliments suivants.

- Pour les femmes : un maximum de 5 portions par jour de la liste ci-dessous.
- Pour les hommes : un maximum de 6 portions par jour.

Lipides	1 portion =
Margarine ou pâte à tartiner maigre (évitez les pâtes de type « beurre »)	8 g
Huile d'olive ou autre huile végétale (sauf huile de palme, de noix de coco ou ghee)	7 g
Sauce salade à base d'huile	7 g

Lipides	1 portion =
Fruits à écale (type noix) non salés ou salés* ou grillés (sans sucre)	3 cerneaux de noix, 3 noix du Brésil, 4 amandes, 8 arachides, 10 noix de cajou ou 10 pistaches (pas de châtaignes)
Pesto	8 g
Mayonnaise	5 g
Mayonnaise allégée	15 g
Olives*	10
Beurre d'arachide sans huile de palme	8 g

Vous ne pouvez consommer qu'un seul des aliments gras suivants chaque jour de restriction, car ils contiennent des glucides. Ils sont comptabilisés dans votre ration quotidienne de lipides.

Lipides	Maximum/jour	Portions
Avocat	½	2
Guacamole	2 cs	2
Guacamole maigre	2 cs	1

(À noter : sauf lorsqu'il est précisé « rase », les termes « cuillerée à soupe et à café », ou « cs » et « cc », impliquent « pleine ».)

Laitages

Choisissez jusqu'à trois portions par jour de la liste suivante.

Laitages	**1 portion =**
Lait demi-écrémé ou écrémé	20 cl
Lait de soja sucré ou non avec calcium ajouté	20 cl
Yaourt nature, aux fruits, au soja, grec, ou fromage frais, tous maigres	1 petit pot de 120 à 150 g
Yaourt nature au lait entier	80 à 90 g
Fromage frais type cottage cheese	75 g
Fromage frais type Quark	90 g
Fromage à tartiner allégé	30 g
Fromages maigres : cheddar, édam, feta*, camembert, ricotta, mozzarella, halloumi, fromage fumé bavarois	30 g – 120 g maximum par semaine (les deux jours de restriction + les cinq autres jours) pour les femmes et 150 g pour les hommes

Ne soyez pas tenté de consommer du lait de riz ou d'avoine à la place du lait de vache ou de soja les jours avec restriction, car leur teneur en protéines est trop basse et leur teneur en glucides trop élevée. Cependant, vous pouvez en consommer lors des cinq jours sans restriction.

Étrangement pour moi, je n'avais pas d'envies de chocolat ou de biscuits lors de mes deux jours de restriction, mais j'avais des envies de pain, de céréales et autres aliments pas si nocifs. Val, 43 ans.

Fruits

Vous pouvez inclure un fruit, mais seulement l'un de ceux de la liste ci-dessous, pauvres en glucides. Si vous préférez, vous pouvez prendre une portion supplémentaire de légumes au lieu de fruits. Vous pouvez sucrer ces fruits avec des édulcorants artificiels, mais vous ne pouvez pas utiliser de sucre.

Fruits	1 portion = 80 g ou...
Abricot	3, frais ou secs
Mûres	1 poignée
Cassis	4 cs
Groseilles	4 cs
Pamplemousse	½
Melon	1 tranche de 5 cm
Ananas	1 grosse tranche
Papaye	1 tranche
Framboises	2 poignées
Fraises	7
Compote de rhubarbe ou de canneberges avec édulcorant	3 cs

C'était plus facile que je ne m'y attendais et ça l'est devenu encore plus avec le temps. J'ai rapidement pris l'habitude de moins manger les jours de restriction et je me suis habituée à manger moins les autres jours. Je crois aussi que cela m'a aidée de consommer le même genre d'aliments sur les deux jours, ce qui a facilité le calcul des portions. Lindsay, 35 ans.

Avec le Régime 2-Jours, je me sens bien, parce qu'il me permet de me concentrer et de me contrôler pendant deux jours chaque semaine. Carol, 39 ans.

Légumes

Seuls les légumes pauvres en glucides sont autorisés. Choisissez cinq portions de légumes dans la liste ci-dessous.

Légumes	1 portion = 80 g ou...
Artichaut	2 têtes
Asperge en conserve	7
Asperge fraîche	5
Aubergine	1/3 (taille moyenne)
Haricots verts	4 cs
Haricots d'Espagne	4 cs
Pousses de soja	2 poignées
Brocoli	2 têtes
Choux de Bruxelles	8
Chou cru	¼ (petit chou) ou 3 cs de feuilles émincées
Chou-fleur	8 fleurs
Chou chinois (pak choï ou pé tsaï)	1/3 (tête)
Chou frisé	4 cs
Jeune chou cuit	4 cs

Légumes	1 portion = 80 g ou...
Courgette	½ grosse courgette
Concombre	1 tronçon de 5 cm
Céleri-rave	3 cs
Céleri branche	3 bâtonnets
Fenouil	½ tasse (émincé)
Courge amère ou autre courge	½
Poireau	1 moyen
Salade (mesclun), roquette	1 bol
Mangetout	1 poignée
Champignons frais	14 têtes ou 3 poignées émincées
Champignons séchés	2 cs ou 1 poignée de cèpes
Okra	16 (taille moyenne)
Poivron (vert uniquement)	½
Potiron	3 cs
Radis	10
Épinards cuits	2 cs
Épinards crus	1 bol
Ciboule	8
Maïs doux (petits entiers)	6
Tomate en conserve	2 tomates olivettes ou ½ boîte concassées
Tomate fraîche	1 moyenne ou 7 tomates cerises
Tomate en purée	1 cs
Tomate séchée	4 morceaux
Cresson	1 bol

Assaisonnement

(* Aliment à forte teneur en sel, voir ci-dessous)

Vous pouvez utiliser à volonté les adjuvants suivants.

- Jus de citron
- Épices et aromates frais ou séchés
- Poivre noir
- Moutarde, raifort
- Vinaigre (de vin blanc, rouge, balsamique ou d'alcool de riz)
- Ail et gingembre, frais ou lyophilisés
- Piment frais, en poudre ou en flocons
- Sauce soja, allégée en sel ou non (la variété au piment parfume agréablement)*
- Pâte de miso
- Sauce de poisson*
- Sauce Worcester*

Le sel

Comme vous brûlerez des graisses lors des jours de restriction et que vous perdrez de l'eau et des électrolytes, il est important de consommer un peu de sel. Pas besoin de quantités énormes : ajoutez 5 à 6 grammes de sel ces jours-là (l'équivalent de 2000 à 2400 milligrammes de sodium).

Si vous souffrez de maux de tête lors des jours de restriction, vous avez peut-être besoin d'un peu plus de sel.

Le sel est naturellement présent dans certains des aliments que vous allez consommer – par exemple les laitages, le poisson et les fruits de mer. Si vous le désirez, vous pouvez ajouter 4 à 6 portions d'aliments à forte teneur en sel lors des jours de restriction.

Sinon, vous pouvez ajouter l'un des éléments suivants :

- ½ cube ou 2 cuillerées à café de bouillon comme boisson ou dans un plat ;
- 1 cuillerée à soupe de sauce soja ;
- 1 cuillerée à café d'extrait de levure ou de bouillon de viande avec de l'eau chaude ;
- 3 cuillerées à café de poudre ou de granules de fond de viande dissous dans de l'eau chaude.

> **ATTENTION !**
>
> Ne consommez pas de boisson ou d'aliments salés si vous prenez des diurétiques pour traiter une tension artérielle élevée.
>
> Comme l'abus de sel est nocif pour la tension artérielle et le squelette, nous vous recommandons de limiter les aliments salés le reste de la semaine à seulement une portion hebdomadaire (voir aussi le chapitre 4, *Les glucides*, p. 103).

J'ai trouvé que ce régime était vraiment facile à suivre. Je peux encore consommer une large variété d'aliments, et j'adore ne devoir attendre qu'un jour ou deux si j'ai une grosse envie de chocolat ou de gâteaux. Mieux encore, je ne culpabilise pas quand je me fais ce petit plaisir. Je prévois mes deux jours de régime en fonction de ma vie sociale, ce qui ne me gêne pas du tout. Je les planifie soigneusement pour manger des aliments qui me soutiendront et me permettront de tenir, tout en me fournissant tous les nutriments nécessaires. Je me sens plus légère et en meilleure forme ! Andrea, 30 ans.

Boissons basses calories

Il est très important de boire beaucoup sur les deux jours de restriction du Régime 2-Jours. Visez les 2 litres dans la liste ci-dessous pour éviter déshydratation, constipation et maux de tête, ainsi que les fringales subites.

- Eau (gazeuse ou plate).
- Thé ou café (nature ou au lait, à décompter de votre ration quotidienne – avec des édulcorants à votre convenance).
- Eau gazeuse aromatisée sans sucre – vérifiez l'étiquette et évitez les marques avec sucre ajouté.
- Boisson aux fruits sans sucre ou sans sucre ajouté à base d'eau gazeuse ou plate. Évitez les variétés à forte teneur en jus de fruits, qui contiennent des sucres naturels de fruits. Préférez les variétés sans sucre ajouté contenant des édulcorants.
- Tisanes, thé vert, thés parfumés.
- Boissons gazeuses sans sucre ou sans sucre ajouté (jusqu'à 3 litres par semaine – voir le chapitre 4, *Les édulcorants sont-ils sûrs ?*).
- Gingembre râpé dans de l'eau bouillante (édulcorants à volonté), à boire chaud ou frais et à conserver au réfrigérateur.

• Tranche de citron jaune ou vert dans de l'eau bouillante.

Vous pouvez sucrer toutes les boissons avec des édulcorants à votre goût. N'ajoutez pas de sucre. Reportez-vous aux recettes du chapitre 9 pour préparer quelques boissons rafraîchissantes.

Le Régime 2-Jours végétarien

Si vous êtes végétarien, vous pouvez suivre facilement le Régime 2-Jours. La version végétarienne est similaire, mais comme certaines sources de protéines végétariennes contiennent des glucides, vous devrez manger légèrement moins de laitages puisque ceux-ci contiennent aussi des glucides. Votre sélection d'aliments protéiques est plus limitée que pour les mangeurs de viande et de poisson, mais il est extrêmement important d'inclure les quantités recommandées de protéines et de laitages allégés pour que vous n'ayez pas faim. Les recettes du chapitre 9 regorgent de plats intéressants que vous pouvez préparer avec des œufs, du tofu, du soja et des protéines végétales texturées (PVT).

Protéines

Pour le calcul des portions, n'oubliez pas de vous référer à l'Appendice B.

• Femmes : 4 portions quotidiennes minimum et un maximum de 12 portions dans la liste ci-dessous.
• Hommes : 4 portions quotidiennes minimum et un maximum de 14 portions dans la liste ci-dessous.

Lors des deux jours de restriction du Régime 2-Jours, vous pouvez consommer de généreuses quantités d'œufs et de tofu dans le cadre de votre ration quotidienne.

Protéines	1 portion =
Œuf	1 œuf moyen à gros
Tofu	50 g

Vous pouvez également choisir quotidiennement jusqu'à 6 portions de protéines dans la liste ci-dessous. Veillez à ne pas consommer plus de 15 g de vos glucides quotidiens dans cette section.

Protéines	1 portion =
Saucisse/hamburger végétarien avec moins de 5 g de glucides	1/2
Protéine végétale texturée crue	10 g
Haricots de soja (congelés ou cuits)	30 g
Houmous maigre	15 g
Tempeh	40 g
Substitut de viande à base de mycoprotéines (Quorn) haché ou en filet	30 g
Édamames (congelés ou cuits)	30 g

ATTENTION !

Évitez les hamburgers et les filets panés, qui auront une teneur plus élevée en glucides !

Un mot sur les œufs

Les œufs ont mauvaise presse, mais contrairement à la croyance répandue, c'est un excellent aliment de régime que vous pouvez consommer librement. Ils sont riches en protéines, pauvres en graisses, renferment seulement 70 calories par portion et constituent une bonne source de vitamines A et D – un œuf peut fournir 10 % de votre dose quotidienne recommandée (DQR) en vitamine D –, de sélénium, calcium, fer, zinc et folate.

De plus, bien que beaucoup de gens s'inquiètent que les œufs aient une teneur élevée en cholestérol, ils ne sont pas liés aux maladies cardiovasculaires, et une étude récente a montré que les individus suivant un régime pauvre en lipides qui mangeaient deux œufs par jour perdaient du poids sans effets nocifs sur leur taux de cholestérol. En fait, leur taux de « bon cholestérol » (HDL) augmentait[1].

Laitages

Vous pouvez consommer jusqu'à 60 g de fromage allégé, mais pas plus de 120 g par semaine (les deux jours de restriction plus les cinq autres jours) pour les femmes et 150 g pour les hommes.

- Cheddar allégé
- Feta
- Mozzarella
- Fromage fumé bavarois
- Camembert
- Édam
- Ricotta
- Halloumi allégé

Vous pouvez également choisir deux portions quotidiennes de la liste suivante.

Laitage	1 portion =
Lait demi-écrémé ou écrémé	20 cl
Lait de soja sucré ou non avec calcium ajouté	20 cl
Yaourt nature, aux fruits, au soja, grec, ou fromage frais, tous maigres	1 petit pot de 120 à 150 g
Yaourt nature au lait entier	80 à 90 g
Fromage frais type cottage cheese	75 g
Fromage frais type Quark	90 g
Fromage à tartiner allégé	30 g

> **Attention !**
>
> Ne soyez pas tenté de consommer du lait de riz ou d'avoine à la place du lait de vache ou de soja les jours avec restriction, car leur teneur en protéines est trop basse et leur teneur en glucides trop élevée. Cependant, vous pouvez en consommer lors des cinq jours sans restriction.

Veillez à inclure votre ration de lipides, légumes et fruits lors des jours de restriction (voir le chapitre 3).

Réponses à vos questions

Dois-je prendre des compléments alimentaires lors des deux jours de restriction du Régime 2-Jours ?

Vous n'avez pas besoin de compléments alimentaires durant le Régime 2-Jours. Quand vous suivez n'importe quel régime amaigrissant et que vous mangez moins, vous diminuez souvent votre consommation de vitamines et minéraux. Il vaut toujours mieux consommer les nutriments dont vous avez besoin à travers les aliments, car ils sont plus facilement absorbés par l'organisme. La dose parallèlement fournie par un complément alimentaire peut conduire à des niveaux anormalement élevés, ce qui peut être nocif pour l'organisme. Par exemple, on s'inquiète actuellement que les compléments de calcium à haute dose provoquent une élévation du taux de calcium sanguin ; ce qui peut provoquer une calcification et des dégâts dans les artères, voire des affections cardiaques. Le Régime 2-Jours est conçu pour assurer que vous absorbez tous les nutriments nécessaires. Les nutriments dont peut manquer votre alimentation lors des deux jours de restriction sont le calcium, le fer, le zinc et le magnésium et nous avons découvert que beaucoup d'individus, y compris nos patients, ont déjà dans leur alimentation normale un faible apport en sélénium, folate et vitamine A. Voici de bonnes sources de ces importants nutriments durant les deux jours de restriction.

- Le calcium dans les laitages allégés, le lait de soja enrichi en calcium, les poissons gras en conserve avec les arêtes, le tofu enrichi en calcium, les amandes, les œufs et les légumes verts à feuilles.
- Le fer dans la viande maigre, les œufs, les noix et les légumes verts.
- Le zinc dans la viande maigre, les œufs, les noix et le fromage.
- Le magnésium dans la viande maigre, la volaille, le poisson, le Quorn (ou équivalent), les noix, les haricots de soja et les légumes verts.
- Le sélénium dans la viande, le poisson, les noix du Brésil et les œufs.
- Le folate dans les asperges et les légumes verts à feuilles.
- La vitamine A dans les œufs, le fromage et les margarines.

Il est également important d'inclure de bonnes sources alimentaires de ces nutriments lors des jours sans restriction. Pour un guide complet des bonnes sources de nutriments sur les deux jours de restriction et les cinq jours sans restriction du Régime 2-Jours, consultez le site Internet www.thetwodaydiet.co.uk.

Dois-je manger beaucoup de noix ? Ne sont-elles pas hypercaloriques ?

Beaucoup de nos patients du Régime 2-Jours redoutent de consommer des noix (et autres fruits à écale), car elles sont riches en lipides et donc en calories. Cependant, elles sont bourrées d'acides gras mono-insaturés et d'oméga-3 (voir le chapitre 4, *Tout sur les lipides*) et comme elles sont riches en protéines, elles sont également très rassasiantes. Elles peuvent même réduire le risque d'affection cardiaque, car elles contiennent de l'arginine, une substance qui rendrait les parois artérielles plus souples et moins sujettes aux caillots sanguins. Mangez des variétés non salées pour limiter votre apport en sel, à moins de les consommer comme complément salé lors des jours de restriction du Régime 2-Jours.

Le Régime 2-Jours est-il facile à suivre ?

Beaucoup de nos patients du Régime 2-Jours ont été surpris de la facilité de ce régime. Comme il est simple mais structuré, ils s'y sont rapidement adaptés et en ont fait une habitude. Seuls 3 % de nos patients ont signalé avoir eu des difficultés à l'adapter à leur quotidien et aux repas familiaux. Vous devrez planifier, mais comme vous ne faites le régime que durant deux jours, préparer de plus grandes quantités et les congeler vous laissera un large choix de plats différents. Beaucoup de nos patients ont trouvé que le Régime 2-Jours devenait plus facile à mesure que le temps passe. Comme l'a déclaré une femme : « Contrairement aux autres régimes, qui sont supportables au début et deviennent difficiles avec le temps, j'ai trouvé le Régime 2-Jours assez dur au début, mais de plus en plus facile à mesure que l'organisme et l'esprit s'habituent à ce que vous faites. »

Aurai-je faim lors des jours de régime ?

Vous ne devriez pas avoir une sensation de faim plus aiguë lors des deux jours de restriction que d'habitude. Nous avons demandé à nos patients d'évaluer la sensation de faim sur une échelle de valeurs avant de commencer et pendant le régime. Nous avons découvert qu'ils donnaient exactement la même valeur pour les jours de restriction et les jours sans restriction qu'avant le début du régime. Comme on peut facilement confondre la soif et la faim, si vous avez faim, essayez de boire et voyez si cela vous aide. Lors des deux jours de restriction, assurez-vous que vous avez assez d'aliments protéiques, noix, laitages et légumes, qui sont particulièrement efficaces pour « caler ». Si vous avez faim au début du régime, résistez, car la plupart des patients du Régime 2-Jours se sont rendu compte qu'il était de plus en plus facile à mesure que l'on s'y habituait.

Snacks pour les deux jours de restriction du Régime 2-Jours

- Olives.
- 1 poignée de fruits à écale (sauf châtaignes).
- Fruits de la liste autorisée.
- Crudités telles que céleri, concombre, poivron vert, mangetout, ciboule et tomates cerises avec sauce, houmous maigre, pâte de thon, tzatziki ou guacamole (voir les recettes du chapitre 9, *Salades et assaisonnements*).
- Yaourt nature ou de régime.
- Bol de soupe (voir le chapitre 9, *Soupes*).
- Légumes cuits ou en salade avec fromage frais (type cottage cheese), fromage à tartiner allégé ou houmous maigre.
- Un demi-pot de fromage frais type cottage cheese ou faisselle.
- Smoothie préparé avec un yaourt, du lait écrémé ou demi-écrémé et un morceau de fruit.
- Une demi-boîte de sardines ou de pilchards.
- Boisson salée* (voir plus haut).
- Tofu sauté ou lanières de poulet légèrement frites dans des épices.
- Œuf dur.
- Avocat, mozzarella, tomate et basilic en brochette.
- Bâtonnets de céleri remplis de fromage à tartiner maigre.
- Asperges trempées dans un œuf à la coque.

• Gelée de fruits sans sucre.
• Sorbet glacé fait de jus de fruits sans sucre dilué et congelé.

Le Régime 2-Jours m'aidera-t-il à modifier de manière permanente mes habitudes alimentaires ?

Les deux jours de restriction du Régime 2-Jours ont aidé nos patients à identifier leurs habitudes et comportements alimentaires néfastes pour leur santé. Les deux jours de restriction les ont aidés à s'entraîner et prendre l'habitude de manger des aliments plus sains, en plus faible quantité chaque semaine. En outre, ils ont commencé à reconnaître, souvent pour la première fois depuis très longtemps, la faim et la soif « véritables », contrairement à l'envie de manger juste pour le plaisir. Ils ont appris à apprécier et savourer leur nourriture autant lors des deux jours de restriction que des cinq jours sans restriction. Le Régime 2-Jours vous aide à retrouver la maîtrise de votre comportement alimentaire.

Pourquoi est-ce que j'urine davantage ?

Une chose que vous allez remarquer lors des deux jours de restriction, c'est que vous irez plus souvent aux toilettes. Et cela pour deux raisons : d'abord parce que vous mobiliserez le glycogène, le glucide stocké dans vos muscles et votre foie ; cela libère de l'eau dans l'organisme, qui doit l'éliminer ; deuxièmement, brûler des graisses augmente le taux de cétones sanguines qui agissent comme des diurétiques (tels le thé et le café), ce qui vous donne envie d'uriner plus souvent.

Les cétones sont un produit secondaire naturel du brûlage des graisses dans l'organisme. On ne considère pas qu'elles ont des effets nocifs, à moins d'atteindre un taux extrêmement élevé, ce qui n'arrivera pas avec le Régime 2-Jours. Les cétones ont mauvaise presse car les taux engendrés par certains régimes quotidiens très pauvres en glucides peuvent conduire à des effets secondaires tels que maux de tête, nausées ou mauvaise haleine. Nos patients ont typiquement doublé leur taux de cétones, alors que les patients de régimes longs pauvres en glucides voient leur taux de cétones quintupler.

Me sentirai-je plus fatigué lors des deux jours de restriction ?

Bien au contraire ! La plupart des patients du Régime 2-Jours ont évoqué un sentiment de bien-être durant le régime. Beaucoup ont déclaré se sentir ragaillardis, nettoyés et détoxifiés après les deux jours de restriction hebdomadaires. Cela les a d'autant plus engagés et motivés à poursuivre leur régime de semaine en semaine, et surtout à manger sainement durant le reste de la semaine. Ils ont signalé se sentir moins ballonnés après les repas, moins apathiques et plus énergiques, et lorsqu'il leur a été demandé d'évaluer leur humeur et leur bien-être, nous avons découvert que les chiffres se rapportant à la tension, la dépression, la colère, la fatigue et la confusion avaient diminué de moitié, alors que, dans presque tous les cas, ils étaient de meilleure humeur.

Fait intéressant, les patients du Régime 2-Jours ont tous déclaré que les deux jours de restriction leur apportaient les sentiments positifs que les patients éprouvent souvent les premiers jours d'un régime classique, avec la sensation d'énergie et d'accomplissement qui les accompagne. Éprouver cela chaque semaine leur a donné un véritable coup de pouce et a renforcé leur motivation pour réussir.

Y a-t-il des effets secondaires ?

Aucun de nos patients n'a signalé de problèmes graves, bien que quelques-uns aient eu des maux de tête. Si cela vous arrive, assurez-vous que vous buvez en abondance (2 litres quotidiens sont généralement suffisants). Vous pouvez boire davantage, mais vous devez veiller à absorber suffisamment d'électrolytes, c'est-à-dire du potassium, du sodium (sel) et du magnésium, que vous obtiendrez en mangeant votre portion recommandée de fruits, légumes, laitages et protéines. Vous trouverez peut-être que vous avez besoin d'ajouter un aliment ou une boisson salés lors des deux jours de restriction du Régime 2-Jours. Bien qu'il ne soit pas nécessaire de diminuer le thé et le café lors du régime, si vous constatez que vous en buvez moins depuis que vous avez commencé le régime, vos maux de tête proviennent peut-être du sevrage en caféine. La diminution de la ration de glucides sur les deux jours de restriction peut aussi causer des maux de tête, mais cela devrait s'améliorer dès que votre organisme s'y sera habitué.

Quelques patients ont été constipés. Si cela vous arrive, assurez-vous que vous absorbez assez de liquides et que vous consommez entièrement la portion autorisée de fruits et légumes lors des deux jours de restriction. Lors des cinq jours sans restriction, veillez à manger suffisamment de fibres en consommant la totalité de la portion autorisée de fruits et légumes, en choisissant des glucides riches en fibres (voir l'Appendice E), en buvant abondamment et en suivant les recommandations concernant l'activité physique.

J'ai peur de ne pas pouvoir me concentrer au travail durant les deux jours de restriction.

Quelques patients – mais seulement 3 % – ont eu du mal à se concentrer, bien qu'il soit possible qu'ils aient anticipé le problème et que les effets aient donc été exagérés. Il n'y a aucune preuve formelle que les régimes basses calories ou pauvres en glucides affectent la concentration. Dans une étude récente sur des étudiants américains recevant en aveugle soit une boisson très pauvre en calories (150 calories et 30 grammes de glucides) soit une boisson qui comblait leurs exigences caloriques (2 300 calories et 560 grammes de glucides) par jour pendant deux jours, aucun des patients du groupe basses calories n'a signalé de difficultés de concentration, une baisse d'énergie ou de l'irritabilité[2]. D'après d'autres études, les régimes basses calories hyperprotéinés pourraient en fait renforcer la mémoire et la vigilance[3] et ont été utilisés pour traiter des adultes du troisième âge souffrant de troubles cognitifs[4].

Si vous sentez réellement que vous avez du mal à vous concentrer ou que vous vous sentez étourdi, suivez les deux règles suivantes.

- Assurez-vous que vous êtes bien hydraté et que vous consommez suffisamment de sel (sodium), de potassium et de magnésium en incluant les aliments recommandés. Reportez-vous à la liste des nutriments sur le site Internet www.thetwodaydiet.co.uk.
- Veillez à bien absorber les 50 grammes de glucides qui vous sont autorisés sur les deux jours de restriction et sont disponibles dans les rations de laitages, de fruits et de légumes.

Aurai-je mauvaise haleine avec le Régime 2-Jours ?

Quelques-uns de nos patients se sont plaints d'un mauvais goût dans la bouche, mais c'était généralement un problème mineur qui ne leur donnait pas mauvaise haleine. Le goût était causé par les cétones, des substances qui s'accumulent quand l'organisme brûle des graisses pour obtenir de l'énergie. Bien que vous puissiez le remarquer durant les deux jours de restriction, le problème disparaîtra les cinq jours sans restriction. Boire davantage peut vous aider, ainsi que sucer des bonbons à la menthe sans sucre (jusqu'à dix par jour).

Les deux jours de restriction du Régime 2-Jours ne sont-ils pas exactement comme un régime du style Dukan ou Atkins ?

Les deux jours de restriction de notre régime sont pauvres en glucides et ont donc quelques similitudes avec les régimes pauvres en glucides et hyperprotéinés comme Atkins ou Dukan, mais notre régime est différent. Les deux jours de restriction sont destinés à la perte de poids et conçus pour améliorer votre santé en veillant à ce que vous consommiez le bon équilibre de graisses saines (peu de graisses saturées, beaucoup de graisses mono-insaturées et d'oméga-3), de fruits et de légumes. N'oubliez pas que vous ne réduisez les glucides que deux jours par semaine. Quand vous combinez les deux jours avec un régime sain de type méditerranéen durant les cinq jours restants, cela rend le Régime 2-Jours très différent des autres.

Combien le régime coûte-t-il ?
Mon budget nourriture va-t-il augmenter ?

Avec le Régime 2-Jours vous devriez dépenser moins qu'actuellement. Avant de commencer leur régime, nos patients dépensaient une moyenne de 50 euros en boissons et aliments chaque semaine, dont 42 en nourriture et 8 en alcool. Sur l'argent dépensé en nourriture, presque 8 euros étaient consacrés à des plats cuisinés, 6 euros à des plats à emporter, et une moyenne de 4 euros dépensés en bonbons, gâteaux et biscuits. Avec le Régime 2-Jours, leur facture a baissé de 11 euros par semaine. Ils dépensent maintenant 39 euros par semaine en aliments et boissons, car ils ont diminué les plats cuisinés, l'alcool et les sucreries. Vous pouvez soit empocher la différence, soit la mettre de côté pour vous faire plaisir une fois que vous aurez atteint vos objectifs d'amaigrissement. Un changement important a été que la somme dépensée par calorie a augmenté avec l'amélioration de la qualité nutritionnelle de leur alimentation – ils sont passés de 0,02 à 0,03 euro par calorie. Cependant, comme ils consommaient moins de calories au total, leur budget alimentation a baissé. Comme les recettes et idées de repas de ce livre (voir les chapitres 8 à 10) comprennent quantité d'options saines et financièrement raisonnables, suivre le Régime 2-Jours n'implique pas de dépenser davantage.

Résumé

- Pendant les deux jours de restriction du Régime 2-Jours, cantonnez-vous à consommer des protéines, des lipides, cinq portions de légumes pauvres en glucides, une portion de fruits et quelques laitages pauvres en lipides. Il est important de s'en tenir aux aliments autorisés, de ne pas dépasser la ration autorisée et de consommer suffisamment de protéines, ce qui vous aide à vous sentir rassasié et à entretenir votre masse musculaire.
- Aucun aliment à forte teneur en glucides comme le pain, les gâteaux, les bonbons ou l'alcool n'est autorisé durant les deux jours de restriction.
- Vous n'avez pas à prendre de compléments alimentaires, car le Régime 2-Jours est équilibré pour répondre à tous vos besoins nutritionnels.
- Pour tirer tous les bénéfices du régime, enchaînez les deux jours de restriction.
- La majorité des patients trouvent qu'il est facile de s'habituer aux deux jours de restriction et de les adapter à son mode de vie.

- La plupart des patients n'éprouvent pas de sensation de faim. Ils se sentent en meilleure santé et plus énergiques durant le régime. Une petite minorité peut subir des effets secondaires mineurs auxquels il est facile de remédier.

4

Comment manger durant les cinq jours sans restriction

Votre alimentation durant les cinq jours jours sans restriction du Régime 2-Jours devrait consister à suivre un régime sain de type méditerranéen. Cette alimentation comprend des aliments naturels et le moins transformés possible, avec beaucoup de fruits et légumes, céréales entières, haricots, légumineuses, fruits à écale tels que les noix et l'huile d'olive, ainsi que poisson, volaille et laitages allégés. Il peut aussi comprendre de petites quantités de viande rouge maigre – mais peu de pâtes, de pizzas et de vin rouge !

Le régime méditerranéen

Le régime méditerranéen déborde de substances qui luttent contre les affections les plus variées – antioxydants, vitamines et flavonoïdes – et les bénéfices de cette alimentation sont trop nombreux pour que nous en donnions ici la liste. Nous disposons de preuves convaincantes que non seulement il diminue le risque de maladie cardiovasculaire et de diabète de type 2, mais qu'il peut également protéger contre certains cancers et la maladie d'Alzheimer[1]. Votre alimentation durant ces cinq jours sans restriction contient des aliments à haute teneur en protéines et en fibres qui vous permettent de vous sentir rassasié et réduisent les risques de vous suralimenter. Ne soyez pas tenté de vous jeter sur la nourriture ou de manger n'importe quoi lors de ces cinq jours sans restriction – suivez les conseils ci-dessous afin de mettre de votre côté toutes les chances de maigrir. Un guide complet des portions recommandées pour les cinq jours sans restriction se trouve dans l'Appendice C.

Protéines

- Poissons blancs ou gras et fruits de mer.
- Poulet, dinde ou canard cuits sans la peau.
- Filets de viande rouge maigre – par exemple bœuf, porc, agneau ou abats, gibier maigre, venaison, lapin ou faisan (500 grammes maximum par semaine pour les femmes et 600 grammes pour les hommes, pendant les deux jours de restriction et les cinq jours sans restriction du Régime 2-Jours).
- Légumineuses, haricots, pois et lentilles – pour densifier les plats.

Limités à une fois durant les cinq jours sans restriction

- Morceaux gras de viande rouge, volaille et gibier (forte teneur en graisses).
- Viande transformée et produits de charcuterie à forte teneur en graisses (par exemple saucisses et corned-beef qui contiennent de fortes proportions de graisses saturées et de sel).
- Viande et poisson grillés bien cuits (ces aliments sont limités en raison des possibles risques de cancer associés à la consommation de grillades).
- Poisson pané (plus calorique et beaucoup moins protéiné que le poisson non pané).
- Viande transformée maigre, bacon, jambon et poissons salés tels que kippers, saumon fumé, maquereau fumé et poissons blancs fumés pour limiter votre ration de sel hebdomadaire.

Rappel : n'oubliez pas que vous pouvez inclure des aliments salés lors des deux jours de restriction, car il se peut que vous vous déshydratiez et perdiez du sel.

Tout sur les glucides

Les glucides fournissent la majeure partie de notre énergie – typiquement 50 à 60 % de nos calories. Contrairement aux idées reçues, un régime méditerranéen traditionnel ne repose pas sur des aliments comme les pâtes et la pizza, mais contient en réalité moins de 45 % de calories sous forme de glucides. Comme vos deux jours de restriction contiennent peu de glucides, votre Régime 2-Jours total sur la semaine tire environ 40 % de son énergie des glucides – ce qui est plus conforme à nos ancêtres chasseurs-cueilleurs, qui, selon les estimations, devaient tirer 20 à 40 % de leurs calories des glucides.

Question glucides, choisissez les variétés entières dans la mesure du possible. Ils contiennent plus de fibres et de nutriments que les versions blanches ou transformées, il faut plus de temps pour les digérer et les absorber, et ils procurent une impression de satiété plus durable. Diminuez les glucides blancs et raffinés ainsi que les sucres et essayez d'éviter les snacks sucrés comme les bonbons et les gâteaux. Ces glucides sont rapidement digérés et provoquent des pics de glycémie et d'insuline qui, à leur tour, ouvrent l'appétit et provoquent des fringales !

Le sucre apporte 4 calories par gramme, mais il ne contient aucun autre nutriment, ce qui justifie qu'on qualifie ces calories de « vides ». Une trop grande quantité de sucre, quel qu'il soit, est mauvaise, mais méfiez-vous particulièrement des aliments contenant du fructose (souvent appelé sur l'étiquette « sirop de glucose-fructose » ou « sirop de maïs à haute teneur en fructose »), que l'on trouve dans certaines céréales pour petit déjeuner, barres de céréales, jus de fruits sucrés ou boissons à base de jus de fruits, yaourts, gâteaux de riz, fromages frais, biscuits, gâteaux et glaces.

Les effets néfastes du fructose suscitent de plus en plus d'inquiétudes, à la fois en raison de son fort contenu calorique et du fait qu'il est directement transformé en graisse stockée dans le foie. Un foie engorgé est moins capable d'évacuer la graisse qui circule dans le sang et se dépose dans les vaisseaux sanguins, contribuant à les rétrécir et à augmenter la tension artérielle. Une étude récente révèle que les personnes qui mangeaient 1 000 calories supplémentaires sous forme de bonbons et boissons sucrées pendant trois semaines montraient un inquiétant triplement de la quantité de graisse dans leur foie. Ce phénomène s'est inversé une fois qu'ils ont adopté un régime méditerranéen basses calories[2].

Le fructose est également naturellement présent dans les fruits en bien plus petites quantités que dans les aliments industriels : une pomme, par exemple, ne contient qu'un cinquième du fructose d'une cannette de soda. Le fructose des fruits ne semble en revanche pas avoir d'effets néfastes pour la santé, car ceux-ci contiennent aussi des polyphénols végétaux protecteurs. L'une des raisons des effets néfastes du régime occidental moderne, ce sont les grandes quantités de glucides raffinés figurant dans la colonne de gauche du tableau suivant.

Remplacez ces glucides...	**... par ceux-ci**
Pain blanc, baguette, bagels, croissants, crumpets	Pain au son, pain pitta, pain noir (type pumpernickel allemand), pain multicéréales, pain de seigle, pain au blé complet
Riz blanc, semoule blanche, nouilles blanches	Riz basmati, boulgour, quinoa, riz brun, nouilles brunes, pâtes au blé entier, semoule brune
Corn-flakes, céréales au riz blanc, céréales sucrées, avoine instantanée	Porridge, flocons de son, céréales au son enrichies en fibres, biscuits au blé entier, muesli sans sucre ajouté
Chips, bonbons, biscuits, pop-corn sucré, beignets, gâteaux	Yaourts, noix, pop-corn nature

Remplacez ces glucides...	... par ceux-ci
Purée de pommes de terre, frites	Patates douces, pommes de terre nouvelles cuites avec la peau à l'eau ou pommes de terre, avec la peau, cuites au four
Biscuits apéritifs, gâteaux de riz	Gâteaux d'avoine, crackers au seigle, crackers au blé entier
Boissons gazeuses sucrées	Eau, boissons aux fruits sans sucre, sodas de régime

Le régime est facile, du moment que vous êtes organisé. Je n'ai pas éprouvé d'envie de chocolat, chips, etc. C'est un régime où l'on n'a pas de sensation de faim et où l'on maigrit sans avoir l'impression de se priver. Chris, 63 ans.

Vos « cinq par jour »

Nous avons besoin de fruits et légumes pour nous protéger des maladies cardiovasculaires et des accidents vasculaires cérébraux, contrôler notre tension artérielle et entretenir notre squelette. Fruits et légumes peuvent aussi contribuer à protéger contre certains cancers, bien que le lien avec le cancer ne soit pas aussi fort ou incontestable que pour les affections cardiaques[3]. Fruits et légumes peuvent également réduire le risque de démence.

Lors des deux jours de restriction du Régime 2-Jours, vous avez le droit de prendre cinq portions de légumes pauvres en glucides et une de fruits pauvres en glucides, mais durant les cinq jours sans restriction, vous pouvez consommer une plus grande variété de fruits et légumes (y compris ceux qui sont riches en glucides).

Vous devriez avoir comme objectif quotidien deux portions de fruits et cinq de légumes. N'imaginez pas que consommer fruits et légumes impliquera que vous aurez naturellement moins envie d'autres aliments. En fait, quand des chercheurs ont demandé à des individus obèses d'ajouter six à huit portions de fruits et légumes par jour à leur alimentation, beaucoup ont simplement ajouté cela à ce qu'ils mangeaient habituellement et ont grossi de 2 kilos au cours des huit semaines de l'étude[4].

Nous recommandons de manger plus de légumes que de fruits, car ils fournissent généralement moins de calories – par exemple, une banane peut apporter entre 80 et 160 calories selon sa taille, tandis que vingt champignons n'en contiennent que 16 et une grosse portion de brocoli, 12 seulement. Les légumes sont une excellente manière de remplir une assiette tout en n'ajoutant que très peu de calories. En tant qu'habitué des régimes, vous savez déjà qu'une petite barre chocolatée apporte 300 calories. Pour la même quantité de calories, vous pourriez manger 9 kilos de brocolis !

C'est tellement génial de perdre du poids en sachant que je mange sainement. J'adore le poisson, le poulet et les salades des jours de régime méditerranéen. Anna, 43 ans.

Tout sur les lipides

Nous avons tous besoin d'un peu de lipides dans notre alimentation, mais une trop grande quantité nous amène à accumuler les kilos (1 gramme de glucides contient 4 calories, alors que 1 gramme de lipides en contient 9). En conséquence, essayez de ne pas ajouter de graisse quand vous cuisinez et optez pour le gril, le micro-ondes ou la vapeur quand vous le pouvez, et si vous utilisez de l'huile, bornez-vous à une petite quantité d'huile d'olive, de soja ou de colza, ou à un soupçon d'huile en vaporisateur.

Diminuez les graisses saturées, puisque ce sont les graisses dangereuses qui bouchent les artères. Les graisses saturées se trouvent dans la viande rouge grasse, les viandes transformées et la charcuterie, les produits laitiers entiers, l'huile de palme, le chocolat et l'huile de noix de coco. Essayez de les remplacer par des graisses « saines » surtout les graisses mono-insaturées des olives, de l'huile d'olive et de colza, de l'avocat, des fruits à écale tels qu'arachides, amandes, noix de pécan, noisettes, noix de cajou et pistaches, qui peuvent contribuer à faire baisser le taux de cholestérol.

Les oméga-3 jouent un rôle important pour la santé, car ils sont bons pour le cœur et permettent de conserver une tension artérielle basse et un faible taux de lipides sanguins. Ils ont également des effets anti-inflammatoires, qui aident à garder un cerveau et un système nerveux en bon état et réduisent les risques de diabète et de certains cancers. L'organisme a aussi besoin d'oméga-6 ; cependant, le régime moderne contient trop peu d'oméga-3 et trop d'oméga-6, ce qui a pour conséquence d'empêcher les oméga-3 de faire correctement leur travail.

La meilleure manière de restaurer l'équilibre est de consommer plus d'oméga-3, que l'on trouve dans les poissons gras comme le saumon, les sardines, le maquereau et le thon frais (pas en conserve) et pour les végétariens, dans les œufs enrichis en oméga-3, l'huile de lin, de noix et de colza. Ne consommez pas trop d'aliments riches en oméga-6 comme l'huile de maïs ou de tournesol, la viande de dinde ou de gibier, les coquillages, le thon en conserve, les pignons et les graines de sésame.

J'ai toujours trouvé les régimes difficiles jusqu'ici car le quotidien a tendance à vous compliquer la tâche. Le Régime 2-Jours a été tellement plus facile, puisqu'on peut l'adapter à tout ce qui arrive. On peut aller à des soirées, des mariages, au restaurant, et continuer à perdre du poids ! Mary, 31 ans.

Veillez à boire suffisamment

La plupart d'entre nous ne boivent pas assez alors qu'il est particulièrement important d'être bien hydraté quand on essaie de perdre du poids. Nous recommandons au moins huit verres de liquide chaque jour (2 litres) pour vous aider à avoir une impression de satiété, vous hydrater et empêcher la constipation. De plus, nous confondons souvent la soif et la faim ; alors, si vous avez envie de manger, buvez et voyez si cette envie disparaît. D'ailleurs, certaines études ont montré que boire de l'eau avant le repas peut vous aider à moins manger – et boire de l'eau froide peut vraiment donner un coup de fouet à votre métabolisme durant une heure[5]. Cependant, ne vous enthousiasmez pas trop ! Cela ne brûlera que 5 calories de plus par jour, mais cela peut faire beaucoup au bout d'un an ; et chaque détail compte ! Certaines personnes craignent de trop boire et de souffrir d'un excès d'eau (plus de 5 litres par jour) conduisant à un empoisonnement consécutif à la dilution des sels dans le sang. En réalité, cela ne devient un problème que si de grandes quantités d'eau sont bues sur une courte période ; idéalement, vous ne devez pas boire plus de 1 litre en une heure.

Les boissons gazeuses sont un fléau dans l'alimentation occidentale. Elles regorgent de sucre (environ 10 cuillerées à café par cannette), contiennent environ 150 calories, mais aucun nutriment, et sont rapidement transformées en graisse dans l'organisme.

Que boire

Vous avez besoin de boire 2 litres par jour.

- Eau gazeuse ou plate.
- Thé – noir ou vert, déthéiné ou non.
- Café – décaféiné ou non.
- Tisanes et thés aromatisés.
- Boissons aux fruits, gazeuses ou non, sans sucre ou de régime (moins de 3 litres par semaine).

Limitez les boissons suivantes

- Alcool.
- Boissons sucrées.
- Boissons gazeuses classiques.
- Jus de fruits (20 centilitres maximum par jour).
- Jus de légumes (20 centilitres maximum par jour).

ATTENTION, JUS DE FRUITS !

Les gens pensent qu'un verre de jus de fruits pur et non sucré est un élément sain dans un repas. Ne vous privez pas pour en boire un verre par jour, mais il vaut toujours mieux manger un fruit à la place. Non seulement le jus de fruits est riche en calories, mais il ne contient aucune fibre et ne sera pas aussi rassasiant qu'un fruit. Dans une étude, des sujets ont reçu soit une pomme, soit du jus de pomme, puis il leur a été demandé de manger jusqu'à satiété. Les mangeurs de pomme ont mangé moins et absorbé 15 % de calories en moins que ceux qui avaient eu du jus[6].

Pourquoi les fibres sont-elles bonnes pour la santé et aident-elles à la perte de poids ?

Les fibres se trouvent dans les végétaux que nous mangeons et elles sont vitales pour quiconque tente de maigrir et de suivre le Régime 2-Jours. Les fibres vous aident à vous sentir calé plus longtemps, elles maintiennent une glycémie stable et permettent au transit intestinal de fonctionner au mieux. Il existe deux types de fibres, qui sont tous les deux importants pour qui suit un régime.

Les fibres insolubles

Elles se trouvent dans les céréales et les légumineuses. Elles protègent contre la constipation et contribuent à renforcer la santé du système digestif en empêchant l'accumulation des substances toxiques (les sous-produits de la digestion des protéines) liées au développement du cancer du côlon. Comme le Régime 2-Jours contient quantité de protéines, il est vraiment important de veiller à consommer suffisamment de ce type de fibres durant les cinq jours sans restriction.

Les fibres solubles

Présentes dans l'avoine, l'orge, les haricots, les fruits et les légumes, les fibres solubles ralentissent la vitesse du transit intestinal.

Les fibres sont vitales pour la santé

Les fibres jouent un rôle clé dans l'entretien de l'équilibre bactérien dans le système digestif. Chaque individu héberge environ 100 trillions de bactéries dans ses intestins (ce qui représente environ 1,8 kg de flore intestinale). Leur nombre donne une indication de l'importance de leur rôle pour la santé. Des études récentes ont montré qu'il y a des combinaisons saines de bactéries qui, lorsqu'elles sont modifiées par une mauvaise alimentation, peuvent provoquer des maladies et même mener à l'obésité. Les bactéries font fermenter les fibres que nous mangeons et produisent des acides dits « à chaîne courte ». Un ensemble croissant d'études indique que manger de grandes quantités de fibres permet l'entretien des bonnes bactéries intestinales, qui produisent à leur tour les bons acides gras. Or ceux-ci ont trois rôles essentiels pour la santé.

• Les acides gras constituent un carburant essentiel des cellules tapissant l'intestin et les maintiennent en bonne santé.

• Certains des acides gras produits dans l'intestin sont absorbés dans la circulation sanguine et réduisent la glycémie et le taux de lipides sanguins, causes de maladies.

• Héberger les bonnes bactéries dans son système digestif peut également affecter le poids. Les individus en surpoids ont une combinaison différente de bactéries qui peut causer une prise de poids[7].

Les fibres ralentissent également l'absorption des nutriments, évitant les pics de glycémie après les repas et permettant de conserver un taux de glucose sanguin stable. Les fibres solubles aident également à faire baisser le taux de cholestérol.

Veillez à inclure les fruits et légumes autorisés lors des deux jours de restriction du Régime 2-Jours. Ayez pour objectif quotidien au moins 24 grammes de fibres lors des cinq jours sans restriction, avec un bon mélange de fibres solubles et insolubles (voir l'Appendice E). Une liste plus exhaustive est donnée sur le site du Régime 2-Jours, qui vous aidera à calculer la quantité que vous consommez. Notez que vous ne pourrez pas absorber 24 grammes de fibres lors des deux jours de restriction, et que vous arriverez généralement à 14 grammes. Si vous n'avez pas l'habitude des fibres dans votre alimentation, il vaut mieux augmenter progressivement la ration sur deux ou trois semaines

– consommer plus de fibres produira inévitablement plus de gaz intestinaux, et en consommer trop, trop rapidement peut provoquer des ballonnements, un inconfort et des flatulences. Assurez-vous de boire davantage quand vous augmentez votre ration de fibres – au moins huit verres d'eau ou d'une autre boisson basses calories par jour.

Laitages

Comme les œufs, les laitages ont mauvaise réputation ces dernières années. Ayant été accusés de « provoquer » le cancer du sein, ils ont été délaissés par beaucoup de femmes, bien qu'aucune étude n'ait déterminé un lien de cause à effet. Pour les patients au régime, les laitages allégés sont un atout. La protéine du lait semble particulièrement rassasiante et il est prouvé que le calcium des laitages agit presque comme un détergent, en capturant la graisse avant qu'elle soit absorbée – l'effet est mineur, mais il atteint probablement environ 45 calories par jour que vous n'aurez pas à perdre autrement. Le calcium des laitages peut également être bienfaisant pour la tension artérielle et il est vital pour le squelette. C'est d'ailleurs pourquoi nous avons veillé à ce que le Régime 2-Jours soit riche en protéines, calcium, vitamine D et fruits et légumes, qui contribuent tous à l'entretien du squelette. C'est important, puisqu'il y a une inévitable – faible – réduction de la densité osseuse quand vous êtes au régime, car vous vous allégez et parce que votre squelette supporte un poids moindre. N'oubliez pas que des exercices avec des poids sont aussi essentiels pour maintenir un squelette solide (voir le Chapitre 6, *Quel type d'exercice*).

Votre objectif quotidien doit être d'au moins 800 milligrammes de calcium, soit l'équivalent de 20 centilitres de lait, un yaourt et une demi-boîte de saumon, à condition que vous mangiez les arêtes. Si vous n'appréciez pas ou ne tolérez pas les laitages, veillez à absorber suffisamment de calcium sous d'autres formes dans le cadre de votre régime (voir tableau ci-dessous).

Calculateur de calcium

Aliment	Calcium (mg)
Sardines en boîte avec les arêtes (100 g)	500
Pilchards en boîte avec les arêtes (100 g)	300
Saumon en boîte avec les arêtes (100 g)	300
Fromage allégé comme édam ou cheddar (30 g)	240
Lait de soja, de riz, de noisette, d'avoine, enrichi en calcium (20 cl)	240
Jus de fruits enrichi en calcium (20 cl)	240
Lait écrémé ou demi-écrémé (20 cl)	235
Yaourt (150 g)	225
Fromage frais (150 g)	165
Pousse de brocoli violet cru (80 g)	160
Épinards, légumes verts ou chou frisé cuit à la vapeur (100 g)	150
Okra cru (80 g)	130
Fromage frais type cottage cheese (100 g)	125
Yaourt au lait de soja enrichi en calcium (110 g)	120
Crevettes crues ou bouillies (100 g)	110
Tofu (10 g)	100

Aliment	Calcium (mg)
Haricots cuits en conserve (210 g)	100
Haricots rouges (120 g)	85
Figues sèches (30 g)	80
Pain à la farine de blé entier (2 tranches moyennes, soit 80 g)	75
Orange (160 g)	75
Amandes (30 g)	70
Cresson (30 g)	50
Brocoli cru (80 g)	45
Patate douce crue ou cuite (180 g)	45
Chou cru ou cuit (80 g)	40
Petits pois frais ou congelés (80 g)	30
Haricots verts crus ou cuits (80 g)	30
Œuf	30
Rhubarbe en compote 80 g	30
Abricots ou fruits rouges séchés (30 g)	30
Lentilles rouges sèches 45 g	25

ATTENTION !

La quantité de calcium que renferme le tofu varie largement selon les marques. Assurez-vous de choisir celui qui a été fabriqué avec du calcium ou qui en contient.

Comment manger moins salé

Trop de sel peut être néfaste pour la santé : cela peut augmenter votre tension artérielle, vous faire courir un risque plus élevé d'affection cardiaque ou d'accident vasculaire cérébral, et favoriser la perte de calcium dans le squelette, ce qui accroît le risque d'ostéoporose. Les consignes actuelles recommandent un maximum de 6 grammes par jour (soit environ 1 cuillerée à café[8]). Beaucoup d'experts estiment qu'il serait plus sain de descendre à 3 grammes quotidiens. Environ les trois quarts de notre consommation de sel se « cachent » dans ce que nous achetons, surtout les aliments industriels comme les plats tout préparés, soupes en conserve, saucisses, pizzas et plats à emporter. Quand vous faites vos courses, cherchez sur l'étiquette la teneur en sel pour 100 grammes. Une teneur faible est de 0,3 g de sel ou 0,1 g de sodium ; moyenne, elle est de 0,3 à 1,5 g de sel ou 0,1 à 0,6 g de sodium ; et élevée, elle atteint plus de 1,5 g de sel et 0,6 g de sodium.

Comment diminuer sa consommation de sel

• Limitez votre consommation de plats cuisinés et de sauces toutes prêtes.

• Réduisez les snacks salés comme les chips et les fruits à écale salés.

• Évitez de rajouter du sel en cuisinant ou à table. Parfumez avec du poivre noir, des herbes fraîches ou séchées et du jus de citron.

• Choisissez les versions sans sel pour les conserves.

• Cuisinez les légumes et légumineuses à l'eau.

• Limitez votre consommation de poissons salés comme les kippers et le saumon fumé, et les salaisons comme le bacon et le jambon.

Un mot sur les étiquettes

Il est toujours bon de savoir ce que contiennent les aliments que l'on achète, surtout en cas de régime. Vous n'avez pas besoin de compter les calories avec le Régime 2-Jours, mais il vaut mieux lire les étiquettes.

Et les acides gras trans ?

Les acides gras trans sont des graisses naturellement présentes en petites quantités dans la viande. Jusqu'à récemment, les principales sources d'acides gras trans étaient les aliments industriels contenant des graisses insaturées qui avaient été hydrogénées pour être converties en graisses saturées. Cela contribuait à solidifier et conserver des aliments tels que margarines, biscuits, gâteaux, chips et crackers.

Les acides gras trans sont mauvais pour la santé et ont été reliés aux maladies cardiovasculaires. Heureusement, en raison de la pression des consommateurs et des gouvernements, de nombreux fabricants ont cessé d'utiliser les acides gras trans (en France et dans le reste de l'Europe, la question sera tranchée en 2014). Comme ils sont encore présents dans certains aliments, vérifiez la liste des ingrédients et évitez les aliments contenant des graisses végétales partiellement ou totalement hydrogénées.

Dois-je me limiter aux aliments à faible indice glycémique (IG) ?

Certains régimes se concentrent sur les aliments à faible indice glycémique (IG) pour maigrir et vous trouverez cet indice précisé sur certaines étiquettes. L'IG d'un aliment mesure la vitesse à laquelle la glycémie s'élève quand vous consommez cet aliment, et il ne concerne donc que les glucides. Des aliments comme la viande et le fromage n'ont pas d'IG. Cet indice est donné sur une échelle de 0 à 100 (le sucre étant à 100).

Les aliments à IG élevé sont vite dégradés et élèvent rapidement la glycémie, alors que les aliments à IG bas sont digérés lentement et libèrent progressivement le sucre dans la circulation. Cependant, pour compliquer les choses, l'impact d'un aliment sur la glycémie dépend non seulement de son IG, mais aussi de la quantité de glucides qu'il contient (appelée charge glycémique – CG). Certains aliments à haut IG comme la pastèque (IG 72) contenant très peu de glucides auront un effet minimal sur la glycémie. Plus encore, l'IG d'aliments glucidiques ne vous indique que ce qui se passe quand l'aliment est mangé seul, ce qui arrive rarement – l'IG est diminué, par exemple, quand des aliments glucidiques sont consommés avec des protéines et des lipides. En outre, les aliments à faible IG ne sont pas tous sains : le chocolat et la crème glacée, par exemple, ont un faible IG ! Comme cela peut être très déroutant, nous recommandons d'oublier l'IG et de viser simplement une alimentation riche en fibres et en aliments non raffinés.

Les édulcorants sont-ils sûrs ?

On distingue deux principaux types d'édulcorants. Les édulcorants intenses comme l'aspartame et le sucralose ont un pouvoir sucrant beaucoup plus élevé que le sucre et ont tendance à être utilisés dans les boissons. On s'inquiète qu'ils puissent stimuler l'appétit et bouleverser l'équilibre de la flore intestinale, bien que ce ne soit pas encore certain. Les édulcorants solides comme le xylitol ou le sorbitol contiennent moitié moins de calories que le sucre et sont utilisés en confiserie pour donner volume et texture en plus du goût sucré. Des doses élevées de ces substances (supérieures à 30 grammes par jour) peuvent provoquer nausées, diarrhées et peut-être même un déséquilibre de la flore intestinale, bien que les études manquent sur le sujet. Tout édulcorant utilisé dans l'alimentaire au sein de la CEE doit subir des tests de sécurité rigoureux et avoir une dose journalière admissible (DJA) comprenant une large marge de sécurité.

Bien que les consignes actuelles pour l'aspartame préconisent d'en consommer moins de 40 milligrammes par jour – l'équivalent de douze cannettes de boisson de régime –, les conclusions de deux études récentes soulèvent le problème du lien possible entre l'aspartame et certains cancers du sang, ce qui incite à la prudence. Ces liens ont été tout à la fois observés dans une étude sur l'animal, où la consommation était équivalente à six cannettes de boissons de régime par jour, et une autre sur l'être humain, où une consommation allant jusqu'à 3 litres de boissons de régime par semaine a été corrélée à un taux plus élevé de cancers du sang chez les hommes, mais pas chez les femmes[9]. Bien que ces conclusions soient encore préliminaires, mieux vaut limiter votre consommation de boissons de régime à moins de 3 litres (c'est-à-dire neuf cannettes) par semaine. Ne soyez pas tenté de remplacer les boissons de régime par des boissons sucrées, qui sont mauvaises et pour votre santé et pour votre poids. Dans l'étude évoquée ci-dessus, les boissons sucrées ont été aussi nettement corrélées aux cancers du sang que les boissons de régime.

Ai-je droit à l'alcool ?

Vous pouvez boire occasionnellement un peu d'alcool, mais essayez de ne pas dépasser sept unités par semaine, et aucune lors des deux jours de restriction (voir le tableau ci-dessous pour calculer les unités d'alcool que représente chaque boisson courante). L'alcool apporte double ration d'ennuis au patient au régime. Il regorge de calories – 25 centilitres de vin contiennent 240 calories, le moindre cocktail, 200 calories – et il vous désinhibe, si bien que vous avez plus de risques de succomber à la tentation de manger ! Nous savons que l'alcool consommé avant ou avec les repas stimule l'appétit. Même un simple apéritif peut augmenter la consommation de nourriture de 30 %[10]. Si boire en faible quantité peut aider à protéger contre les affections cardiovasculaires, l'alcool peut augmenter le risque de plusieurs cancers, notamment ceux du sein, du côlon, du foie, de la bouche et de l'œsophage. Le meilleur choix, avec le moins de calories, est un long drink, mélange d'alcool fort et d'une boisson light (par exemple gin et tonic light, whisky et Coca light ou vodka et limonade light). Décidez du nombre maximum de verres que vous allez boire avant de sortir le soir. Commencez par une boisson sans alcool light ou de l'eau et évitez les amuse-gueules salés, qui donnent soif et sont généralement très caloriques. Essayez de boire plus de boissons sans alcool light ou d'eau gazeuse que d'alcool.

Alcool	Unités	Calories
Vin à 13° (25 cl)	3,3	240
Vin à 13° (17,5 cl)	2,3	170
Chope de bière à 4° (57 cl)	2,3	170
Cidre (57 cl)	2,3	210
Champagne (12,5 cl)	1,5	100
Cocktail long drink à 5° (27,5 cl)	1,4	200
Porto (5 cl)	1	79
Sherry (5 cl)	1	58
Gin et tonic light (2,5 cl – mesure standard dans un bar, et non dose domestique)	1	50

Dois-je diminuer la caféine ?

Beaucoup pensent que le thé ou le café décaféinés sont « plus sains » et que la caféine peut faire monter la tension artérielle et augmenter le risque de maladie cardiovasculaire. En réalité, rien ne prouve que thé et café (décaféinés ou pas) soient nocifs pour la santé. Tous deux constituent une boisson rassasiante qui peut combattre l'envie de grignoter. Les experts s'accordent à penser que pour la plupart des gens il n'y a pas de rapport entre une forte consommation de caféine et le risque de tension ou de maladie cardiaque[11], même si, chez les individus souffrant d'hypertension, la caféine peut provoquer une légère augmentation transitoire. Thé et café regorgent d'antioxydants excellents contre les maladies, qui peuvent diminuer le risque d'affection cardiovasculaire et de certains cancers. Et tant que vous consommez suffisamment de calcium, la caféine n'est pas néfaste pour le squelette : il semblerait même que les polyphénols que renferment le thé et le café soient peut-être protecteurs.

Vous pourrez préférer boire du décaféiné parce que les boissons non décaféinées empêchent de dormir. Les versions décaféinées contiennent également des antioxydants bénéfiques et il n'y a aucune inquiétude à avoir concernant les produits chimiques utilisés dans le processus de décaféinisation.

En revanche, il peut être judicieux de diminuer votre consommation de thé, café ou autre boisson caféinée à la moitié maximum de ce que vous consommez dans la journée, car ces diurétiques vous font uriner davantage. Une étude récente a montré qu'il était possible de consommer 400 milligrammes de caféine par jour sans effets néfastes. Les femmes enceintes ne doivent cependant pas en consommer plus de 200 milligrammes par jour (voir encadré ci-dessous) et les enfants, pas plus de 2,5 mg par kilo de masse corporelle et par jour[12].

Quelle est votre consommation de caféine ?

- 1 grande tasse de café = 125 mg de caféine.
- 1 grande tasse de café instantané = 100 mg.
- 1 grande tasse de thé = 65 mg.
- 1 cannette de soda de régime = 40 mg.
- 30 g de chocolat noir à 70 % = 24 mg.

Peut-on manger du poisson gras sans risques ?

Le poisson est bon pour la santé et c'est un composant important du Régime 2-Jours – surtout les poissons gras, qui sont l'une de nos rares sources alimentaires de vitamine D. Cependant, l'avis des autorités sanitaires est de se limiter à certains types de poissons, car ils contiennent de faibles quantités de polluants environnementaux comme les dioxines, les PCB et le mercure, qui peuvent être nocifs lorsqu'ils s'accumulent dans l'organisme. Essayez de ne pas consommer plus de quatre portions de poisson gras et de certains poisons blancs et fruits de mer (dorade, bar, turbot, flétan, saumon et tourteau) par semaine. Les enfants et les femmes enceintes ou cherchant à le devenir doivent réduire cette ration à deux portions par semaine, et ils doivent bannir l'espadon, le requin et le marlin, qui contiennent du mercure. Les autres doivent en réduire leur ration à une portion par semaine. Vous pouvez consommer sans risque et sans limite des poissons tels que morue, haddock, carrelet, colin, sole, limande, flet, rouget, grondin et de la chair de crabe blanche.

Ai-je encore droit aux friandises ?

Nous avons observé que les patients du Régime 2-Jours appartenaient à deux groupes : ceux qui tenaient à faire figurer des friandises dans leur régime parce que cela leur donnait l'impression qu'il serait moins strict, et ceux qui jugeaient important de supprimer chocolat et autres sucreries. Vous êtes le seul à savoir ce qui vous convient, mais n'oubliez pas que supprimer un aliment peut conduire à des envies et à des fringales compulsives. Si vous voulez inclure quelques friandises dans votre régime, nous recommandons de les limiter à trois portions par semaine (voir tableau ci-après). Notez que certains aliments souvent considérés comme « sains », tels que les biscuits à l'avoine et au sirop de canne, contiennent beaucoup de calories. En conséquence, une friandise ne sera constituée que de deux mini-bouchées (un carré de 3 x 1 cm).

Si vous pensez ne pas pouvoir vivre sans chocolat, ne vous inquiétez pas. Bien que vous ne puissiez en consommer lors des deux jours de restriction, il est permis de manger un morceau de chocolat ou une autre friandise durant les cinq jours sans restriction. Le chocolat étant très calorique et contenant beaucoup de glucides et de graisses saturées, restez raisonnable (voir tableau pour les quantités recommandées) et choisissez un chocolat noir à teneur élevée en cacao (70 à 85 %) qui peut contribuer à faire baisser la tension artérielle et améliorer la glycémie. D'ailleurs, une étude récente a proposé à des femmes de manger au choix 20 grammes de chocolat noir à 80 % par jour ou 20 grammes de chocolat au lait standard chaque jour pendant quatre semaines. Les femmes du premier groupe ont constaté une diminution de leur tension artérielle et de leur taux d'insuline, alors que le deuxième groupe a vu des effets totalement opposés et une diminution de 20 % de l'efficacité de son insuline[13].

Portions de friandises	
Chips allégées en graisse	1 petit paquet (25 à 30 g)
Biscuits nature ou au chocolat	2
Chocolat (idéalement noir à plus de 70 % de cacao)	5 petits carrés (30 g)
Crème glacée	2 boules (100 g) standard ou 1 boule luxe (50 g)
Cupcake	2 petits avec très peu ou pas de glaçage
Biscuit à l'avoine et au sirop de canne	2 mini-bouchées (1 carré de 3 x 1 cm)
Petit cookie au chocolat	3
Chocolat individuel ou truffe	3

Snacks pour les cinq jours sans restriction

- Biscuits à l'avoine, biscuits au seigle ou biscuits au blé complet avec de l'houmous allégé, du fromage allégé ou du fromage frais type cottage cheese.
- Un fruit.
- Crudités telles que céleri, concombre, poivron vert, mangetout, ciboule et tomates cerises avec sauce, houmous maigre, tzatziki ou guacamole.
- Un yaourt nature ou de régime.
- Une petite poignée de fruits à écale non salés (noix, pistaches ou noix du Brésil…) ou de fruits secs (abricots, figues, raisins ou mangue…).

- Un verre de jus de légumes (carotte, tomate ou mélange).
- Pop-corn nature (cuit dans de l'huile végétale sans sucre ni sel ajoutés).
- Un bol de soupe (se reporter aux recettes du chapitre 10).
- Un smoothie préparé avec un yaourt, du lait écrémé ou demi-écrémé et un morceau de fruit.
- Pois séchés.
- Gelée sans sucre.
- Sorbet glacé fait avec du jus de fruits sans sucre dilué et congelé.

Résumé

- Les cinq jours sans restriction du Régime 2-Jours sont basés sur un régime méditerranéen avec beaucoup de légumes, de céréales complètes, de haricots, de poisson, de légumineuses, de fruits, de fruits à écale et de lipides sains, auxquels peuvent être ajoutées de petites quantités de viande rouge maigre.
- Consommer des aliments riches en fibres solubles ou insolubles vous permettra d'être rassasié, d'avoir une glycémie stable et un système digestif efficace.
- Veillez à toujours manger quantité d'aliments protéinés lors des cinq jours sans restriction, car

cela vous aidera à vous « caler » et vous empêchera de vous suralimenter. Cela maximisera aussi votre amaigrissement lors du Régime 2-Jours.

- Les laitages allégés en matières grasses vous calent et renforcent votre squelette.
- Il est important de rester bien hydraté et de boire au moins huit verres de liquide par jour.
- Vous avez le droit de temps en temps à des friandises comme l'alcool ou le chocolat, mais limitez-en la consommation à deux ou trois portions par semaine.

5

Réussir le Régime 2-Jours

Vous avez pris la décision de commencer le Régime 2-Jours et vous êtes lancé. Le but de ce chapitre est de préparer le terrain pour vous donner les meilleures chances de réussite, vous aider à affronter les éventuels problèmes et répondre à vos questions diététiques.

Huit étapes pour un amaigrissement réussi

Étape 1 : planifiez

Préparez une liste avant de partir faire vos courses et respectez-la. Si vous avez les bons aliments chez vous, vous aurez plus de chances de persévérer avec le Régime 2-Jours, mais si vos placards sont remplis de tentations comme des biscuits, des chips et du chocolat, vous vous rendrez la vie beaucoup plus difficile. « Loin des yeux », en l'occurrence, c'est « loin des lèvres », et il est beaucoup plus facile d'éviter les aliments réconfortants sources de fringale s'il n'y en a pas dans les parages pour vous tenter. Une étude a montré qu'il suffisait d'enlever la boîte de bonbons du bureau d'un individu et de la poser à l'autre bout de la pièce pour que celui-ci en consomme moins[1]. Si vous gardez des friandises dans vos placards « pour les enfants » et que, le plus souvent, c'est vous qui les mangez, demandez-vous s'il n'est pas temps de jeter ces friandises et d'améliorer l'alimentation de vos enfants par la même occasion. Sinon si vous n'êtes pas capable d'affronter une mutinerie, rangez-les dans une boîte marquée « enfants seulement » !

Essayez les astuces suivantes

- N'allez jamais faire les courses le ventre vide : il est trop tentant d'acheter (puis de manger) des choses que vous regretterez ensuite.
- Préparez un déjeuner fait maison que vous emporterez au bureau et gardez des friandises autorisées dans ce régime (si vous risquez d'en avoir envie) dans le tiroir de votre bureau, votre sac ou la voiture pour éviter la tentation de vous rabattre sur des choses que vous ne devriez pas manger. Vous trouverez des idées dans les menus du chapitre 8.
- N'ayez pas peur d'informer votre entourage que vous essayez de maigrir et que vous préférez qu'on ne vous offre ni chocolats, bonbons ou gâteaux, ni qu'on tente de vous convaincre d'en manger quand vous prenez un café avec des amis.
- Demandez à vos amis et à votre famille de vous soutenir activement dans vos efforts. Parlez-en et informez ceux qui comptent pour vous de ce que

vous faites et ressentez. Si vous avez du mal et besoin d'encouragements, ne tournez pas autour du pot : dites-le.

• Consultez www.thetwodaydiet.co.uk pour plus d'informations, du soutien et des astuces, ou rejoignez-nous sur Facebook pour échanger et partager vos expériences avec les autres patients du Régime 2-Jours.

J'ai toujours eu un faible pour la pâtisserie,
le chocolat et les gâteaux, et en être privée
est le seul point négatif du régime.
Mais je m'adapte bien, maintenant que je
comprends les effets qu'ils ont sur mon
organisme et ma santé. Susie, 35 ans.

Étape 2 : surveillez les calories liquides

Les boissons peuvent travailler pour ou contre vous. Il a été démontré que boire un verre d'eau ou d'une autre boisson non calorique pendant le repas diminuait les quantités consommées[2], mais certaines boissons sont bourrées de calories. Une cannette de soda de 33 centilitres contient 145 calories – quand sa version régime n'en contient qu'une ! En outre, ces calories liquides court-circuitent le contrôle de l'appétit, ce qui en rend particulièrement facile la consommation abusive. Si vous avez besoin de boissons pétillantes, ajoutez de temps en temps un soda de régime à votre menu. Malgré certaines alertes, rien ne prouve de manière probante que cela peut augmenter le risque d'ostéoporose en attaquant le calcium du squelette, dès lors que votre alimentation ne manque pas de calcium.

Il en va de même pour les autres boissons. Quelques cafés au lait peuvent faire grimper votre décompte de calories, et ce même si vous optez pour la version écrémée. Un grand café au lait entier apporte 223 calories, et le même, écrémé, en contient encore 131. En revanche, comme un café allongé avec du lait demi-écrémé ne contient que 20 Calories, buvez du café ou du thé avec un nuage de lait, ou de la tisane.

Étape 3 : attention à la distorsion des portions

La plupart d'entre nous ont remarqué que les portions ont énormément augmenté au cours des dernières décennies, à mesure que les entreprises de l'agroalimentaire et les magasins cherchent à nous vendre davantage et que nous nous habituons à ces portions plus grosses. Il y a vingt ans, une tranche de pain moyenne pesait 30 grammes et contenait 65 calories ; aujourd'hui, elle pèse 45 grammes pour 90 calories. Le même phénomène s'observe pour les viennoiseries industrielles.

Beaucoup de snacks très caloriques sont aujourd'hui deux, voire trois fois plus gros qu'il y a trente ans – et donc deux ou trois fois plus caloriques. Les scientifiques ont démontré que lorsqu'on nous présente une portion plus grosse que nous en avons besoin, la plupart d'entre nous la consommeront sans même réfléchir[3]. La bonne nouvelle est qu'à l'inverse, si on nous offre une portion plus petite et moins calorique, nous mangerons moins sans avoir de sensation de privation[4]. C'est pourquoi, en plus de vous indiquer quels types d'aliments consommer, le Régime 2-Jours vous donne des consignes claires en matière de quantités. Ce ne devrait pas être un problème lors des deux jours de restriction, quand les aliments hyperprotéinés vous amènent à limiter par vous-même les quantités absorbées. Nous n'imaginons certainement pas que vous allez peser tous vos aliments – nous vous fournissons de simples indications pour estimer la taille des portions et leur poids à la fois sur les deux jours de restriction et sur les cinq jours sans restriction. Beaucoup de nos patients ne trouvaient pas utile de peser des aliments comme les céréales du petit déjeuner, les pâtes et le riz, qu'il est pourtant aisé de verser en trop grande quantité, jusqu'au moment où ils ont pris l'habitude des portions recommandées.

Pouvoir varier les deux jours de restriction du Régime 2-Jours signifie que je peux les adapter en fonction des vacances et activités sociales, et je n'ai donc pas l'impression de passer à côté de quelque chose. Jane, 49 ans.

Étape 4 : asseyez-vous à une table pour manger

Manger sur le pouce ou tout en regardant la télévision, assis à votre bureau ou devant votre ordinateur, voire en écoutant la radio, signifie que vous vous concentrez sur autre chose et aurez tendance à consommer plus de calories – simplement parce que vous ne remarquez pas ce que vous mangez ni en quelle quantité[5]. Une étude a montré que les gens qui mangeaient des chips tout en regardant la télévision en consommaient 40 % de plus[6].

La meilleure manière d'éviter la mastication incontrôlée est de s'asseoir à une table, manger lentement et savourer chaque bouchée, sans rien faire d'autre en même temps, comme regarder la télévision. Il faut environ quinze minutes à votre cerveau pour informer votre estomac que vous avez assez mangé, attendez donc au moins quinze minutes après avoir fini votre assiette pour déterminer si vous avez encore faim et si vous devez vous resservir ou prendre un dessert.

Le Régime 2-Jours m'a convenu, car il m'a appris à manger les aliments qu'il faut et à en goûter de nouveaux. J'ai perdu en tour de taille. Des pantalons qui étaient serrés sont maintenant confortables et je n'ai pas l'impression d'être ballonnée. Ruth, 53 ans.

Étape 5 : évitez les aliments « de régime »

Les supermarchés regorgent de ces aliments dits « de régime » pauvres en lipides et allégés en sucre qui promettent moins de calories et de maigrir facilement. Nous vous conseillons de ne pas baser votre régime sur ces aliments de régime industriels, mais de vous limiter aux aliments naturels et non transformés que nous vous recommandons pour les deux jours de restriction et les cinq jours sans restriction du Régime 2-Jours. Bien sûr, il peut être utile de connaître le contenu calorique des aliments. N'oubliez pas que les calories sont indiquées pour 100 grammes ou 100 millilitres, ou par produit, et qu'il faudra donc multiplier (ou diviser) ce chiffre pour calculer combien de calories vous absorbez par portion.

Ne confondez pas « allégé » avec « basses calories ». Beaucoup d'aliments étiquetés « light », « allégé » ou

« maigre » peuvent encore contenir de grandes quantités de matières grasses et donc de calories. Comme les industriels remplacent souvent les matières grasses des produits allégés par du sucre pour en améliorer le goût, ces aliments peuvent apporter tout autant de calories et souvent contenir du fructose. Les seuls aliments « de régime » qui peuvent être utiles sont les aliments pauvres en matières grasses utilisant des édulcorants artificiels sans sucre ajouté, comme les boissons de régime. N'oubliez pas de ne pas dépasser la limite des 3 litres (soit 9 cannettes) de boissons de régime par semaine.

Étape 6 : gérez vos attentes

Conformez-vous aux règles du Régime 2-Jours, suivez les conseils d'activités physiques (voir chapitre 6) et nous vous promettons que vous parviendrez à une perte de poids réussie et rapide. Cela dit, cela n'arrivera pas du jour au lendemain et vous connaîtrez peut-être quelques difficultés. Vous brûlerez des graisses lors des deux jours de restriction, et vous remarquerez une perte de poids durant et immédiatement après ces deux jours (entre 500 grammes et 1 kilo), puisque vous perdrez également de l'eau. Le brûlage des graisses est un processus complexe et la plupart des gens ne perdront pas plus de 2 kilos de graisse par semaine. Toute perte de poids au-delà est en réalité une perte d'eau.

Si vous songez au temps qu'il vous a fallu pour prendre ces kilos en trop, soyez réaliste et dites-vous bien qu'il vous faudra également un certain temps pour vous en débarrasser. Cinq cents grammes de graisse corporelle contient environ 4 500 calories, donc, en théorie, pour perdre cette quantité de graisse en une semaine vous devez brûler ou consommer moins de calories – environ 640 de moins par jour. Malheureusement, ce n'est pas si simple, car quand vous êtes au régime, votre métabolisme chute et votre organisme s'adapte à un apport calorique inférieur. Les études sur l'apport et la dépense caloriques (sur le métabolisme au repos et en activité) et la perte de graisse ont montré que pour perdre 500 grammes de graisse par semaine, en moyenne, il fallait en réalité consommer 850 calories de moins que nécessaire chaque jour[7]. Cela fait beaucoup de calories, et la meilleure manière d'y parvenir est d'allier régime et activité physique. Si vous faites trente minutes de sport cinq fois par semaine, vous n'aurez besoin d'absorber que 700 calories de moins par jour pour perdre du poids. Si vous faites du sport pendant une heure cinq fois par semaine, vous n'aurez besoin de consommer que 550 calories de moins. Vous serez peut-être déçu d'apprendre que l'activité physique brûle si peu de calories, mais rappelez-vous que le sport améliore la santé et réduit le risque de nombreuses maladies (voir le chapitre 6). En outre, nous remarquons systématiquement que l'exercice semble aider les patients à mieux adhérer à leur régime amaigrissant.

J'ai perdu 3 kilos en trois semaines.
J'ai remarqué des résultats au bout
d'une semaine. Chaque hiver, j'ai tendance
à m'arrondir et à prendre quelques kilos à force
de manger pour me faire plaisir. Ce régime m'a
réellement aidée à perdre du poids, ce que
je n'avais pas réussi à faire avec le sport
et d'autres régimes. Sally, 30 ans.

Étape 7 : suivez vos progrès

Surveiller et consigner ses progrès est un élément capital de tout régime amaigrissant. Nous savons que les patients qui suivent leurs progrès obtiennent de meilleurs résultats. La manière dont vous vous sentez dans vos vêtements vous donnera des indices sur votre poids, mais vous devez continuer de vous peser et de mesurer votre tour de taille et de hanches une fois par semaine et de noter les résultats. Vous pouvez utiliser ces chiffres pour réévaluer votre pourcentage de masse graisseuse et son poids – idéalement toutes les deux semaines – en utilisant le calculateur de l'Appendice A.

Comment vous surveiller

• Le poids pouvant fluctuer à la hausse ou à la baisse de 1 ou 2 kilos d'un jour à l'autre, ce n'est pas une bonne idée de se peser chaque jour, puisque cela pourrait vous donner une image biaisée de vos résultats.

• Le poids pouvant aussi fluctuer au cours de la journée, pesez-vous et mesurez-vous à la même heure (idéalement dès le lever, puisque nous sommes généralement plus lourds à la fin de la journée) et à jeun.

• Utilisez toujours la même balance fiable. Ne posez pas un pèse-personne sur un sol inégal ou mou, comme une moquette. La plupart des pèse-personne sont plus exacts sur un sol dur et droit.

• Ôtez vêtements et chaussures avant de vous peser ou ne portez que le strict minimum.

• Mesurez votre tour de taille et de hanches sans vêtements, car certains peuvent vous comprimer et vous donner des mesures fausses.

• Pour les femmes, le poids et les mesures sont souvent plus élevés avant les règles en raison de la rétention d'eau : entre 2 et 5 kilos, selon votre poids initial.

• Comme vous allez perdre de l'eau lors des deux jours de restriction, nous vous suggérons de vous peser immédiatement avant et non pas après les deux jours de restriction chaque semaine. Si vous montez sur la balance juste après ces deux jours, vous serez plus léger, car vous aurez perdu de l'eau en plus d'un peu de graisse.

Je mange beaucoup et par le passé, les restaurants ont toujours été le théâtre de mes crimes de lèse-régime, mais il est clairement possible de choisir dans un menu normal – même sur les deux jours de restriction. J'ai probablement dû dîner au restaurant au moins une fois lors de mes deux jours de restriction depuis que j'ai commencé ce régime, et je continue de constater des résultats excellents. Cela a été le régime le plus facile à adapter à mon quotidien. Alison, 26 ans.

Étape 8 : récompensez vos succès

Bien que votre récompense finale – atteindre votre objectif d'amaigrissement – soit encore quelque part dans l'avenir, il est important de reconnaître les plus petits succès que vous remporterez en chemin et de vous en récompenser. Perdre du poids nécessite de la concentration et de la motivation, et vous méritez d'être félicité du mal que vous vous donnez. Vous devriez avoir déjà fixé un objectif à court terme et des objectifs d'activité physique. Mettre sur pied un système de récompense vous donne une motivation supplémentaire, vous empêche de vous ennuyer et vous fixe un but vers lequel travailler.

Les récompenses sont quelque chose de très personnel, et vous êtes la seule personne à savoir ce qui vous fera vraiment plaisir – même s'il n'est pas question qu'il s'agisse de nourriture ou d'alcool ! Cela peut être l'occasion d'utiliser l'argent que vous avez économisé sur les deux jours de restriction pour vous faire plaisir. Achetez-vous de nouveaux vêtements, des chaussures que vous convoitez depuis longtemps ; offrez-vous des soins de beauté ou une nouvelle coupe de cheveux ; prenez une journée pour vous détendre ; achetez des places pour un film, une pièce ou un spectacle que vous avez envie de voir. Pour les hommes, pourquoi ne pas aller faire un tour de kart ou acheter ce nouveau gadget pour votre boîte à outils dont vous rêvez ?

Étude de cas : Sarah

À plus de 92 kilos, Sarah voulait désespérément maigrir. Sa mère avait eu un cancer du sein à la quarantaine et dix ans plus tard, le cancer avait récidivé. Folle de chocolat, à 39 ans, Sarah savait qu'être en surpoids augmentait pour elle le risque de cancer du sein. Elle avait essayé les clubs d'amaigrissement et différents régimes chez elle, mais même si elle perdait un peu de poids, elle le reprenait apparemment toujours. Quand Sarah a commencé le Régime 2-Jours, elle avait presque perdu espoir. «Je savais que ce serait un défi, mais j'ai développé une routine en faisant des deux mêmes jours chaque semaine mes deux jours de restriction et en mangeant la même chose chaque semaine. J'ai choisi de faire de mes deux jours de restriction les plus occupés de la semaine pour ne pas penser à manger. Ce qui m'a surprise, c'est que je n'ai pas eu envie de me goinfrer lors des cinq jours sans restriction ; peut-être parce que j'avais plus conscience de ce que je mangeais. J'ai perdu 6,4 kg le premier mois et, sur une période de six mois, un total de 25 kilos. C'est le régime le plus facile que j'aie jamais fait.»

Réponses à vos questions

Est-il important de manger à des heures particulières de la journée ?

Le moment où nous mangeons est dicté par toutes sortes de choses – habitudes familiales, pression sociale et commodité – ainsi que par la sensation de faim. Rien ne prouve avec certitude que manger plus tôt dans la journée, éviter de manger après une certaine heure le soir ou faire des repas plus légers et plus fréquents plutôt que de plus gros repas a le moindre impact sur le métabolisme et la capacité de l'organisme à brûler ou stocker la graisse[8]. Cependant, ce qui est réellement important, c'est votre propre réaction à l'horaire et à la fréquence du repas qui peut vous rendre susceptible de trop manger dans certaines situations. Si vous savez que le soir est un moment où vous avez des fringales, et que vous avez du mal à ne pas faire un dîner consistant même si vous n'avez pas faim, il est important que vous en ayez conscience et que vous preniez des précautions pour les moments où vous risquez de trop manger. Le soir est un moment dangereux pour beaucoup de gens et cela aide souvent de rester occupé ; ainsi, vous pouvez trier des papiers, faire du repassage ou quelque chose qui vous occupe les mains (tricoter, par exemple) tout en regardant la télévision. Si du thé et des biscuits constituent votre « récompense » après une dure journée de travail, mais que vous ne pouvez pas vous contenter d'un seul biscuit, trouvez une autre manière de vous récompenser – avec un long bain aromatique ou une sortie, par exemple. Cela aide aussi de se brosser les dents après le dernier repas de la journée, pour signaler à votre organisme que c'est terminé.

Dîner à une heure tardive ne fait-il pas grossir davantage ?

Beaucoup de gens le croient, mais la recherche a très clairement montré que c'est le total des calories absorbées sur les vingt-quatre heures qui détermine le gain ou la perte de poids. La nourriture consommée le soir n'a pas plus de chances d'être stockée sous forme de graisse que celle consommée plus tôt dans la journée. Un certain nombre d'études ont prouvé que les aliments consommés dans la nuit sont traités exactement de la même manière que ceux pris au cours de plusieurs repas dans la journée[9].

J'ai entendu dire que le manque de sommeil peut faire grossir, est-ce vrai ?

Nous avons tous une horloge biologique, qui est contrôlée par notre cerveau et qui nous aide à coordonner les hormones qui régulent l'appétit et le métabolisme de la nourriture. Notre horloge biologique est conçue pour fonctionner suivant nos horaires habituels de veille et de sommeil, lesquels sont fondamentalement contrôlés par la lumière du jour et l'obscurité. Si votre mode de vie est en conflit avec cette horloge biologique, cela peut affecter votre métabolisme et influer sur votre poids. Bien qu'il s'agisse d'un nouveau domaine de recherche, de premiers éléments tendent à prouver que si vous dormez moins et préférez veiller et manger majoritairement la nuit, soit par goût, soit par nécessité professionnelle, vous pourriez risquer de prendre du poids, à cause d'une augmentation de votre appétit et de possibles diminutions de votre métabolisme et du brûlage des graisses.

La recherche démontre systématiquement que dormir seulement cinq à six heures augmente l'appétit et la consommation calorique quotidienne de 200 calories[10]. Dans une étude récente menée dans un environnement de type hôtelier à Boston, des volontaires ont passé trois semaines dans des conditions où ils ne pouvaient avoir que cinq heures trente de sommeil par nuit. Leur horloge biologique a été déréglée en ne leur permettant pas de voir la lumière du jour et en les faisant vivre sur un cycle de vingt-huit heures. Après seulement trois semaines, leur métabolisme avait chuté de 8 % – baisse qui se traduirait par un gain de poids d'environ 5,8 kg en un an[11].

Si vous travaillez en horaires décalés

Travailler en horaires décalés et faire un régime amaigrissant exige plus d'organisation et de discipline que si vous travaillez à des horaires normaux, car votre horloge connaîtra inévitablement un certain dérèglement. Mais c'est possible. Au cours d'une étude australienne, il a été demandé à un groupe d'hommes travaillant en décalé dans une usine d'aluminium de suivre un régime sain avec contrôle des calories et des exercices physiques comme décrit plus loin. Cela a fonctionné ! Après quatorze semaines, les volontaires avaient perdu en moyenne 4 kilos et 4 centimètres de tour de taille[12].

Astuces pour les travailleurs en horaires décalés

• Si vous travaillez de nuit, prenez un repas léger durant la nuit et un petit déjeuner léger quand vous terminez votre travail.

• Planifiez pour vous aider à manger le plus sainement possible, notamment dans des situations où les aliments disponibles ont tendance à être très caloriques et gras. Emportez des fruits et légumes pour grignoter durant votre travail et limitez votre consommation de boissons gazeuses et caféinées. Buvez de l'eau durant vos heures de travail.

• De tels horaires rendent difficile un sommeil de bonne qualité. Assurez-vous que votre chambre est calme, sombre et pas trop chaude. Fermez rideaux et volets, mettez des bouchons d'oreilles et un masque oculaire si nécessaire. Assurez-vous que vos amis et votre famille savent que c'est votre «nuit» et que vous ne devez pas être dérangé. Créez-vous des horaires de sommeil et respectez-les en dormant aux mêmes heures en semaine comme le week-end.

• Incorporez des activités physiques dans vos pauses au travail. Marchez pendant dix minutes et faites des étirements simples.

• Pratiquez des exercices cardiovasculaires et de résistance (voir le chapitre 6) juste après le repos ou le réveil.

• Inscrivez-vous dans une salle ouverte vingt-quatre heures sur vingt-quatre si vous voulez faire du sport à des horaires non conventionnels. Courez, marchez, faites du vélo, dansez ou pratiquez tout autre activité qui fait monter le rythme cardiaque et brûle des calories.

• Parlez avec vos collègues et partagez des astuces sur la manière de rester en bonne santé en horaires décalés. Formez un groupe de soutien avec eux ou rejoignez-en un.

Dois-je prendre un petit déjeuner ?

Nous avons tous entendu dire qu'un bon petit déjeuner est essentiel pour une bonne performance mentale et physique, parce que notre organisme n'a pas été nourri de toute la nuit et a besoin de carburant. Et le petit déjeuner est souvent indiqué comme un repas essentiel pour les personnes au régime, puisqu'il donne un coup de fouet au métabolisme et aide à contrôler les excès alimentaires sur le reste de la journée. Pourtant, s'il est important que les enfants prennent un petit déjeuner, nous estimons qu'il n'est pas nécessaire de vous forcer si vous n'en avez pas envie. Certains d'entre nous sont du matin, ont faim en se levant et besoin d'un petit déjeuner pour se mettre en route, mais si vous ne pouvez pas supporter de manger dès le lever, suivez votre appétit et attendez d'avoir faim. Quand des chercheurs de l'université Roehampton ont demandé à des hommes qui ne prenaient habituellement pas de petit déjeuner d'en prendre un, ils n'en ont pas mangé moins durant le reste de la journée – ils ont même consommé 300 calories de plus qu'avant. Mais quand il a été demandé de supprimer le petit déjeuner à des gens habitués à en prendre un, ils ont mangé en excès durant le reste de la journée[13]. Le message à retenir est que nous sommes probablement tous différents et qu'il vaut mieux faire comme bon vous semble. Si vous êtes un habitué du petit déjeuner, il n'est pas nécessaire que ce soit un toast et des céréales – un petit déjeuner hyperprotéiné comme des œufs vous donnera une impression de satiété plus durable. Quand des chercheurs ont comparé les effets d'un petit déjeuner à base d'œufs de 400 calories avec ceux d'un petit déjeuner à base de glucides (des bagels, en l'occurrence) de 400 calories également, ils ont constaté que les mangeurs d'œufs avaient consommé 400 calories de moins dans la journée que les mangeurs de bagels[14].

J'ai tenté tant de fois de maigrir que je ne sais pas si cela vaut la peine d'essayer encore. Faire tous ces régimes a-t-il chamboulé mon métabolisme ?

Le Régime 2-Jours ne fonctionne pas que pour ceux qui n'ont jamais fait de régime. Certains de nos patients avaient fait jusqu'à dix tentatives de régime. Des scientifiques du Centre de recherche sur le cancer Hutchinson, à Seattle, ont découvert que les patients « yoyo » étaient tout aussi capables de perdre du poids et de constater une diminution de leur taux d'insuline et des inflammations (bénéfice attendu d'un amaigrissement) que ceux qui n'avaient jamais suivi un régime[15].

Un mot sur le grignotage

Grignoter ou pas ? C'est un sujet de débats sans fin. Certains avancent que cela aide à contrôler l'appétit en empêchant d'avoir vraiment faim et de se gaver lors des repas. D'autres disent que cela encourage seulement à ne penser qu'à la nourriture et fait manger plus. Nous voyons souvent des patients ayant déjà essayé plusieurs régimes tenter religieusement de manger toutes les heures, pensant que cela accélérera leur métabolisme, alors qu'il n'en est rien.

Rien ne prouve que grignoter entre les repas permette de mieux contrôler la faim ou réduise le taux d'hormones « de l'appétit ». Et il n'y a aucune différence dans votre métabolisme si vous mangez deux gros repas ou six à sept par jour si vous consommez la même quantité au total. Il se peut que vous puissiez brûler moins de graisses après un gros repas, mais l'impact sera extrêmement marginal[16].

Au final, le nombre de repas que vous prenez dépend de vous. Il ne s'agit pas du moment mais de la quantité totale que vous consommez au cours des vingt-quatre heures de la journée. Vous connaissez probablement les comportements qui vous conviennent le mieux et vous permettent de contrôler votre appétit. Sinon, expérimentez et voyez ce qui fonctionne le mieux : deux ou trois repas importants ou cinq à six petits.

Il peut valoir la peine de se rappeler que, tant que vous ne faites pas d'excès, il se peut qu'il y ait des bénéfices pour la santé à attendre plus longtemps entre deux repas. Nous savons qu'un changement bénéfique se produit quand nos cellules ne sont pas constamment nourries de calories. Pour beaucoup d'entre nous, cela arrive chaque nuit lorsque nous passons douze heures sans manger entre le dernier repas de la veille et le petit déjeuner. Mais cela peut ne pas se produire si vous veillez devant la télévision en grignotant jusqu'à 2 heures du matin et prenez un énorme petit déjeuner à 7 heures, quand vous vous levez.

Remplacez...	**Par...**
Cannette de soda et muffin au chocolat (465 kcal)	Soda light et pomme (45 kcal)
Barre de chocolat au lait (280 kcal)	Yaourt de régime (100 kcal)
Sachet de chips (160 kcal)	Bâtonnets de légumes et sauce allégée (25 kcal)

Au secours ! J'ai interrompu mon régime !

Même le patient le plus motivé fait des écarts de temps en temps et ces écarts concernent généralement des aliments « interdits ». C'est une raison pour laquelle nous nous sommes assurés de faire figurer des friandises dans le Régime 2-Jours ! Si vous faites un écart, ne culpabilisez pas et ne renoncez surtout pas. Les écarts arrivent à tout le monde, et la meilleure chose à faire est de se remettre sur le droit chemin dès que possible. Pour nos patients du Régime 2-Jours, les vacances étaient la période la plus dangereuse. Certains avaient aussi du mal quand ils stressaient, qu'ils manquaient de temps, certaines avant les règles, ou dans diverses situations sociales. Même si vous disposez de cinq jours sans restriction sur sept chaque semaine, il peut y avoir des occasions où il est utile de se prescrire une « pause » dans son régime, ce qui peut être une bonne façon de gérer les périodes à haut risque ou de combattre l'ennui du régime. Une étude récente a travaillé sur l'impact à long terme de « vacances » de deux semaines dans un régime. Le résultat ? Après la pause, les patients ont réussi à reprendre leur régime et cela n'a pas compromis leur réussite à long terme[17]. Si vous savez que vous devez assister à une occasion sociale particulière, prévoyez de vous écarter temporairement du régime puis de revenir dans le droit chemin ensuite – au lieu de vous convaincre que vous ne serez pas tenté le jour venu et d'être déçu si vous échouez.

N'oubliez pas : si vous faites un écart, essayez de tirer une leçon de cette expérience pour savoir comment éviter de recommencer. Demandez-vous : « Quelle était la situation ? », « Comment ai-je réagi ? », « Comment me suis-je senti ensuite ? » et « Que dois-je changer dans mon comportement la prochaine fois ? »

Pourquoi est-ce que mon amaigrissement ralentit ?

La perte de poids devient plus difficile lorsque vous êtes au régime depuis un certain temps, généralement au bout de six mois. C'est en partie dû à l'inévitable diminution de 10 à 15 % du métabolisme qui survient quand votre organisme s'adapte à la perte de poids et à moins manger (même quand vous faites du sport). Mais la perte de poids ralentit souvent parce que vous n'observez peut-être pas aussi soigneusement le régime ou que vous avez une activité physique moins soutenue qu'au début.

Si vous pensez ne pas perdre les 500 grammes prévus par semaine, vérifiez les points suivants.

- Suivez-vous le programme de régime qui convient à quelqu'un de votre sexe, poids et âge (voir Appendice D) ?
- Mangez-vous trop durant les deux jours de restriction du Régime 2-Jours ?
- Mangez-vous trop durant les cinq jours sans restriction du Régime 2-Jours ou buvez-vous trop d'alcool ?
- Faites-vous la quantité d'activité physique recommandée (voir chapitre 6) ?
- Saisissez-vous toutes les occasions d'être physiquement actif dans votre quotidien ? Par exemple en prenant l'escalier ou en marchant au lieu de conduire dès que cela est possible ?
- Tenez un journal de vos portions et de votre activité sur quatre jours pour vérifier combien vous mangez et si vous êtes vraiment actif. Rappelez-vous

d'inclure à la fois des jours de semaine et de week-end.

Comment puis-je vaincre mes envies et petits creux ?

La plupart d'entre nous ont des aliments qui leur font envie occasionnellement. Malheureusement, quand vous essayez de faire un régime, ces envies peuvent empirer. Bien que certaines soient causées par la faim, beaucoup sont déclenchées par des causes internes – si vous vous ennuyez, que vous êtes angoissé, vous pouvez avoir l'habitude de manger du chocolat pour vous réconforter. Vous pouvez aussi réagir à des stimuli externes comme lorsque vous apercevez du chocolat à la caisse alors que vous achetez la salade de votre déjeuner, que vous voyez d'autres gens manger ou dans certaines situations sociales. Il est intéressant de noter que beaucoup de nos patients ont cessé, lors des deux jours de restriction, d'avoir des envies de chocolat, céréales et autres glucides, qu'ils pouvaient bien sûr consommer durant les cinq jours sans restriction.

Essayez d'identifier les déclencheurs. Quand avez-vous le plus de risques de ressentir ces envies et quels sont les facteurs communs ? Ont-ils trait à ce que vous éprouvez, à ce qui se passe autour de vous ou à un mélange des deux ? La bonne nouvelle est que vous pouvez reprogrammer votre cerveau pour vaincre ces envies. Vous pouvez avoir simplement envie de manger quelque chose – auquel cas, essayez de prendre une boisson chaude, une boisson de régime ou peut-être un bonbon à la menthe ou un chewing-gum sans sucre.

Voici deux approches qui peuvent être utiles.

- Diversion. Une envie est comme une vague qui enfle et enfle, puis qui disparaît. Donc, si elle semble irrésistible lorsqu'elle augmente, il faut vous répéter qu'elle va passer. Essayez de l'évacuer en trouvant une diversion. Vous découvrirez peut-être que l'envie disparaît si vous pouvez faire diversion pendant quinze à vingt minutes en vous concentrant sur autre chose. Occupez-vous de tâches ménagères, appelez un ami, sortez vous promener, prenez une douche ou brossez-vous les dents.
- Acceptation (ressentir l'envie et la subir). Vivez entièrement l'envie, soyez-en vraiment conscient et essayez de prendre aussi conscience de ce que vous pensez et éprouvez, sans y céder. Cette approche peut être plus difficile au départ, mais apprendre que vous pouvez réussir à résister à l'envie d'un aliment peut vous donner l'impression d'avoir remporté une victoire et vous faciliter la tâche la fois suivante, car vous saurez que vous pouvez prendre le contrôle et décider de ce que vous mangez[18].

Comment puis-je m'empêcher de manger pour me réconforter ?

Beaucoup d'entre nous se consolent avec la nourriture quand ils sont stressés ou déprimés. Bien que manger puisse apporter un remède rapide, à long terme, la nourriture de réconfort ne réconforte pas tellement, surtout si vous essayez de perdre du poids, et cela provoque chez vous un surcroît de stress et d'anxiété. La clé ici est de reconnaître quand vous êtcs stressé et de trouver des moyens de le gérer, ainsi qu'expliqué précédemment.

J'ai toujours des fringales avant mes règles. Que dois-je faire ?

La semaine précédant les règles est un moment difficile pour beaucoup de femmes. Outre les sautes d'humeur et l'anxiété, il est courant d'avoir des envies, surtout d'aliments riches en glucides. On pense que ces envies sont causées par un organisme essayant d'absorber assez de glucides pour équilibrer les taux de certaines hormones dans le cerveau.

Environ la moitié de nos patientes avaient des difficultés à gérer leurs envies liées au syndrome prémenstruel (SPM) lors des deux jours de restriction du Régime 2-Jours. Nous vous suggérons de faire l'expérience pour voir ce que vous ressentez. Si vous avez trop de mal à suivre vos deux jours de restriction avant les règles, déplacez-les à une période où vous ne souffrez pas de SPM.

Essayez de gérer les envies de glucides lors des cinq jours sans restriction en mangeant des glucides au blé entier plutôt que des glucides raffinés (voir le tableau correspondant au chapitre 4). Calcium, magnésium et vitamine B6 étant considérés comme contribuant à réduire le SPM et les envies[19], consommez beaucoup d'aliments riches en ces nutriments (voir www. thetwodaydiet.co.uk). Le calcium se trouve tout particulièrement dans les laitages allégés, les œufs, les épinards, les légumes verts et les sardines en boîte, les pilchards et le saumon avec les arêtes ; certaines céréales entières et certains légumes sont de bonnes sources alimentaires de magnésium; enfin, pour la vitamine B6, consommez de la viande maigre, des œufs, des céréales entières, des haricots de soja, des arachides et du lait.

La bonne nouvelle est que beaucoup de femmes trouvent que leur SPM s'atténue quand elles perdent du poids et font régulièrement de l'exercice.

J'ai tendance à souffrir de troubles affectifs saisonniers (TAS) en hiver. Comment puis-je diminuer mes envies?

Nous sommes nombreux à avoir un peu de blues hivernal et à nous sentir déprimés et léthargiques durant l'hiver, mais certains souffrent encore plus gravement de ce que l'on appelle des troubles affectifs saisonniers (TAS). Les TAS sont causés par un manque de lumière du jour qui affecte l'équilibre chimique du cerveau et réduit le taux de sérotonine, une molécule à l'origine des sensations de détente et de bien-être. Les TAS sont plus courants chez les femmes, en particulier entre 20 et 50 ans. Si vous souffrez de dépression hivernale ou de TAS, vous remarquerez probablement des envies de glucides lents ou rapides, qui contribuent à élever le taux de sérotonine dans le cerveau. Alors, quelle est la réponse? Le sport est une bonne thérapie, car il aide à restaurer l'équilibre chimique du cerveau et à vous sentir mieux. Il a également été démontré que sortir marcher pendant une heure aidait les individus souffrant de TAS.

Nous avons remarqué que ceux-ci perdent plus facilement du poids durant l'été, peut-être parce que les aliments basses calories sont plus attirants et qu'il est moins tentant de consommer des aliments «réconfortants» et roboratifs quand il fait chaud, de même qu'il est plus facile de sortir et de pratiquer une activité physique. L'été, nos patients ont perdu en moyenne 6,8 kg alors qu'en hiver, ils perdaient seulement 5,3 kg. Cela ne signifie pas que vous devez attendre l'été pour commencer de faire votre régime (et du sport). Sachez seulement que perdre du poids sera peut-être plus difficile – et que si vous attendez, cela finira peut-être par un hiver de plus où vous prendrez encore plus de poids qu'il faudra perdre une fois venu le moment du régime.

Manger au restaurant et prendre à emporter

Il y aura inévitablement des occasions dans le Régime 2-Jours où vous devrez manger hors de chez vous à cause de votre travail ou d'occasions sociales. En pareil cas, comment respecter son Régime 2-Jours ?

• Les repas à l'extérieur sont souvent plus importants et plus chargés en calories que ceux pris chez vous, et ils contiennent souvent beaucoup de graisses cachées. Cependant, de plus en plus de restaurants et de traiteurs informent leurs clients sur le contenu calorique de leurs plats, pour les aider à faire des choix plus sains. Utilisez donc cette information dès qu'elle est disponible. Essayez d'éviter les menus à prix fixe, car vous pouvez très bien finir par manger plus de plats et de calories que vous le souhaitez simplement parce que c'est compris dans le prix. Enfin, les restaurants « à volonté » sont à éviter à tout prix : la tentation de remplir son assiette est beaucoup trop grande !

- Ne vous affamez pas toute la journée parce que vous allez sortir – vous risqueriez de trop manger une fois le repas venu.
- Partagez vos plats avec vos convives, pour ne pas trop manger.
- Prenez par exemple deux hors-d'œuvre au lieu d'un seul plus un plat principal.
- Mangez lentement et savourez chaque bouchée.
- N'ayez pas peur de demander exactement ce que vous voulez et de faire adapter le menu. La plupart des restaurants le feront volontiers.
- Demandez que l'on serve les sauces hautes calories à part afin de pouvoir décider de la quantité que vous consommez.
- N'ayez pas peur de demander comment le plat est cuit si ce n'est pas précisé dans le menu. Les serveurs seront ravis de vous l'expliquer en détail.
- Prenez garde de ne pas trop grignoter avant le repas (pain trempé dans l'huile, chips, pappadums, beignets de crevettes, sources de beaucoup de calories).
- Buvez beaucoup d'eau et moins de vin. L'eau du robinet est disponible gratuitement et réduira votre note ainsi que votre dose de calories.
- Les mots et expressions suivants sont synonymes de calories et de graisses ajoutées :

à la crème, au gratin, pané, béchamel, beurre blanc, beurre, croustillant, sauce au fromage, cordon-bleu, crémé, en croûte, florentine, frit, hollandaise, béarnaise, meunière, milanaise, parmesan, sauté, tempura.

Résumé

- Planifiez, surveillez votre poids, faites de l'exercice et contrôlez vos portions pour vous donner les meilleures chances de succès.
- Trouvez le système qui fonctionne le mieux pour vous – quelques repas importants ou plusieurs petits chaque jour.
- Un amaigrissement réussi prend du temps. Ne soyez pas découragé si les kilos ne partent pas aussi facilement que vous l'espériez, ou moins vite. Si vous respectez le Régime 2-Jours, vous réussirez.
- Veillez à dormir suffisamment et à gérer votre stress, car négliger les deux peut vous faire flancher.
- Récompensez-vous à chaque succès et ne soyez pas déçu en cas d'écart passager : reprenez le Régime 2-Jours.

Supprimer le pain et les pommes de terre signifie que je ne me sens plus aussi calée. Mon estomac a rétréci, et je n'ai plus aussi faim.
Georgina, 53 ans.

6

Comment être plus actif

Bouger et rester actif accélérera votre perte de poids, renforcera les bénéfices pour la santé du Régime 2-Jours et améliorera votre humeur et votre dynamisme. La bonne nouvelle, c'est que si vous aviez l'habitude de rester affalé dans votre canapé jusqu'à aujourd'hui, il n'est pas trop tard pour vous y mettre, et qu'être actif n'est pas obligatoirement difficile. Nos patients nous ont prouvé que même si vous n'avez jamais fait de sport, vous pouvez ajouter de l'activité physique régulière dans votre emploi du temps. Nous allons vous montrer comment commencer lentement, augmenter progressivement et rester motivé afin d'atteindre vos objectifs de forme et de poids.

Pourquoi il faut bouger

Livrés à eux-mêmes, quand ils commencent un régime, les gens ont tendance à moins s'activer plutôt que l'inverse. Les études montrent que le niveau d'activité peut baisser d'environ 40 % quand un individu suit un régime ; or, quand on bouge moins, on a besoin de moins de calories, ce qui rend la perte de poids plus difficile[1]. Bougez-vous et vous obtiendrez l'effet inverse, qui vous aidera à augmenter votre perte de poids tout en améliorant votre état général et en vous aidant à vous sentir mieux.

Vous perdrez plus de poids

Quand vous perdez du poids, votre métabolisme chute parce que votre organisme a besoin de moins de calories pour fonctionner. L'activité physique combat cela et maintient votre perte de poids au même niveau en vous faisant brûler des calories supplémentaires. L'exercice à lui seul ne fait pas beaucoup maigrir – c'est l'alliance du régime et du sport qui change vraiment la donne. Les études ont démontré que les individus qui font du sport et pas de régime perdent seulement 1,4 kg, ceux qui font un régime sans faire de sport perdent 7,5 kg, mais que les vrais gagnants sont ceux qui combinent les deux : ils perdent 9,5 kg[2].

Vous entretiendrez une masse musculaire qui brûle des calories

Tout le monde perd du muscle et de la graisse en maigrissant, mais le sport peut réduire de moitié la fonte musculaire. Donc, sur une perte totale de 8,6 kg, vous perdrez 2,7 kg de muscle. Avec une activité physique en plus, vous ne perdrez que 1,4 kg de muscle. Conserver cette masse musculaire est essentiel pour éliminer la graisse, car le muscle brûle sept fois plus de calories que la graisse. L'un des principaux effets du vieillissement est la fonte musculaire, et la femme occidentale moyenne perd environ 0,3 kg de muscle chaque année. Faire du sport tout en suivant un régime diminuera l'action du vieillissement et vous économisera six ans de fonte musculaire.

J'avais un peu peur d'avoir faim si je faisais du sport durant les deux jours de restriction et d'avoir du mal à suivre mon régime. En fait, aller nager après le travail est devenu une habitude qui me permet de rester sur la bonne voie et d'éviter d'avoir des fringales le soir. Pat, 54 ans.

Votre corps adorera cela !

Notre corps est fait pour bouger et quand il ne bouge pas, il souffre. Squelette et muscles s'affaiblissent, votre cœur et vos poumons ont du mal à faire circuler le sang dans votre organisme. Devenir actif peut donner un coup de fouet à votre système immunitaire en vous aidant à vous protéger contre les rhumes et autres infections virales. Une simple séance de sport peut diminuer votre pression artérielle, augmenter l'efficacité de votre insuline (ce que l'on appelle la « sensibilité à l'insuline ») et diminuer les quantités de lipides nocifs dans votre sang pendant vingt-quatre à quarante-huit heures[3]. Être actif pendant deux heures et demie par semaine (c'est-à-dire simplement trente minutes quotidiennes sur cinq jours) diminue le risque de diabète de type 2, de maladie cardiovasculaire et d'accident vasculaire cérébral de 30 %, ainsi que celui de mort prématurée de 50 %[4].

Les bénéfices du sport pour la santé sont considérés comme aussi importants que renoncer au tabac. Une activité encore plus soutenue – trois ou quatre heures par semaine – peut réduire votre risque de cancer du sein et du côlon de 30 %. En plus de cela, le sport est bénéfique pour le squelette et les articulations, et il vous aide à vous protéger contre l'ostéoporose et l'arthrite.

J'ai toujours observé que je respectais mieux
mon régime quand j'avais une activité en plus.
Une marche soutenue ou un peu de course peut
vraiment me mettre de bonne humeur et m'aider
à ne pas faire d'excès alimentaires.
Rachel, 44 ans.

Vous serez de meilleure humeur

Vous ne ressentirez pas seulement les bénéfices physiques du sport, cela contribuera aussi à vous donner de l'énergie, à vous permettre de mieux dormir, à soulager la dépression et à stimuler la sécrétion de molécules du bien-être dans le cerveau qui vous rendront plus heureux et détendu. Le sport combat beaucoup des causes d'excès alimentaires : stress, dépression et mauvaise estime de soi.

Commencer

Même si cela fait longtemps que vous n'avez pas fait de sport et que vous n'êtes pas en bonne forme physique, vous *pouvez* faire le premier pas et vous engager à avoir plus d'activité. L'organisme n'oublie jamais comment s'adapter positivement au sport, même après plusieurs années d'inactivité. Commencez par compléter le questionnaire de disposition à l'activité physique (Q-DAP)[5] ci-dessous.

Le Q-DAP et vous (questionnaire pour les individus de quinze à soixante-neuf ans)

L'activité physique régulière est amusante et saine, et de plus en plus de gens commencent désormais à être plus actifs au quotidien. Être plus actif est sans danger pour la plupart des gens. Cependant, certains doivent consulter leur médecin avant d'entreprendre une activité physique plus soutenue.

Si vous avez cette intention, commencez par répondre aux sept questions ci-dessous. Si vous avez entre quinze et soixante-neuf ans, le Q-DAP vous dira si vous devez consulter votre médecin auparavant. Si vous êtes plus âgé et que vous n'avez pas l'habitude de l'activité physique, consultez de toute façon.

Le bon sens est le meilleur guide pour répondre à ces questions. Lisez-les attentivement et répondez-y honnêtement par oui ou par non.

Votre médecin vous a-t-il jamais dit que vous aviez des problèmes cardiaques et que vous ne deviez faire aucune autre activité physique que celle qu'il vous recommande ?

Oui ❑ Non ❑

Avez-vous des douleurs dans la poitrine quand vous avez une activité physique ?
Oui ❑ Non ❑

Au cours du dernier mois, avez-vous eu une douleur dans la poitrine alors que vous n'aviez pas d'activité physique ?
Oui ❑ Non ❑

Perdez-vous l'équilibre à cause de vertiges ou vous arrive-t-il de perdre conscience ?
Oui ❑ Non ❑

Avez-vous un problème osseux ou articulaire (par exemple, au dos, au genou ou à la hanche) qu'une modification de votre activité physique peut aggraver ?
Oui ❑ Non ❑

Votre médecin vous prescrit-il actuellement des médicaments (par exemple des diurétiques pour la tension artérielle ou pour une maladie cardiovasculaire) ?
Oui ❑ Non ❑

Connaissez-vous une quelconque autre raison de ne pas faire d'activité physique ?
Oui ❑ Non ❑

Vous avez répondu « oui » à une ou plusieurs questions.

Contactez ou consultez votre médecin AVANT de pratiquer une activité physique plus soutenue ou AVANT de procéder à un bilan de forme. Parlez à votre médecin du Q-DAP et des questions auxquelles vous avez répondu oui.

- Vous serez peut-être en mesure de faire une activité physique du moment que vous commencez lentement et que vous augmentez progressivement. Sinon, vous devrez peut-être restreindre vos activités à celles qui sont sans risque pour vous.
- Parlez à votre médecin du genre d'activités auxquelles vous désirez participer et suivez son conseil.

Vous avez répondu « non » aux questions du Q-DAP.

- Vous pouvez être raisonnablement sûr de pouvoir entreprendre une activité physique plus soutenue – commencez lentement et augmentez progressivement, c'est la méthode la plus sûre et la plus facile.
- Faites un bilan de forme. C'est une excellente manière de déterminer votre état physique. Il est aussi fortement recommandé de faire mesurer votre tension artérielle. Si vous êtes au-dessus de 144/94, parlez-en à votre médecin avant d'entreprendre une activité physique plus soutenue.

Remettez à plus tard l'activité physique soutenue :

- si vous ne vous sentez pas bien en raison d'une maladie temporaire (rhume, fièvre, par exemple) ;
- en cas de grossesse.

IMPORTANT

S'il y a un changement dans votre état de santé qui vous amène à répondre OUI à l'une des questions ci-dessus en cours de régime, informez-en votre médecin ou votre coach sportif. Demandez-lui s'il est nécessaire de modifier votre programme d'activité physique.

Soyez plus actif

Bouger davantage au quotidien – marcher plutôt que conduire, prendre l'escalier plutôt que l'ascenseur – vous aidera à brûler plus de calories. Le simple fait de se lever et de bouger vaut mieux que de rester assis. Les scientifiques estiment désormais que même si vous faites régulièrement du sport, la station assise prolongée peut nuire à votre santé et augmenter le risque de diabète de type 2 et de maladie cardiovasculaire[6], alors qu'il suffit de se lever et de s'activer pendant deux minutes toutes les vingt minutes pour diminuer ce risque[7]. Donc, en plus du sport que vous prévoyez de faire, visez une augmentation de toutes les autres activités physiques que vous pratiquez au quotidien et faites-les plus énergiquement. Ces nombreux petits exercices s'additionnent et contribuent à brûler des calories. Être actif durant la journée peut permettre de brûler plus de calories qu'une simple séance de sport. Pour des idées d'activités physiques supplémentaires au quotidien, reportez-vous à l'Appendice F.

Quel type d'exercices ?

Pour maigrir, vous devez combiner deux types d'exercices.

- Des exercices cardiovasculaires (aérobies) comme la marche rapide, le vélo ou la natation, qui élèvent le rythme cardiaque, vous réchauffent et vous essoufflent légèrement.
- Des exercices de résistance, avec des poids légers, des élastiques ou votre propre poids, pour faire fonctionner vos muscles.

Exercices cardiovasculaires

Ce type d'exercices vous aidera à brûler des calories et à améliorer votre état de santé. Il diminue le risque de maladie cardiovasculaire et de certains cancers, contribue à faire baisser la tension artérielle, améliore le taux de bon cholestérol, brûle les graisses et constitue un excellent antidote au stress. Les exercices en charge quand vous marchez ou courez permettent d'entretenir votre densité osseuse et de réduire le risque de fracture survenant avec l'âge.

Si j'ai fait une heure d'aérobic et brûlé 350 calories, la dernière chose dont j'ai envie, c'est de les récupérer en mangeant des friandises. Quand on y pense, il suffit de quelques minutes pour absorber 350 calories. Angela, 35 ans.

Exercices de résistance

Cela augmentera votre masse musculaire, votre force et votre endurance. Plus de muscle implique que votre métabolisme sera plus élevé, que vous brûlerez plus de calories même au repos, et que vous serez plus tonique. Les exercices de résistance peuvent également contribuer à faire baisser la tension artérielle et le cholestérol tout en améliorant la sensibilité à l'insuline. Ils sont également importants pour entretenir le squelette et les articulations, car les muscles soutenant les articulations se renforcent. Des muscles plus robustes entraînent un moindre risque de chutes et de blessures, ainsi qu'un meilleur équilibre.

Exercices de souplesse

C'est un autre type d'exercices très important, mais souvent négligé. La souplesse tend à diminuer avec l'âge, mais elle est vitale dans la vie quotidienne : vous ne pouvez pas faire des choses simples comme nouer vos lacets ou vous frotter le dos dans le bain si vous avez perdu de votre souplesse. Elle est spécifique à chaque articulation ou groupe d'articulations et mesure l'amplitude maximum des mouvements de cette articulation. Si vous vous étirez régulièrement dans le cadre de vos activités physiques, vous entretiendrez et améliorerez votre souplesse, réduisant d'autant le risque de blessure durant l'activité physique.

Vos objectifs d'activité

À court terme (les six premiers mois) vous viserez jusqu'à deux heures et demie d'exercice cardiovasculaire modéré ou une heure quinze d'exercice cardiovasculaire intense par semaine. Une activité intense augmente le rythme cardiaque et permet de brûler plus de calories que l'exercice modéré. Comme cette quantité d'activité peut sembler intimidante si vous n'avez pas l'habitude, augmentez progressivement. Vous pouvez la répartir sur plusieurs séances sans pour autant en diminuer l'efficacité. Vous avez peut-être entendu parler d'études récentes indiquant que l'on n'avait besoin que de quelques minutes d'exercice très intense par semaine. S'il a été effectivement prouvé que cela offrait certains bénéfices pour la santé, cela n'aura pas d'impact majeur sur votre poids. Pour vous assurer que le Régime 2-Jours fonctionne au mieux, vous devez pratiquer chaque semaine la quantité d'exercice recommandée.

Exercice modéré **Brûle 3 à 5 fois plus de calories que le repos**	**Exercice intense** **Brûle au moins 6 fois plus de calories que le repos**
Marcher à 4-6,4 km/h	Marcher rapidement à 7,2 km/h ou 6,4 km/h en pente, ou faire du jogging (6,4 km/h ou plus)
Tondre la pelouse	Couper du bois
Badminton	Squash
Danse de salon	Aérobic high-impact
Natation de détente à une allure modérée	Natation (10 longueurs de 25 m en 5 minutes – quelle que soit la nage)

Vous pouvez répartir votre activité sur cinq séances plus courtes (5 fois trente minutes d'exercice modéré ou 5 fois quinze minutes d'exercice intense) ou faire des séances plus longues mais moins fréquemment. (Cela ne comprend pas l'échauffement ni la relaxation finale.) Si vous optez pour des séances plus longues, essayez trois fois par semaine, puisque certains bénéfices pour la santé importants (tels que la la diminution du cholestérol) n'ont d'effet que sur les quarante-huit heures suivant la séance.

Vous pouvez combiner exercice modéré et intense, et varier votre niveau d'activité selon les jours en fonction de votre emploi du temps. Un jour chargé, par exemple, vous pouvez ne faire que quinze minutes de jogging, alors qu'un autre jour vous irez nager pendant une heure.

À long terme (six mois après avoir commencé), vous devriez avoir pour objectif cinq heures d'exercice modéré ou deux heures et demie d'exercice intense par semaine, car c'est le niveau auquel l'activité physique vous aidera à maigrir, ne pas reprendre de poids et obtenir des bénéfices pour la santé supplémentaires[8].

Outre votre activité cardiovasculaire, ayez pour objectif d'inclure deux ou trois exercices de renforcement musculaire chaque semaine et deux ou trois séances d'assouplissements, pour réduire le risque de blessure et rester aussi mobile que possible. Bien que cela paraisse difficile, vous pouvez combiner les séances. Prolongez en faisant un échauffement et une relaxation avant et après la séance, et ajoutez un peu d'exercices de résistance à votre programme une ou deux fois par semaine.

À vos marques...

Réfléchissez attentivement à ce que vous voulez obtenir, et plus important, à ce qui est réaliste pour vous. L'activité doit être réalisable, agréable, financièrement à votre portée et adaptée à votre mode de vie et à votre condition physique.

Quel exercice me convient le mieux ?

Si vous êtes totalement débutant, vous ne pouvez pas faire fausse route en choisissant la marche, c'est le meilleur exercice qui soit. Pour quiconque souffre de problèmes articulaires ou respiratoires, la natation constitue une activité complète, mais ce n'est pas un exercice en charge et elle ne contribuera pas à entretenir le squelette. Le vélo est également une activité sans charge bonne pour les articulations. Les bicyclettes horizontales où les jambes sont en position allongée vers l'avant à 90° par rapport au corps sont meilleures pour les individus qui ont des problèmes de dos ou d'épaules. Courir ou faire du jogging est une excellente activité gratuite, mais vous pouvez abîmer les articulations de vos genoux ou de vos hanches, surtout si vous courez sur une surface dure. Vous aurez besoin de bonnes chaussures pour protéger vos articulations. Si vous estimez que vous avez du mal à rester motivé, les cours offrent la variété, un environnement social agréable et sont idéaux pour les débutants. Si vous avez trop de complexes pour suivre un cours ou vous mettre en maillot de bain, investissez dans un DVD de sport ou empruntez-en un. Essayez de trouver une approche qui vous convienne.

Me sentir plus mince m'encourage à faire du sport et me rend plus positive. Lorna, 53 ans.

Quel que soit votre niveau de départ, la clé de la réussite est l'engagement. Comme vous, la plupart des gens qui font du sport régulièrement travaillent. La différence est qu'ils font du sport une priorité. Comme il faut environ trois mois pour prendre l'habitude du sport, aménagez votre emploi du temps en conséquence. Cherchez ce que vous pouvez éliminer de votre agenda ou qui constitue du temps libre utilisable, et envisagez d'enlever des périodes d'inactivité (comme celles où vous regardez la télévision) pour pouvoir caser des séances de sport.

Choisissez le moment de la journée qui vous convient le mieux. Faire du sport de bonne heure contribue à vous mettre de bonne humeur et à vous donner de l'énergie pour la journée. Il importe de vous échauffer convenablement car la température corporelle est plus basse le matin, ce qui peut accroître le risque de blessure. Quand vous faites du sport l'après-midi ou le soir, vous avez tendance à fournir plus d'efforts, car cela paraît plus facile et vous êtes déjà échauffé.

Faire du sport en extérieur a des avantages supplémentaires, notamment l'été, quand l'exposition au soleil augmente la production de vitamine D (le soleil d'hiver n'est pas assez fort).

Prêt...

Comme pour la perte de poids, vous fixer des objectifs à court et long terme vous donnera une idée clairc de ce que vous cherchez et vous aidera à mesurer vos progrès.

- *Soyez précis.* Les experts s'accordent à penser que les personnes qui font du sport et obtiennent de bons résultats sont celles qui se fixent des buts précis – décider simplement d'« être en forme » ou de « marcher plus » n'est pas assez précis et ne donnera rien. Fixez-vous un objectif pour des activités spécifiques avec une distance et un temps pour y parvenir. Vous pouvez fixer un objectif à court terme comme être capable d'aller à pied faire vos courses et en revenir sans être essoufflé ou pouvoir faire une petite partie de football avec vos petits-enfants. Pour le plus long terme, vous viserez quelque chose de plus ambitieux, comme vous lancer un défi sur douze semaines pour réussir à nager trente longueurs ou marcher 10 kilomètres, voire faire les 5 ou 10 kilomètres d'une course en soutien à une œuvre caritative.
- *Choisissez un objectif réalisable.* Soyez ambitieux, mais réaliste. Vous pouvez toujours revoir vos objectifs à la hausse si vous atteignez votre cible très rapidement.
- *Fixez-vous des dates butoirs.* Assurez-vous de vous laisser un délai suffisant pour parvenir à votre but. Vous voudrez peut-être répartir vos objectifs en sous-objectifs hebdomadaires plus faciles à gérer.
- *Rédigez-vous un contrat.* Notez ce à quoi vous voulez parvenir et pourquoi, comment vous comptez y arriver et comment d'autres peuvent vous aider. Faites des copies de votre contrat et affichez-les un peu partout chez vous. Pensez à créer un blog ou une page Facebook expliquant votre but et comment

vous comptez l'atteindre. Une fois que d'autres seront au courant de vos projets, vous aurez plus de mal à y renoncer, et vous aurez des gens qui vous soutiendront.

• *Planifiez vos séances d'activité physique.* Fixez-vous des rendez-vous avec vous-même dans votre agenda ou sur votre calendrier et respectez-les. Levez-vous trente minutes plus tôt, remplacez trente minutes de télévision par du sport, allez promener votre chien ou celui de quelqu'un d'autre !

Soyez prudent

• Densifiez progressivement votre programme d'activité physique pour réduire le risque de blessure.
• Portez des vêtements amples et confortables et choisissez des chaussures qui soutiennent bien la voûte plantaire – surtout si vous marchez ou courez.
• Échauffez-vous doucement avant de commencer et détendez-vous lentement ensuite pour éviter les blessures et aider votre corps à s'adapter et à se remettre (voir plus bas).
• Faites toujours des étirements au début et à la fin de la séance.
• Ne vous surmenez pas ; les signes de surmenage sont la nausée, l'étourdissement, les vertiges et les douleurs dans la poitrine.
• Ne faites pas de sport en extérieur s'il fait trop chaud ou trop froid ou si vous ne vous sentez pas bien.
• Ne prenez pas un repas important avant votre activité physique – attendez au moins une heure après avoir mangé pour commencer le sport.
• Buvez de l'eau en abondance.

Échauffement

Préparer ses articulations à l'exercice contribue à réduire leur fatigue et leur usure. Vous pouvez faire ces exercices d'échauffement en vous rendant d'un pas vif sur le lieu de votre séance – pour faire monter votre rythme cardiaque et préparer votre corps à l'activité. Surveillez votre posture dès le début et durant tout l'exercice. Tenez-vous droit en rentrant légèrement le ventre pour solliciter vos abdominaux. Regardez devant vous, baissez les épaules et redressez-vous en tirant les omoplates en arrière. Écartez les pieds de la largeur des épaules. Vos genoux ne doivent pas être verrouillés, mais détendus et légèrement fléchis. Il importe de terminer les mouvements souplement et doucement, sans forcer sur les articulations ni les pousser au-delà du point de confort. Répétez chaque exercice de mobilité six à dix fois.

Articulation	Exercice de mobilité	Description
Tête/cou	Inclinaison	Inclinez la tête vers une épaule, revenez au centre, puis penchez la tête de l'autre côté.
	Rotation	Tournez la tête d'un côté en regardant le plus loin possible, revenez au centre, puis tournez de l'autre côté.
	Retrait du menton	Tirez la tête en arrière sans incliner le menton vers le bas, comme si vous essayiez de vous faire un double menton.

Articulation	Exercice de mobilité	Description
Épaules	Haussement	Haussez les épaules, puis rabaissez-les.
	Roulement	Les bras le long du corps, faites tourner vos épaules en les haussant, puis en les ramenant vers l'arrière, puis vers le bas, en décrivant un cercle.
	Rotation des bras	À partir du mouvement précédent, placez les mains sur les épaules et décrivez des cercles avec vos coudes. Ensuite, tendez les bras bien droit en continuant les cercles. Si vous avez du mal, essayez un bras après l'autre.
Colonne vertébrale thoracique (haut du dos)	Rotation du buste	Sans tourner le bassin, faites une rotation, d'un côté puis de l'autre, avec le haut du corps, en gardant les épaules et la tête alignées.
Colonne vertébrale lombaire (bas du dos)	Inclinaison latérale	Essayez de rester aussi droit que possible, comme suspendu entre deux plaques de verre. Gardez les deux pieds au sol et inclinez le corps tout entier, d'abord d'un côté, puis de l'autre.
Colonne vertébrale lombaire et hanches	Rotation des hanches	Faites tourner vos hanches d'un côté, puis de l'autre.

Articulation	Exercice de mobilité	Description
Genou et hanche	Genou à la hanche	Levez une jambe pliée devant vous jusqu'à ce que votre genou atteigne la hauteur de la hanche. Répétez avec l'autre jambe.
Cheville	Pointe avant et arrière	Sans mettre aucun poids sur la jambe, pointez les orteils vers l'avant, puis vers l'arrière en tirant sur le talon.

Étirements avant la séance

L'étirement contribue à préparer vos muscles échauffés pour les exercices et à réduire le risque de blessure. Maintenez chaque étirement pendant dix à quinze secondes de chaque côté.

Mollet (muscles jumeaux)

Debout, faites un pas en avant et posez le pied droit devant vous, dans l'alignement des hanches. Votre jambe gauche reste tendue derrière vous. Penchez-vous doucement en avant en posant les mains sur le genou droit pour vous soutenir. Vous devez sentir l'étirement dans le haut de votre mollet gauche. Essayez de garder les pieds vers l'avant et parallèles. Ne laissez pas le talon arrière tourner. Changez de jambe.

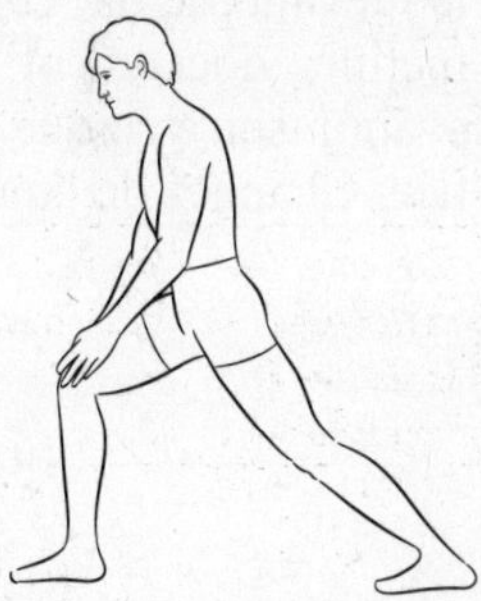

Arrière de la cuisse (muscles du creux poplité)

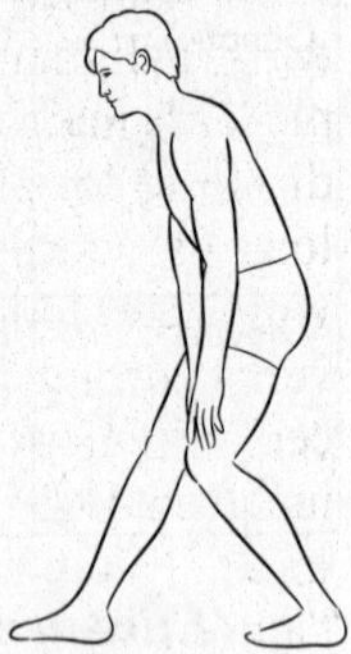

Debout, faites un petit pas en avant avec la jambe droite. Gardez-la tendue devant vous, en pliant légèrement la jambe gauche (comme pour vous accroupir) et en poussant les fesses vers l'arrière. Vous devriez sentir cet étirement en haut de l'arrière de la jambe. Vous pouvez placer les mains sur la jambe pliée pour vous soutenir. Changez de jambe.

Avant de la cuisse (quadriceps)

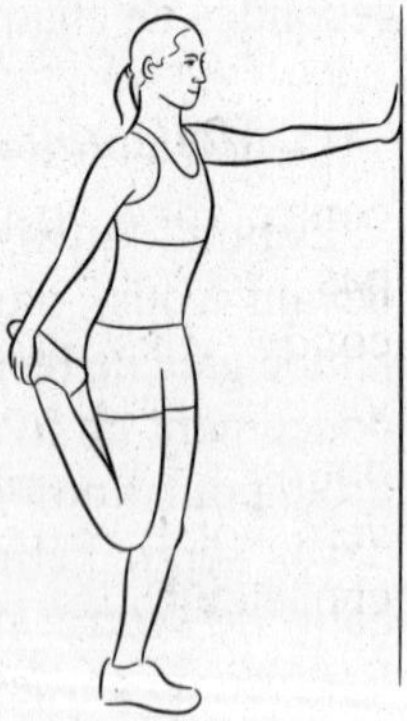

Placez-vous face au mur pour vous soutenir. Relevez le talon de votre jambe droite vers vos fesses. Tenez-le avec un bras (vous pouvez utiliser l'autre pour garder votre équilibre). Vous devriez sentir cet étirement sur le devant de la cuisse. Sinon, inclinez doucement le pelvis en avant jusqu'à ce que vous le sentiez. Changez de jambe.

Côté (grands dorsaux, obliques)

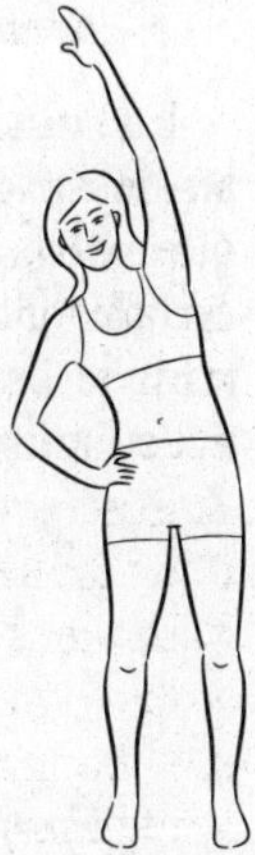

Debout, les pieds vers l'avant, dans l'alignement des hanches, placez la main droite sur la hanche droite et levez le bras gauche le long du corps et au-dessus de votre tête, tout en vous penchant vers la droite. Vous devriez sentir cet étirement de sous le bras jusqu'en bas du côté gauche du torse. Faites la même chose de l'autre côté.

Épaule (deltoïdes)

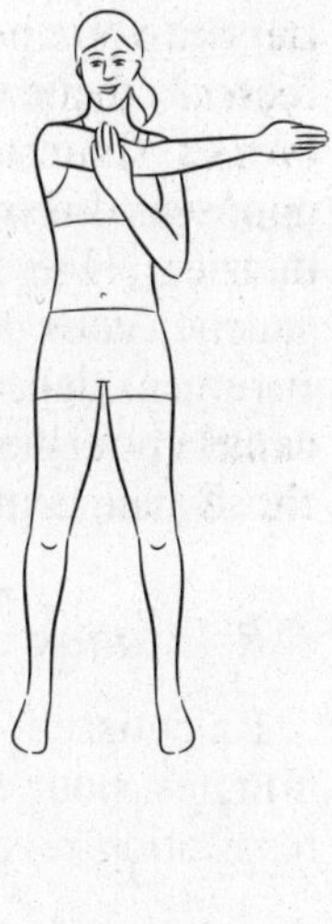

Debout, placez le bras droit contre votre buste en veillant à ne pas verrouiller l'articulation du coude. Ensuite, placez la main gauche sur le haut du bras droit et poussez doucement votre bras droit vers votre buste. Faites la même chose de l'autre côté.

Arrière des bras (triceps)

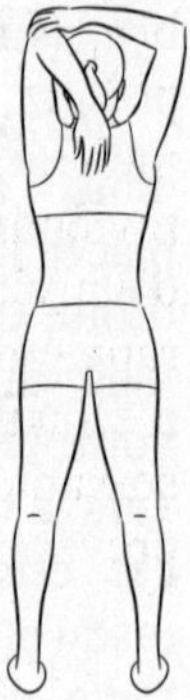

En position debout, levez un bras au-dessus de la tête. Pliez le coude pour que votre main touche l'arrière de votre épaule. Utilisez l'autre main pour soutenir le bras levé. Faites la même chose avec l'autre bras.

Épaule (pectoraux et deltoïdes)

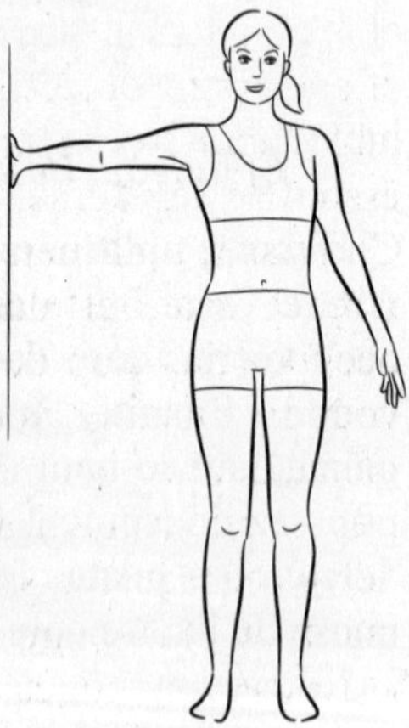

En position debout, posez la main droite sur un mur. Faites un ou deux pas en avant en gardant la paume à plat sur le mur. Laissez votre paume tourner de façon à ce que vos doigts soient dirigés dans la direction opposée. Laissez votre corps tourner légèrement vers la gauche. Vous devriez sentir cet étirement dans votre épaule et dans la poitrine. Faites la même chose avec la main gauche.

Relaxation

Ralentissez progressivement, sur quatre à six minutes, pour laisser votre rythme cardiaque et votre respiration revenir à la normale. Si vous vous arrêtez brusquement sans cette période de relaxation, vous pouvez avoir des étourdissements, des nausées, ou même vous évanouir. À mesure que votre forme reviendra, votre corps réagira mieux aux changements d'activité et votre rythme cardiaque reviendra plus rapidement à la normale. Répétez vos étirements d'échauffement, mais cette fois, maintenez-les jusqu'à soixante secondes pour améliorer votre souplesse et prévenir les courbatures.

Exercices cardiovasculaires

Si vous êtes totalement débutant, la marche est, sans aucun doute, le moyen le moins coûteux, le plus simple et le plus sûr de faire du sport. Commencez doucement et ayez pour objectif de marcher à une allure confortable pour vous, mais qui vous réchauffe et vous essouffle légèrement, sans vous empêcher de parler. Choisissez un itinéraire circulaire, sans risque, de préférence plat, et dans l'idéal, intéressant. Ne vous occupez pas trop de la distance – à mesure que vous vous améliorerez, vous pourrez marcher plus loin sur la même durée. Comme marcher est une forme d'exercice très sûre, vous n'aurez pas nécessairement besoin de vous échauffer, sauf si vous faites des marches tôt le matin ou plus longues, ou plus rapides.

Nous avons conçu un programme sur douze semaines pour vous permettre de progresser. Si la première semaine vous paraît trop facile, commencez au niveau de la semaine trois ou quatre. Si vous avez du mal, répétez une semaine jusqu'à ce que vous soyez prêt à passer au niveau supérieur. Vous devez achever les douze semaines. À la douzième, vous devriez faire deux heures et demie d'exercice modéré par semaine – soit une demi-heure quotidienne cinq jours par semaine – quel qu'ait été votre point de départ. Pour le programme de marche sur douze semaines, reportez-vous à l'Appendice G.

Surveillez vos progrès cardiovasculaires

Il est important de vous surveiller, pour assurer que vous faites votre exercice à la bonne intensité et sans risques.

Le test de la conversation est une manière simple de vérifier que votre activité est au bon niveau. Vous devez être un peu essoufflé, mais capable de tenir une conversation. Si vous avez du mal à faire des phrases, c'est que vous en faites trop et que vous devez ralentir.

Le taux de fatigue perçu (TFP) est une échelle numérique de 1 à 10 (1 étant la plus faible intensité et 10 la plus élevée) que vous pouvez utiliser pendant votre activité pour évaluer comment vous vous sentez et savoir si vous avez besoin d'accélérer ou de ralentir pour vous entraîner à la bonne intensité.

0 = aucune fatigue
1 = très, très légère fatigue
2 = très légère fatigue
3 = légère fatigue
4 = fatigue modérée
5 = légèrement difficile (vous devez faire un effort pour tenir une conversation)
6 = difficile
7 = très difficile
8 = très, très difficile

9 = extrêmement difficile

10 = effort maximal absolu (aucune conversation n'est possible et respirer est très difficile)

Vous tirerez les meilleurs bénéfices de votre activité physique si vous restez à une intensité modérée (4 à 5 sur l'échelle). Vous devriez avoir un peu chaud et respirer un peu fort, mais en restant capable de parler. Essayez de conserver ce niveau durant l'exercice. Si c'est trop facile, augmentez l'allure. Si vous avez du mal, ralentissez. Entraînez-vous à utiliser ce système pendant que vous marchez avant de l'essayer avec d'autres exercices physiques. Il vous permet non seulement de vous concentrer, mais aussi de surveiller vos progrès. À mesure que vous serez en meilleure forme, vous verrez que vous pouvez attribuer un 3 au lieu d'un 4 à un même exercice.

Exercices de résistance

Vous avez pour objectif d'augmenter votre masse musculaire ainsi que l'endurance et la force de vos muscles. Pour l'entraînement d'endurance, vous avez besoin d'un poids ou d'une résistance plus faibles, et de répétitions plus nombreuses. Pour l'entraînement en force, vous avez besoin d'un poids ou d'une résistance plus élevés et de moins de répétitions.

Nous avons conçu les séances de résistance pour tout le monde, quel que soit le niveau de forme physique. Faites-les deux ou trois fois par semaine pour maintenir votre masse musculaire tout en perdant du poids. Échauffez-vous avant et détendez-vous après chaque séance.

- Ayez des mouvements lents et maîtrisés, aussi bien quand vous contractez que lorsque vous détendez le muscle.
- Concentrez-vous sur votre respiration. Vous devez expirer dans l'effort et inspirez quand vous détendez le muscle. Tout comme avec les étirements, évitez de retenir votre souffle quand vous vous concentrez sur un exercice.
- N'oubliez pas votre posture et votre équilibre. Mettez-vous devant un miroir pour vérifier votre posture. Tenez-vous droit – imaginez qu'une ficelle attachée au-dessus de votre tête la tire vers le haut – avec les épaules détendues et basses, et le poids réparti équitablement sur les deux pieds, écartés de la largeur des épaules. Une bonne posture aide les muscles importants du dos et du ventre à faire correctement leur travail.
- Ces exercices ne doivent pas être gênants ni douloureux. Si c'est le cas, arrêtez !
- Évitez de verrouiller les coudes ou les genoux en position tendue ou de forcer sur vos articulations.
- Familiarisez-vous avec le jargon. Les programmes sportifs parlent souvent de « séries » et de « répétitions ».

Vous pouvez faire des exercices de résistance répétitifs en utilisant des haltères, des élastiques, le poids de votre corps, des ballons de gym ou l'un des différents gadgets disponibles sur le marché. Les haltères ne sont pas forcément coûteux. L'eau pèse 1 gramme par centilitre et une bouteille de 50 centilitres remplie d'eau vous fera un haltère de 500 grammes. Pour un haltère plus lourd, remplissez la bouteille de sable.

Une fois que vous aurez besoin de poids plus lourds, vous voudrez peut-être en acheter. Les bandes de résistance en latex se présentent par couleurs correspondant à leur épaisseur. Plus elles sont épaisses, plus elles sont difficiles à tendre et plus elles offrent de résistance. Elles peuvent être utilisées pour la plupart des exercices : par exemple, pour travailler les biceps, placez la bande sur le sol et posez le pied au milieu. Prenez une extrémité de la bande d'une main en veillant à bien la tenir. Vous pouvez dès lors utiliser la bande pour les flexions de biceps. N'enroulez pas la bande autour de votre main, car cela couperait la circulation sanguine. Si vous utilisez votre propre poids pour un exercice de résistance, par exemple des pompes, veillez à commencer par la position la plus facile, pour progresser avec le temps. Par exemple, commencez à quatre pattes puis progressez jusqu'à des pompes complètes sur les orteils.

Flexion des biceps

Muscles mobilisés : biceps

Description : Tenez-vous debout, pieds écartés de la largeur des épaules, bras le long du corps, paumes vers l'avant. Avec un poids léger dans la main droite, relevez le poids vers votre épaule. Gardez le coude contre le corps en le pliant. Répétez avec l'autre bras.

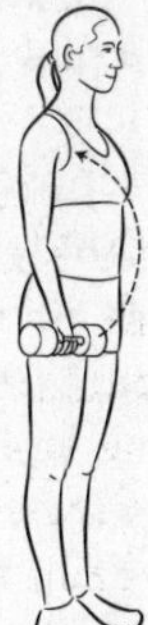

Progression :

1. Essayez les deux bras en simultané.
2. Augmentez la charge.

Extension des triceps

Muscles mobilisés : triceps

Description : Allongé par terre, avec un poids léger dans la main droite, tendez le bras au-dessus de votre tête, puis pliez doucement votre coude pour abaisser le poids jusqu'à votre tempe. Répétez avec l'autre bras.

Progression :

1. Essayez les deux bras ensemble.
2. Augmentez la charge.
3. Faites l'exercice debout en laissant le bras et le poids passer derrière la tête.

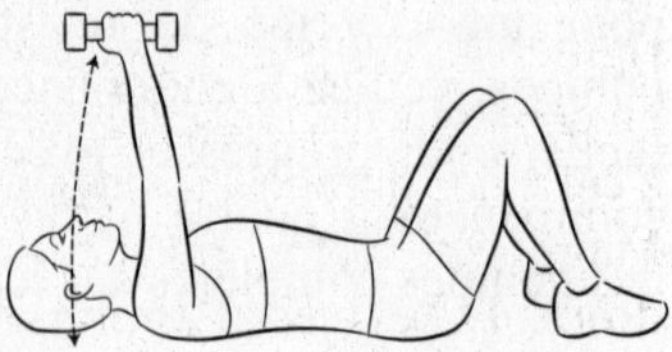

Pompes

Muscles mobilisés : pectoraux

Description : À genoux et à quatre pattes, les mains à plat sur le sol, écartées de la largeur des épaules, soulevez les pieds du sol de façon à ce que votre poids repose sur vos genoux et vos bras. Pliez lentement les coudes en gardant le dos droit jusqu'à presque toucher le sol avec le nez.

Progression :

1. Étendez les jambes, soutenez-vous sur les orteils, écartez les jambes et répétez.
2. Étendez les jambes, soutenez-vous sur les orteils, pieds joints.

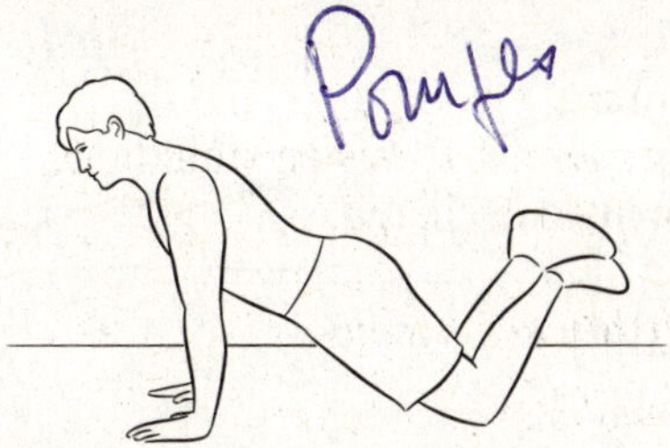

Planche

Muscles mobilisés : abdominaux

Description : Allongé sur le sol à plat ventre avec les paumes et l'avant-bras en contact avec le sol, visualisez-vous comme une longue planche de bois rigide. Relevez-vous (la paume et l'avant-bras restent en contact avec le sol) et prenez une position similaire à celle des pompes, mais beaucoup plus proche du sol. Maintenez cette position de planche horizontale droite. Faites très attention si vous avez des problèmes de lombaires. Essayez de ne pas vous affaisser ni laisser votre ventre descendre vers le sol. Si la planche vous paraît trop intense, étendez-vous par terre et essayez une version plus facile à quatre pattes. Progressez en reculant les genoux vers l'arrière, jusqu'à ce que vos jambes soient droites comme sur le dessin.

Progression :

1. Dans la position de la planche, levez une jambe à 2,5 cm du sol, maintenez pendant deux secondes, puis changez de jambe.
2. Tournez sur le côté de façon à ce que votre coude, votre épaule et votre tête soient alignés.

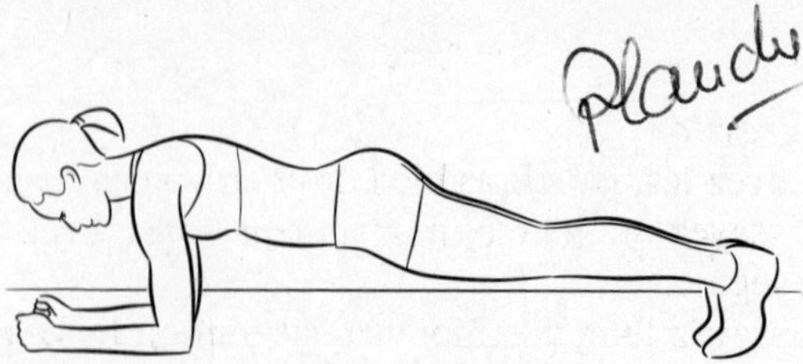

Rameur un bras

Muscles mobilisés : muscles du dos et biceps

Description : Debout avec les pieds écartés de la largeur des épaules, jambes et dos droits. Penchez-vous en avant avec un poids dans la main et, bras tendu, tirez le poids vers vous en pliant le coude. Répétez avec l'autre bras.

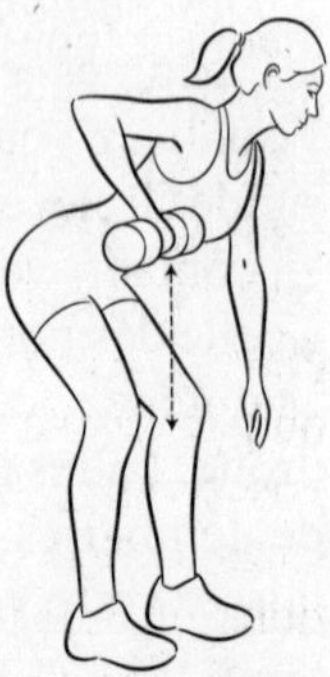

Progression :

1. Essayez les deux bras ensemble.
2. Augmentez la charge.
3. Penchez-vous davantage (maintenez le dos bien droit).

Squats

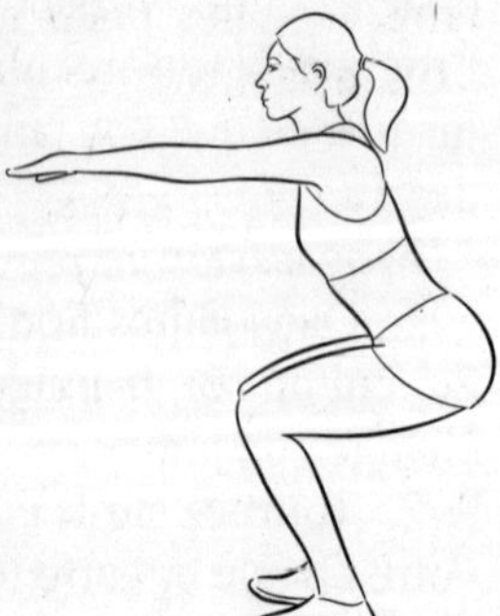

Muscles mobilisés : muscles des cuisses et fessiers

Description : Debout avec les pieds écartés un peu plus que de la largeur des hanches, orteils vers l'avant. Asseyez-vous lentement en gardant le dos, les épaules et la tête droits.

Progression:

1. Levez les deux bras bien droit en vous asseyant.
2. Essayez le même mouvement mais avec une charge légère.
3. Essayez le même mouvement tout en faisant des flexions des biceps.

Circuit d'entraînement maison

Pour un entraînement complet, combinez les exercices cardiovasculaires, de résistance et d'assouplissement et confectionnez-vous un circuit maison en utilisant cinq ou six des exercices de résistance ci-dessus. Alternez les exercices de jambes et de bras pour prévenir la fatigue et ajoutez marche rapide ou marche de côté entre chaque exercice de force pour élever votre rythme cardiaque. Commencez avec peu ou pas de charge, en augmentant au fur et à mesure de vos progrès. Ajoutez progressivement d'autres exercices à votre circuit et augmentez le nombre de répétitions et de séries. Détendez-vous et étirez-vous pour terminer votre séance. Les exercices que vous pouvez faire avec des poids sont marqués d'un astérisque (*) dans le tableau.

J'ai été heureuse de remettre des vêtements qui ne m'allaient plus depuis longtemps et je sens vraiment les bénéfices d'une meilleure forme physique grâce à ces exercices. Sam, 29 ans.

Exercice	Semaine 1	Semaine 4	Semaine 8
Squat	1 série de 10 répétitions	2 séries de 10 répétitions	3 séries de 10 répétitions
Flexion de biceps*	1 série de 10 répétitions	2 séries de 10 répétitions	3 séries de 10 répétitions
Fentes avant ou latérales	1 série de 10 répétitions	2 séries de 10 répétitions	3 séries de 10 répétitions
Extension de triceps*	1 série de 10 répétitions	2 séries de 10 répétitions	3 séries de 10 répétitions
Planche	2 séries en tenant 20 secondes	2 séries en tenant 30 secondes	2 séries en tenant 40 secondes
Pompes	1 série de 10 répétitions	2 séries de 10 répétitions	3 séries de 10 répétitions

Après les douze premières semaines...

Vous pouvez continuer avec le même programme d'exercices durant les trois mois suivants, pour donner à votre corps le temps de s'adapter avant de monter en niveau et d'atteindre les cinq heures d'exercice cardiovasculaire modéré ou deux heures et demie d'exercice cardiovasculaire intense par semaine. Si vous vous sentez prêt à faire davantage à la fin des trois mois, allez-y ! N'oubliez pas que vous n'êtes pas obligé de rester sur le même type d'exercice ou d'activité mais que vous devez effectuer la même quantité d'activité au même niveau d'intensité.

Pour plus d'idées d'exercices après les douze premiers mois et des informations sur les objectifs, reportez-vous à notre site Web (www.thetwodaydiet.co.uk).

Variez votre programme

Changez toutes les six ou huit semaines pour éviter de vous ennuyer et d'atteindre un plateau dans votre forme. Si vous faites continuellement le même exercice, votre corps s'y adaptera, ce ne sera plus un défi et votre forme ne s'améliorera plus. Par exemple, si vous marchez, incorporez des côtes ou trouvez un nouvel itinéraire. Si vous nagez, variez les nages ou ajoutez un exercice totalement différent à votre programme hebdomadaire. Si vous allez dans une salle de sport, demandez à votre coach de vous concevoir un nouveau programme tous les trois mois.

Trouvez un nouveau défi

Apprendre une nouvelle compétence est toujours gratifiant. Si vous vous sentez plus sûr de vous, pourquoi ne pas apprendre à danser ? La danse de salon n'est pas que pour les célébrités. Sinon, vous pouvez reprendre un sport que vous pratiquiez naguère – quelque chose que vous aimiez durant vos études. Peut-être avez-vous cessé de jouer au tennis ? Trouvez un club et de nouveaux partenaires.

Mesurez-vous

Taille, hanches et poitrine sont les parties du corps les plus évidentes à mesurer, mais vous voudrez peut-être suivre les mesures de vos biceps et de vos cuisses. Mesurez votre taille pour voir si vous perdez de la graisse abdominale.

Consignez les changements

L'appareil-photo ne ment jamais : pourquoi ne pas garder des photos « avant » et « après » sur votre frigo pour vous aider à rester sur le bon chemin et vous concentrer sur votre programme d'exercices. Des preuves visibles de vos changements corporels vous encourageront à persévérer.

Faites-en juste un peu

Quand vous vous sentez à court de temps ou vraiment démotivé, essayez de faire simplement dix minutes d'activité. Vous en tirerez quand même des bénéfices pour la santé et vous découvrirez qu'en vous engageant à ces dix minutes, vous finirez par en faire plus.

Soyez souple

Si votre vélo est cassé, n'abandonnez pas jusqu'à ce qu'il soit réparé : essayez autre chose en attendant. Si vous avez moins de temps une semaine pour caser tout votre programme, essayez de vous entraîner davantage la semaine suivante. La vie a tendance à accumuler les obstacles sur notre route mais il n'est pas question de dévier de nos bonnes intentions.

Surveillez vos entraînements

Si vous sentez que la fréquence de vos séances se relâche, utilisez des applications ou tenez un simple journal pour vous surveiller et vous rappeler de faire du sport.

Engagez-vous

Essayez de participer à une course de natation, à pied ou à vélo sponsorisée. Autre possibilité : vous vous sponsorisez vous-même et vous faites un don à une association quand vous avez atteint votre propre objectif de forme.

Adaptez votre programme d'exercices

Si vous savez que vous avez un mois chargé devant vous ou que votre engagement se relâche, envisagez de modifier votre approche et concentrez-vous sur l'intensité plutôt que la fréquence. Si vous vous entraînez à un niveau modéré, augmentez l'intensité de votre entraînement et passez à un niveau intense en réduisant la fréquence des séances. Ainsi, vous parviendrez à la quantité requise d'exercices en moitié moins de temps.

Récompensez-vous

Fixez-vous des mini-objectifs toutes les quinzaines – marchez plus loin, plus vite, ajouter cinq minutes à votre séance – et offrez-vous une récompense (pas d'aliment ni d'alcool) quand vous parvenez à atteindre ces objectifs.

Réponses à vos questions

Comment saurai-je que je suis en meilleure forme ?

Prenez votre pouls au repos. Asseyez-vous cinq minutes (dix si vous avez été actif). Placez deux doigts à l'intérieur de votre poignet et comptez le nombre de pulsations pendant une minute. Faites cela chaque semaine : à mesure que votre forme s'améliorera, votre pouls sera plus lent.

Faites un simple test de marche/course. Marchez ou courez sur 1 700 mètres. Mesurez le temps qu'il vous a fallu, prenez votre pouls à la fin et calculez votre TFP (comme indiqué précédemment). Répétez le test après douze semaines.

L'activité physique me donnera-t-elle faim ?

Nous réagissons tous différemment à l'augmentation du niveau d'activité. La moitié des individus mangent naturellement plus, l'autre moins ou à peu près autant[9]. À mesure que vous augmentez le niveau d'exercice, surveillez votre consommation et assurez-vous que vous ne vous récompensez pas ou ne compensez pas l'exercice fait en prenant de plus grosses portions ou des friandises constituées d'aliments riches en glucides ou en lipides.

L'exercice est en fait bien connu pour aider à réguler l'appétit, et pratiquer quelques activités lors des deux jours de restriction pourrait vous aider à vous distraire ou éviter l'ennui, surtout le soir quand vous êtes tenté de faire un écart à votre régime.

Dois-je prendre des boissons « sportives » pour maintenir mon niveau d'énergie ?

Rester bien hydraté durant l'exercice est vital pour votre niveau d'énergie et votre santé, mais l'eau est le meilleur choix. Une boisson sportive de 50 centilitres contient entre 150 et 350 calories, pour la plupart en sucre. Ignorez la publicité. À moins d'être un athlète d'élite, vous n'avez besoin de rien d'autre que d'eau quand vous vous entraînez.

Combien de calories vais-je brûler ?

Il est tentant de penser que si vous faites du sport vous pourrez manger ce qui vous plaît. En réalité, comme vous allez le voir ci-dessous, il faut faire beaucoup d'exercice pour brûler ne serait-ce qu'une petite quantité de nourriture. Le nombre de calories brûlées a été estimé pour une femme pesant 70 kilos[10]. Si vous pesez davantage, vous brûlerez un peu plus de calories durant chaque activité. Si vous pesez moins, vous en brûlerez moins.

Une demi-heure de...	**Calories brûlées par une femme de 70 kilos**	**Équivalent d'aliments brûlés**
Passage d'aspirateur	115	30 cl de jus d'orange 4 chocolats à la menthe 3 chocolats
Jardinage modéré	122	25 g de chips 25 cl de smoothie 125 g de yaourt au lait entier
Marche à 5,6 km/h	150	40 g de chocolat fourré 28 cl de bière 35 g de cheddar
Aérobics low impact	175	2 biscuits au chocolat 17,5 cl de vin 60 g de crème glacée

Une demi-heure de…	Calories brûlées par une femme de 70 kilos	Équivalent d'aliments brûlés
Natation : brasse légère, détente	185	38 cl de boisson énergétique 3 biscuits digestifs nature 30 g de chips
Vélo à 14,5 km/h	203	½ sandwich au fromage 1 tube de pastilles aux fruits 1 grand café au lait
Aerobics high-impact	290	200 g de chow mein au poulet à emporter 50 cl de soda ½ double hamburger (108 g) dans un fast-food
Course à 11 km/h	384	200 g de riz frit aux œufs à emporter 117 g de frites 1 milk-shake à la fraise médium en fast-food

Puis-je maigrir en ciblant des parties du corps problématiques comme les fesses ou la taille ?

Bien que rien ne prouve que vous puissiez cibler l'amaigrissement de certaines parties du corps en passant beaucoup de temps sur les groupes musculaires de ces zones, il semble cependant clair que vous avez tendance à perdre de la graisse plus rapidement dans certaines parties du corps que dans d'autres quand vous maigrissez et que vous faites du sport. Effectuer les deux heures et demie à cinq heures d'exercice cardiovasculaire modéré – marche rapide ou jogging – recommandées peut renforcer la fonte de la graisse abdominale néfaste pour la santé, ce qui devrait à la fois améliorer votre état général et réduire votre tour de taille[11]. Et bien que nous n'en ayons encore aucune preuve incontestable, nous pensons que les deux jours de restriction hebdomadaires pourraient avoir un impact plus grand sur la graisse abdominale. L'activité physique tonifiera également vos muscles, notamment ceux des fesses, des cuisses et du ventre.

Puis-je faire du sport durant les deux jours de restriction ?

Beaucoup de gens pensent que, puisqu'ils réduisent les calories, et notamment les glucides, ils n'auront pas l'énergie pour faire du sport lors des deux jours de restriction du Régime 2-Jours. Nous avons découvert que ce n'était pas le cas. Nos patients étaient tout aussi en mesure de faire du sport durant les deux jours de restriction que durant les cinq jours sans restriction, et les restrictions de calories et de glucides ne semblaient pas diminuer leur capacité à avoir une activité physique ni augmenter leur fatigue. Certains des patients ont d'ailleurs effectué une heure d'activité intense et jusqu'à quatre heures d'activité modérée durant les deux jours de restriction. D'autres études soulignent le fait que votre capacité à faire du sport et votre tolérance ne devraient pas diminuer lors des deux jours de restriction[12]. Une étude a même montré que si vous suivez un régime pauvre en glucides et en calories, vous pourriez brûler plus de graisse en faisant du sport que si vous suiviez un régime riche en glucides et pauvre en calories. Assurez-vous que vous restez bien hydraté et que vous prenez la dose nécessaire de sodium et de potassium, ainsi que les 50 grammes de glucides autorisés dans votre ration quotidienne de laitages, fruits et légumes.

Si vous êtes habitué à l'exercice intense et que vous avez du mal lors des deux jours de restriction, nous vous recommandons de passer à un exercice modéré et de cantonner l'exercice intense aux cinq jours sans restriction.

Est-ce mieux de faire du sport avant le petit déjeuner ou très loin des repas, ou bien juste après un repas ?

Quand vous faites du sport, votre organisme prend de l'énergie dans les glucides ou, s'ils ne sont pas disponibles, en brûlant vos réserves de graisse. Les scientifiques spécialistes du sport se sont demandé si faire du sport quand vous n'avez pas mangé depuis un moment – en d'autres termes quand il n'y a pas d'énergie glucidique à disposition – pouvait augmenter la quantité de graisse que vous brûlez. Une étude récente suggère que ce pourrait être le cas. Dans une expérience très contrôlée, des chercheurs de Glasgow ont demandé à dix hommes en surpoids et normalement sédentaires de marcher pendant une heure immédiatement avant ou après un petit déjeuner de 450 calories. Ils ont ensuite analysé la quantité de graisse brûlée durant l'exercice et durant les huit heures et demie suivantes. Bien que les deux séances d'exercice aient brûlé de la graisse, les hommes qui l'ont effectuée avant le petit déjeuner ont brûlé 40 % plus de graisse que ceux qui marchaient après avoir mangé[13]. Donc, même si le sport vous aide à maigrir quel que soit le moment où vous le pratiquez, vous aurez peut-être des résultats plus probants en le faisant avant plutôt qu'après un repas.

Utiliser un podomètre

Un podomètre fournit une excellente manière de suivre vos progrès en matière de marche ou de mesurer combien d'activité supplémentaire vous effectuez lors d'une journée normale. Nous devrions tous viser entre 7 000 et 11 000 pas par jour, dont au moins 3 000 à vive allure.

Le podomètre fonctionne en détectant la force que génère votre corps quand vous faites un pas. Vous le fixez à votre ceinture et il décompte les pas que vous faites pendant la journée. Comme il détecte la force, n'oubliez pas qu'il peut aussi enregistrer une activité sans rapport avec la marche, comme passer sur un ralentisseur quand vous conduisez ! Évitez les appareils bon marché, qui peuvent ne pas être fiables, et optez pour un milieu de gamme. Assurez-vous que votre podomètre ne glisse pas ou ne tourne pas quand vous marchez, sinon son calcul risque d'être faussé.

Pour vérifier qu'un podomètre décompte correctement, marchez cinquante pas. Si le décompte n'est pas correct, vérifiez qu'il est positionné verticalement sur votre hanche et déplacez-le jusqu'à ce que vous trouviez l'endroit où le porter qui vous donne un décompte correct. Il existe des podomètres qui se portent comme une montre ou dans la poche, mais là aussi, essayez de tester leur précision. Certains modèles vous fournissent une estimation de la quantité de calories brûlées et de la distance parcourue.

Mais il convient de se rappeler que ces estimations ne sont pas réglées sur vous et ne sont donc pas fiables. Si vous voulez mesurer les calories brûlées, achetez un modèle qui permet de saisir votre poids, votre taille, votre sexe – et la longueur de vos pas si vous désirez connaître la distance parcourue. Certaines marques ont conçu des podomètres que l'on relie à son téléphone ou à un lecteur MP3 (parfois attaché à un brassard ou ailleurs), et qui peuvent être connectés à un ordinateur afin que vous puissiez télécharger vos chiffres quotidiens et mesurer vos progrès.

Gérer les problèmes

Courbatures

Ne soyez pas surpris si vos muscles protestent un peu au début. Vous verrez que vous aurez probablement le plus mal quarante-huit heures après le sport ! Cela s'améliorera. Effectuer un échauffement correct et une relaxation devrait réduire le risque de blessure, surtout si vous n'êtes pas habitué au sport.

Déshydratation

Restez hydraté. Buvez de l'eau plutôt que des boissons sportives, qui ont tendance à être chargées en sucres et en calories. Si vous avez particulièrement transpiré durant votre séance, prenez un petit verre de lait écrémé pour refaire le plein d'électrolytes et rétablir votre taux de glucose.

Douleurs articulaires

Les exercices d'étirement, le Pilates ou le yoga vous aideront à renforcer les muscles qui soutiennent vos articulations et devraient être efficaces contre les douleurs dans les genoux ou les hanches, mais si vous avez des articulations douloureuses, vous devriez consulter votre généraliste. Bien que les preuves soient limitées, vous pouvez essayer le glucosamine et/ou le sulfate de chondroïtine. Certaines études indiquent qu'un supplément quotidien de 1 500 milligrammes de glucosamine peut soulager légèrement les douleurs chez certains individus. Les autorités sanitaires ont mis en garde contre son utilisation par des individus souffrant d'allergies aux fruits de mer ou suivant un traitement aux anticoagulants. Voyez votre médecin avant de prendre tout complément alimentaire.

Fatigue

L'activité physique peut vous causer une légère fatigue, mais si vous avez besoin de vous asseoir pendant une demi-heure ensuite, c'est que vous en faites trop et que vous devez ralentir. La fois suivante, réduisez la fréquence et l'intensité de vos exercices et voyez comment vous vous sentez.

Blessures

Si vous augmentez l'exercice à votre rythme, vous ne devriez pas vous blesser, mais si cela arrive, consultez votre médecin et un kinésithérapeute pour savoir quand vous pourrez reprendre le sport. La rééducation par la natation (avec l'approbation de votre médecin) est une forme d'exercice facile pour vous remettre dans la course.

Dois-je acheter un cardiofréquencemètre ?

Vous n'avez pas besoin d'en acheter un, mais si vous aimez l'idée d'avoir un gadget qui vous indique si vous vous donnez assez de mal et qui vous permet de suivre vos progrès, vous pouvez investir dans un modèle de base (entre 15 et 30 euros) et passer au modèle supérieur par la suite. Certains sont semblables à des montres, et prennent votre pouls quand vous posez le pouce sur le cadran. D'autres utilisent une courroie de poitrine qui enregistre et transmet votre rythme cardiaque à l'appareil toutes les quelques secondes. Vous pouvez également télécharger un cardiofréquencemètre sous forme d'application pour votre smartphone. L'utilisation des zones de fréquence cardiaque vous permet de faire de l'exercice sans risque à différentes intensités. Votre fréquence cardiaque maximum (en pulsations par minute) est de 220 moins votre âge, donc si vous avez 40 ans, elle devra être de 180 par minute.

Les différentes zones, qui sont données en pourcentage de votre fréquence cardiaque maximum, sont :

• Exercice modéré = 50-70 %

50-60 % de la fréquence maximum = zone aérobie modérée

60-70 % de la fréquence maximum = zone aérobie de gestion du poids

• Exercice intense = 70-90 %

70-80 % de la fréquence maximum = zone d'entraînement aérobie

80-90 % de la fréquence maximum = zone d'entraînement anaérobie

L'exercice à 80-90 % de la fréquence maximum ne convient qu'à des sportifs de haut niveau.

Résumé

• L'exercice régulier augmentera les bénéfices du Régime 2-Jours en brûlant des calories et en préservant la masse musculaire qui brûle des calories. Il contribue également à vous protéger contre les maladies cardiovasculaires, le diabète de type 2 et de nombreux cancers, et il améliorera votre humeur et renforcera votre énergie.

- Avant de commencer un programme sportif, assurez-vous que vous êtes en bonne santé. En cas de doute, voyez votre médecin.
- Pour en tirer des bénéfices pour la santé, vous devez faire deux heures et demie d'exercice modéré ou une heure quinze d'exercice intense chaque semaine. Pour perdre du poids et obtenir des bénéfices pour la santé supplémentaires, vous devez monter à cinq heures d'exercice modéré ou deux heures et demie d'exercice intense chaque semaine.
- Visez des exercices de renforcement deux ou trois fois par semaine.
- Essayez de faire des exercices d'assouplissement deux fois par semaine.
- Il est important de combiner exercices cardiovasculaires et exercices de résistance pour renforcer vos muscles, et d'y ajouter des exercices d'assouplissement.
- Vous pouvez répartir les activités en séances plus courtes ou plus longues, les faire chaque jour ou moins fréquemment, mais idéalement, au moins une fois tous les deux jours.
- Veillez à vous échauffer et vous détendre convenablement chaque fois que vous faites du sport, afin d'éviter les blessures.
- Une fois que vous aurez pris l'habitude du sport, fixez-vous de nouveaux objectifs et variez l'exercice afin d'éviter de vous lasser.

7

Comment rester mince

Félicitations ! Si vous lisez ce chapitre, c'est que vous avez probablement atteint votre objectif d'amaigrissement avec le Régime 2-Jours et que vous êtes prêt à passer à la phase suivante : ne pas reprendre ces kilos perdus et conserver votre séduisante nouvelle allure. Nous savons qu'il vous a fallu un engagement énorme et beaucoup de travail pour en arriver là et vous pouvez vous féliciter pour cet exploit.

Mais attention : le travail n'est pas fini ! La grande tentation de tout patient qui a réussi à atteindre son objectif de perte de poids est d'accepter les compliments, pousser un grand soupir de soulagement d'avoir terminé le régime et de retourner aux anciennes habitudes alimentaires. Et certains de ceux qui lisent ce chapitre sont déjà passés par là – peut-être même plusieurs fois – et sauront combien c'est démoralisant de voir les kilos revenir sournoisement.

Mais ne vous inquiétez pas ! Ce chapitre va vous fournir les outils nécessaires pour veiller à ce que cela n'arrive jamais. Vous ne vous êtes pas donné tout ce mal pour revenir à la case départ. Le plus important à reconnaître est qu'avoir atteint votre objectif d'amaigrissement n'est pas la fin mais un moment de transition crucial. Comme perdre des kilos, *rester* au poids que vous avez atteint exigera de l'implication, de la vigilance et de la persévérance. Cela peut être presque aussi difficile que de perdre les kilos, mais cette fois, vous allez pouvoir vous appuyer sur votre réussite et utiliser les compétences acquises en chemin, capitaliser sur la modification de vos habitudes alimentaires et la pratique du sport.

Mes rechutes surviennent toujours quand je bois de l'alcool, par exemple après quelques verres de vin un vendredi soir. Je respecte les consignes toute la semaine, puis après un verre, j'ai tendance à manger davantage. Mais maintenant que je le sais, j'ai pratiquement arrêté. Rose, 52 ans.

En quoi votre corps est différent

De grands changements ont eu lieu dans votre corps depuis que vous avez commencé le Régime 2-Jours. À présent, vous pesez moins, et votre organisme a besoin de moins de calories qu'avant le début du régime pour son métabolisme de base, son entretien et son activité. Si vous envisagez cela comme la différence entre vous déplacer tel que vous êtes désormais et ensuite avec un sac à dos rempli du poids que vous avez perdu, vous comprendrez bien pourquoi vous aviez besoin de plus d'énergie et de calories[1]. Perdre du poids avec n'importe quel régime signifie également que beaucoup d'hormones dans votre organisme vont changer, notamment celles qui augmentent l'appétit et vous empêchent de vous sentir rassasié aussi rapidement[2]. Grâce au régime, vos muscles deviennent plus efficaces et ont besoin de moins d'énergie pour fonctionner. C'est une bonne chose pour vos muscles, mais cela veut dire aussi que vous pourrez désormais avoir besoin de 15 % de calories de moins que quelqu'un qui pèse le même poids que vous mais qui n'a pas suivi de régime.

Le résultat final est qu'après avoir maigri, vous avez désormais besoin de consommer environ 400 à 600 calories de moins chaque jour qu'avant le régime et que vous devez continuer de pratiquer une activité pour contribuer à brûler des calories et compenser les changements dans votre métabolisme[3]. Si vous retournez à votre ancien mode de vie, vous reprendrez du poids au moins aussi vite que vous en avez perdu.

Si cela paraît inquiétant, nous savons d'après nos travaux que les patients du Régime 2-Jours réussissent à ne pas reprendre les kilos perdus. Notre première étude sur le Régime 2-Jours a suivi les patients sur douze à quinze mois. Ce groupe avait perdu avec le Régime 2-Jours environ 9,5 kg pour un poids de départ allant de 81 à 72 kilos. Ils sont ensuite passés à un seul jour de restriction par semaine pour rester au poids obtenu. Après six à neuf mois de ce Régime d'Entretien 1-Jour, ils pesaient en moyenne 74,3 kg. Ils avaient donc réussi à ne pas reprendre 6,4 kg.

Question cruciale pour leur santé, un seul jour de restriction par semaine avait maintenu les bénéfices pour la santé : diminution de la tension artérielle, du cholestérol et de l'insuline. Normalement, quand vous cessez de suivre un régime standard de contrôle des calories, vous recommencez à manger la quantité quotidienne de calories dont vous avez besoin. C'est là que certains des bénéfices pour la santé que vous avez gagnés en perdant du poids, notamment la diminution de la tension artérielle, du cholestérol et de l'insuline, recommencent souvent à s'inverser.

Comment ne pas regrossir

Pour rester au poids obtenu, nous vous recommandons simplement de passer au Régime d'Entretien 1-Jour dans le cadre de notre programme de régulation du poids. Ce programme a été conçu en sachant que conserver votre poids est un nouveau défi qui exige que vous gardiez une faible consommation calorique et une activité physique soutenue. Il nécessite que vous exploitiez les compétences que vous avez utilisées pour perdre du poids, mais exige une autre manière de penser. La section qui suit met en lumière les consignes diététiques pour le jour de restriction et les six jours sans restriction de type méditerranéen. Nous avons également conçu un programme d'activités physiques pour vous permettre de ne pas reprendre de poids (voir www.thetwodaydiet.co.uk).

Ce chapitre vise à vous donner les stratégies nécessaires pour vous assurer de ne pas reprendre les kilos perdus.

C'est plus difficile de suivre le régime quand vous allez au restaurant ou chez des gens. Vous devez veiller à leur donner des consignes à l'avance. Diana, 49 ans.

Le Régime d'Entretien 1-Jour

Le Régime d'Entretien 1-Jour est basé sur le Régime 2-Jours, mais au lieu de deux jours de restriction par semaine, vous n'en avez plus qu'un. Le reste de la semaine, nous vous conseillons d'avoir une alimentation saine de type méditerranéen comme vous l'avez fait avec le Régime 2-Jours. Vous ne devriez pas non plus avoir à compter les calories ou peser les aliments pour votre Régime d'Entretien 1-Jour, mais comme auparavant, veillez à rester dans les quantités recommandées.

Une fois de plus, il est important que lors de votre jour de restriction, vous consommiez les portions recommandées de protéines, fruits, légumes et laitages, sans dépasser les recommandations maximum pour les protéines et les lipides. Lors des six jours sans restriction, veillez à absorber suffisamment de protéines, fruits et légumes, mais à rester en deçà des quantités maximum. N'oubliez pas que vous devrez vérifier le Régime 1-Jour dans les tableaux de calcul de l'Appendice D, qui vous indiquent le nombre de portions que vous pouvez consommer ces jours-là en fonction de votre nouveau poids. Le Régime 1-Jour a été calculé pour tenir compte du fait que vous êtes un patient qui a réussi, que votre poids a baissé et que vos besoins énergétiques sont en conséquence probablement moins importants que lorsque vous avez commencé le Régime 2-Jours.

Vous vous rappelez peut-être qu'après vos deux jours de restriction du Régime 2-Jours votre poids baissait en partie à cause de la perte d'eau. Comme vous perdrez aussi de l'eau lors de votre jour de restriction du Régime d'Entretien 1-Jour, quand vous vous pèserez, n'oubliez pas de le faire avant et non pendant ou juste après votre jour de restriction.

Modifiez votre manière de penser

Outre que vous suivez un nouveau programme diététique, vous allez devoir adapter votre approche pour être dans le bon état d'esprit afin de ne pas reprendre ces kilos perdus.

D'une certaine manière, commencer un nouveau régime est la partie la plus facile de l'amaigrissement. C'est nouveau, vous êtes plein d'espoir pour l'avenir et vous avez, espérons-le, le soutien et l'encouragement de votre entourage qui veut vous voir réussir. Et quand vous réussissez et que vous maigrissez, vos efforts sont constamment récompensés par les compliments que vous recevez sur votre silhouette et le fait que vous pouvez enfin porter les vêtements qui vous plaisent et faire ce que vous aimez.

L'entretien du poids est une tout autre affaire. Vous n'avez pas l'excitation d'un nouveau défi et personne ne va s'émerveiller ni vous féliciter parce que vous ne grossissez pas (les gens devraient pourtant, car c'est un véritable exploit !). Votre défi, à présent, est de faire du contrôle du poids un mode de vie en utilisant les compétences que vous avez acquises en maîtrisant le Régime 2-Jours.

Les fois où je ne m'y suis pas conformée, c'est lorsque j'étais prise par le travail, toujours entre deux réunions. C'est difficile de contrôler son environnement quand on est obligé de prendre ce qu'on vous donne – il a fallu que je planifie. Theresa, 43 ans.

Astuces clés pour conserver votre poids

1. Surveillez-vous

Garder l'œil sur son poids est un facteur clé pour ne pas reprendre des kilos. Si vous repérez les premiers signes de reprise de poids, vous pouvez agir rapidement et renverser la vapeur. Pesez-vous chaque semaine, tout comme vous l'avez fait durant le Régime 2-Jours, et vérifiez que vos vêtements vous vont toujours : une tenue qui devient un peu serrée indique que vous avez repris quelques kilos. Ne soyez pas tenté de « tricher » en portant des vêtements amples comme un jogging, avec lesquels vous ne risquez pas de remarquer le moindre changement : les vêtements ajustés sont de meilleurs indicateurs. Si vous remarquez qu'ils vous serrent, pesez-vous. Le poids peut varier de 1 ou 2 kilos, mais si vous grossissez de plus de 2 kilos ou de 3 % de votre poids, c'est une sonnette d'alarme qui vous dit de revenir dans le droit chemin du régime et du programme d'activité physique.

2. *Restez motivé*

Repassez en revue vos raisons de maigrir et rappelez-vous que vous êtes allé très loin. Vous vous êtes fixé des objectifs en commençant le Régime 2-Jours et ce serait une bonne idée de vous en fixer à nouveau pour ne pas reprendre des kilos. Vous pouvez vouloir rester mince en vue d'un événement particulier comme un mariage, une soirée ou des vacances.

Nous avons déjà dit comment les photos « avant » peuvent vous motiver quand vous maigrissiez. Vous pouvez aussi conserver des photos avant/après régime pour vous rappeler ce que vous avez obtenu en vous donnant du mal et les utiliser comme motivation pour ne pas regrossir. Les vêtements dans lesquels vous rentrez à présent et que vous ne pouviez pas porter avant le régime sont aussi une bonne manière de vous rappeler jusqu'où vous êtes allé.

Les récompenses pour les objectifs atteints et pour vous être conformé à votre programme d'alimentation et d'activité physique sont encore plus importantes quand vous devez maintenir votre poids que lorsque vous en perdiez, car vous n'avez pas la satisfaction immédiate de voir les kilos fondre. Prévoyez une récompense à la fin de chaque mois où vous aurez réussi à garder votre poids. Étant donné que cela peut être un véritable défi, vous devriez probablement vous récompenser *davantage* pour l'entretien de votre poids que pour votre amaigrissement !

3. *Mettez sur pied un système de soutien*

En plus des récompenses, nous savons qu'il n'y a rien d'aussi motivant que des commentaires positifs et le soutien de l'entourage. Comme cela ne se produira peut-être pas automatiquement, vous devrez peut-être demander à vos proches de vous aider. Dites à ceux qui vous ont soutenu dans votre amaigrissement de continuer à vous encourager pendant que vous essayez de ne pas regrossir. Expliquez-leur que c'est un moment important pour vous, avec ses propres défis. Que leur soutien est nécessaire pour vous permettre de respecter le programme alternant un jour de restriction hebdomadaire avec six jours sans restriction de type méditerranéen et un programme d'activités physiques. Être entouré de gens qui reconnaissent votre réussite à maintenir votre poids est en tout point aussi important que leur soutien lors de vos mois de régime amaigrissant.

4. Préparez-vous

L'expérience du Régime 2-Jours vous a rendu conscient des périodes dangereuses qui peuvent vous détourner de vos bonnes intentions en matière d'alimentation et d'activité physique. Nous en avons parlé aux chapitres 2 et 5, et il serait bienvenu de revenir à votre liste originelle pour vous rappeler les stratégies qui fonctionnent pour vous quand il faut repousser les tentations ou affronter les situations difficiles. Utilisez les stratégies de gestion de stress pour vaincre le piège du grignotage réconfortant et anticipez les événements sociaux. Vous pouvez décider de vous autoriser à manger plus librement à certaines occasions, mais compensez en mangeant moins les jours qui les précèdent et les suivent. S'il y a des moments où vous avez l'impression de vous être laissé aller, ne renoncez pas.

Tirez-en plutôt les leçons pour mieux gérer ces situations la fois suivante.

Il peut aussi y avoir des problèmes à long terme qui font obstacle à l'entretien de votre poids. Par exemple, une période très chargée au travail, où vous êtes coincé au bureau jusque tard le soir, des travaux chez vous, qui vous empêchent d'utiliser la cuisine, des périodes où vous êtes en déplacement, où vous êtes à l'hôtel. Tout ce qui peut empêcher de manger sainement et de faire du sport. Mais vous pouvez généralement prévoir ces moments et planifier.

Si je me laisse aller, j'essaie de me remettre sur les rails aussitôt – il m'arrive de supprimer quelque chose pour compenser « la transgression ».
Heather, 57 ans.

Étude de cas : Annabell

L'histoire d'Annabell montre tout simplement ce qu'il est possible de réussir. Quand Annabell, 35 ans, a commencé notre Régime 2-Jours, elle avait un IMG de 38 et pesait presque 92 kilos. Après quinze mois de Régime 2-Jours, elle a perdu presque 22 kilos et cinq ans plus tard, elle ne les a jamais repris.

« J'avais déjà essayé des régimes basses calories et tout simplement manger moins, mais même si je perdais quelques kilos, j'en avais vite assez et je m'arrêtais. Le Régime 2-Jours a fonctionné pour moi parce qu'il est structuré. J'ai trouvé les deux jours de restriction faciles parce que les règles étaient très claires et qu'une fois que j'ai atteint mon poids cible, j'ai suivi le Régime d'Entretien 1-Jour. Je me pèse une fois par semaine, mais je vois facilement à mes vêtements si je regrossis. Je fais souvent un jour de restriction par semaine pour me maintenir, mais je prends généralement 1,8 kg quand je suis en vacances. Maintenant, je reviens à deux jours de régime par semaine quand je rentre et je les reperds. Manger comme cela est devenu une manière de vivre et j'ai encore des commentaires positifs de ma famille et de mes amis. Quand j'ai commencé le Régime 2-Jours, j'étais essoufflée rien qu'en montant l'escalier. Maintenant, je fais régulièrement des marches de une heure et demie, je joue au badminton et je suis des cours de zumba. Cela m'a changée : je suis plus assurée, plus heureuse, et je peux porter des jupes pour la première fois depuis des années, et j'ai beaucoup plus d'énergie pour faire des trucs avec ma fille. »

5. Surveillez l'augmentation sournoise des portions

Quand ils ont achevé leur Régime 2-Jours, la plupart des patients avaient une idée plus réaliste de la bonne taille d'une portion, mais il est toujours important de surveiller vos rations. Nous ne vous encourageons pas à en faire une obsession et à peser tous vos aliments, mais les portions ont une étonnante tendance à grossir sans qu'on s'en rende compte. Il est commode d'utiliser les mesures ménagères simples que nous décrivons pour calculer une portion. Par exemple, ne versez pas simplement les céréales, le riz ou les pâtes : utilisez des cuillers ou une petite tasse (pas une grosse !). Il peut aussi être utile d'utiliser des assiettes, des bols et des couverts de moindre taille. À la fin de la journée, faites le total du nombre de portions que vous avez consommées par rapport aux quantités recommandées dans le Régime, en utilisant les tableaux sur notre site : www.thetwodaydiet.co.uk

6. Êtes-vous assez actif ?

Une fois que vous êtes au stade de l'entretien, vous devez viser cinq heures d'exercice modéré ou deux heures et demie d'exercice intense par semaine (voir chapitre 6). Là encore, comme il peut être facile de se laisser aller, surveillez bien tout ce que vous faites. Tout indique que les patients qui réussissent ce stade sont ceux qui surveillent de près leur activité autant que leur poids. Vous pouvez évaluer mentalement votre activité à la fin de chaque journée. Tenez un journal ou utilisez un outil en ligne. N'oubliez pas qu'à mesure que vous serez plus léger et plus sportif, l'exercice vous paraîtra plus facile. Bien que ce soit une bonne chose, cela veut également dire que vous ne brûlerez pas autant de calories quand vous faites du sport que lorsque vous avez commencé. C'est pourquoi, si vous perdez du poids, vous devez continuer de lancer des défis à votre corps avec des séances de sport plus exigeantes.

Quand je déjeune ou dîne dehors, je prends simplement des portions réduites pour pouvoir respecter le régime, car je ne sais jamais vraiment comment le plat a été préparé.
Alicia, 47 ans.

7. *Entretenez la variété*

Certains d'entre nous aiment la routine, mais si vous avez l'impression de patiner en matière de régime et d'exercice, changez. Essayez d'autres aliments et expérimentez les autres recettes de ce livre (voir chapitres 9 et 10), pas seulement les quatre ou cinq que vous avez suivies jusqu'ici. Fixez-vous d'autres objectifs sportifs, adaptez votre programme, introduisez une activité nouvelle ou relevez un nouveau défi, comme un demi-marathon ou une course cycliste pour une œuvre de charité.

ÉTUDE DE CAS : JANE

Jane, 51 ans, a toujours eu des problèmes de poids. Elle a participé aux trois précédentes études d'amaigrissement du Centre de prévention Genesis et, bien qu'ayant bien réussi et perdu 12 à 19 kilos à chaque fois, elle les a repris, et parfois davantage, cinq mois plus tard. Le Régime 2-Jours a été une tout autre histoire : pesant 111 kilos au début du régime, Jane est parvenue à perdre 19 kilos en sept mois. Encore plus impressionnant, deux ans et demi plus tard, elle n'a pas repris de poids et est enchantée de sa réussite.

« J'ai apprécié le Régime 2-Jours dès le début, parce que je pouvais être très stricte avec moi-même lors des deux jours de restriction et même si je faisais très attention les autres jours, je n'avais pas l'impression d'être au régime parce que c'était très différent. J'ai perdu beaucoup de poids au début, puis cela s'est ralenti, mais je me suis inscrite dans une salle de sport, ce qui m'a redonné un coup de fouet.

» Quand je me détendais et que je ne suivais pas mon jour de restriction du Régime d'Entretien 1-Jour, je sentais immédiatement le poids revenir, et maintenant, je sais que pour ne pas reprendre de poids, je dois garder ce mode de vie. Mais comme il s'agit seulement d'un jour, je n'ai pas de mal à le faire : tout le monde peut être "sage" un jour par semaine ! Cela n'a pas vraiment d'impact sur ma manière de vivre et je peux moduler en fonction de périodes comme les vacances ou les fêtes. Le seul moment où j'ai du mal, c'est quand je ne suis pas heureuse : là, j'ai des envies de nourriture confort. Je suppose que la solution est d'être constamment heureuse ! »

8. *Recherchez le soutien d'autres patients*

Il peut être extrêmement utile d'avoir un contact régulier avec d'autres personnes qui essaient également de ne pas regrossir. Pour vous aider à rester dans le droit chemin, allez voir notre site www.thetwodaydiet.co.uk ou retrouvez-nous sur Facebook, où vous obtiendrez le soutien des autres patients et pourrez échanger avec eux.

Que se passe-t-il si les kilos reviennent sournoisement ?

Si vous commencez à noter que votre poids augmente, surveillez-le de près. Le poids peut varier d'un jour à l'autre de 1 à 1,8 kg, mais si vous remarquez une augmentation progressive sur trois ou quatre semaines, il faut réagir immédiatement. Il est relativement facile de perdre 1 kilo de plus, mais quand il s'agit de 3, cela devient beaucoup plus difficile. Si la reprise de poids est de 0,5 à 1 kg et que vous voulez le perdre, ajustez votre régime au cours des semaines suivantes et augmentez votre activité physique. Si vous avez repris plus encore, revenez pendant quelques semaines au Régime 2-Jours, jusqu'à ce que vous ayez retrouvé votre poids, puis repassez aussitôt au Régime d'Entretien 1-Jour.

Avez-vous atteint votre objectif ou êtes-vous coincé ?

Si vous avez atteint le poids que vous visiez ou si vous êtes satisfait du nombre de kilos que vous avez perdus, suivez le Régime d'Entretien 1-Jour. Cependant, si vous trouvez que vous êtes coincé à un poids particulier, que vous ne pouvez plus progresser et que vous lisez ce chapitre parce que vous avez envie de renoncer, quoi qu'il arrive, n'en faites rien ! Bien que nous nous attendions à ce que la perte de poids diminue progressivement au bout de six à huit mois, elle ne devrait pas s'arrêter totalement. Plusieurs études sur des patients au régime dans des conditions contrôlées ont montré que, bien que la majeure partie de l'amaigrissement se produise effectivement dans les six à huit premiers mois, votre poids devrait continuer à diminuer progressivement au cours des trois années suivantes, puis vous atteindrez un plateau. Vous perdriez donc la moitié des kilos totaux au cours de la première année et la deuxième moitié au cours des deux années suivantes[5].

Si votre amaigrissement cesse, c'est qu'il est temps de revenir aux bases. La diminution de votre métabolisme devrait être un facteur important de ralentissement de l'amaigrissement, mais il ne devrait pas le faire cesser pour autant. La principale raison pour laquelle l'amaigrissement atteint un plateau, c'est que sans s'en rendre compte, avec le temps, les gens sont moins vigilants vis-à-vis de leur alimentation et de leur programme d'activité, ce qui est assez compréhensible. Cela peut faire quelques semaines que vous n'êtes plus aussi rigoureux qu'au début en matière d'alimentation et de sport, mais vous vous êtes dit que ce n'était pas grave puisque vous perdiez toujours du poids, jusqu'au moment où vous avez atteint un plateau. Vérifiez que vous vous conformez toujours aussi soigneusement aux consignes qu'au début du Régime 2-Jours. Si vous ne les suivez pas à la lettre, retournez aux chapitres 3 et 6, et remémorez-vous les règles. Pour revenir dans le droit chemin, il peut être utile de tenir un journal de votre alimentation et de vos activités.

Étude de cas : Linda

Linda, 31 ans, a commencé à prendre du poids passé 25 ans et avait atteint 71,6 kg quand elle a commencé le Régime 2-Jours. « J'ai toujours été active et avec un poids correct, mais l'université alliée à un amour immodéré du chocolat m'a fait passer d'une taille 38 à une taille 42, et mon poids est passé de 62 à 76 kilos. J'ai un peu maigri ces dernières années, mais je faisais encore 68 kilos et même si j'avais une alimentation relativement saine, mes portions étaient déraisonnables et je ne faisais pas de sport. Après un Noël où mon poids est passé à 71,2 kilos, et où ma mère a eu des complications graves dues au diabète, je me suis rendu compte qu'il fallait que j'agisse avant de tomber malade.

» J'ai commencé à avoir plus d'activité physique, mais j'en sortais généralement affamée et je perdais du poids lentement, probablement parce que je mangeais trop. Je me suis mise au Régime 2-Jours parce que je n'ai pas assez de volonté pour faire un régime sept jours par semaine. Comme je suis végétarienne, les jours sans glucides m'ont obligée à regarder de près ce que je mangeais et à constater qu'il y avait quelques déséquilibres.

» Étant motivée par mon mariage qui approchait, j'ai décidé que 2012 était l'année du va-tout. Le régime était plutôt difficile au début, et j'ai eu faim dès le deuxième jour, mais je me suis trouvée plus légère et en quelque sorte «plus propre» à l'intérieur. Au bout de quelques semaines, je ne remarquais plus la faim, mais ce qui m'a vraiment plu, c'était que je pouvais choisir quand placer mes deux jours de restriction. Si un restaurant était prévu tel jour, je pouvais inverser mes jours et ne pas me priver ce jour-là. Surtout, je n'avais pas l'impression de manquer quelque chose. Me restreindre sur deux jours signifiait également que j'avais l'énergie pour faire du sport les autres jours – quelque chose que je n'aurais sans doute pas pu faire si la restriction avait été continue.

» J'ai perdu progressivement du poids, et je ne l'ai pas repris. Il faut passer les deux premières semaines à s'habituer au Régime, mais plus longtemps on s'y tient, plus il devient facile. Et j'ai fini par comprendre les portions. Le mieux, c'est que je faisais une taille 38 pour mon mariage!»

Résumé

• Félicitez-vous pour le succès de votre perte de poids ! Vous avez atteint le poids que vous souhaitiez et vous avez probablement amélioré votre état de santé de manière permanente tout en réformant vos comportements alimentaires.

• Comme vous pesez moins désormais, votre organisme a besoin de moins de calories pour fonctionner. Le Régime d'Entretien 1-Jour, à l'efficacité prouvée, est conçu pour assurer que vous ne reprendrez pas vos kilos.

• Le Régime d'Entretien 1-Jour consiste à observer un jour de restriction, six jours sans restriction avec une alimentation de type méditerranéen et à maintenir un niveau d'activité (cinq heures par semaine). Cela devrait vous permettre de conserver votre nouveau poids de manière stable.

• Les éléments clés de l'entretien du poids sont une surveillance régulière de votre poids et des portions, une activité soutenue, la fixation d'un nouvel objectif et d'un système de récompense pour vous, ainsi que le soutien de votre entourage.

• Si votre poids a atteint un plateau et que vous désirez perdre davantage, retournez aux bases du Régime 2-Jours et recommencez en vous fixant un nouvel objectif et en vous surveillant.

8

Planificateurs de repas

Voici quelques programmes de repas pour vous guider durant les premières semaines du Régime 2-Jours – jusqu'à ce que l'habitude alimentaire des deux jours soit mise en place. Nous vous avons préparé quatre semaines de suggestions de menus avec les deux jours de restriction fixés lundi et mardi, car c'est ainsi que s'organisent la majorité des patients. Vous pouvez bien sûr les changer si vous le souhaitez. C'est probablement une bonne idée d'essayer le plus possible de conserver les deux mêmes jours de semaine en semaine, de façon à ce que le Régime 2-Jours devienne une habitude. Cependant, l'avantage du Régime, c'est que vous pouvez déplacer les jours à votre convenance dans la semaine.

Ce chapitre comprend les programmes végétarien et standard, qui combinent des recettes faciles à préparer avec des repas rapides et sains. Quand vous aurez atteint la fin de la Semaine 4, vous pourrez revenir au début en ajoutant d'autres recettes que vous trouverez aux chapitres 9 et 10.

Utilisez le planificateur de la manière qui vous arrange le mieux. Certains patients trouvent que s'y conformer au plus près les aide à rester concentrés, surtout au début du Régime 2-Jours. Pour ceux qui souhaitent une plus grande souplesse, le programme offre un bon point de départ pour mélanger les idées de plats. Les boissons ne figurent pas dans ce programme, mais il importe de boire deux litres par jour. Deux portions de laitages ont été incluses chaque jour en partant du principe que l'une sera utilisée sous forme de lait pour être bue au cours de la journée.

Semaine 1

Repas	Lundi	Mardi	Mercredi	Jeudi	Vendredi	Samedi	Dimanche
Petit déjeuner	Bacon grillé et tomates olivettes Café au lait	Recette : œufs sur lit d'épinards	Recette : porridge aux fruits secs	Biscuit au blé ou à l'avoine avec lait	Céréale au son et lait	Toast pain complet, margarine à base d'huile d'olive et confiture allégée en sucre	Recette : muesli classique
Snack de mi-matinée							Poignée de noix du Brésil
Déjeuner	Recette : soupe au chou-fleur	Crudités avec houmous allégé et fromage à tartiner allégé	Recette : salade de thon et haricots Yaourt	Recette : salade de betterave chaude et feta, servie avec des pommes de terre nouvelles	Recette : soupe aux lentilles avec épinards et un trait de citron, servie avec un sandwich poulet-salade au pain complet et mayonnaise allégée	Crackers complets avec fromage à tartiner allégé, salade mixte au saumon, haricots beurre et huile d'olive	Toast de pain de seigle avec margarine allégée et haricots blancs en sauce

Snack de mi-journée	Tranche de melon	Poignée de pistaches	Pomme	Poignée de fruits à écale sans sel		Pomme	Verre de jus de légumes
Dîner	Recette : maquereau farci servi avec une grosse portion de brocoli à la vapeur	Recette : sauté de poulet ou de dinde, haricots verts et mangetout Fraises et yaourt	Recette : poulet rôti au romarin, servi avec du boulgour et trois portions de légumes vapeur	Recette : boulettes de bœuf en sauce servies avec des spaghettis au blé entier et une grande salade mélangée Recette : délice aux pruneaux	Sardines grillées servies avec des pommes de terre nouvelles et deux portions de légumes vapeur Recette : nectarines au four fourrées aux amandes	Recette : fajitas de poulet servies avec une grande salade mélangée Recette : yaourt glacé aux framboises	Recette : curry d'aubergines, pois chiches, riz et raïta de mangue
Souper	Poignée d'amandes		Olives		Crudités et sauce tomate		Clémentine, petit verre de lait

Semaine 2

Repas	Lundi	Mardi	Mercredi	Jeudi	Vendredi	Samedi	Dimanche
Petit déjeuner	Demi-pamplemousse Recette : œufs brouillés épicés	Recette : smoothie à la papaye et aux graines de lin	Flocons de son et lait	Toast de pain aux céréales avec beurre d'arachide	Biscuit au blé ou à l'avoine avec du lait	Kipper avec toast de pain entier et margarine	Recette : porridge aux fruits secs
Snack de mi-matinée			Raisin		Fromage frais allégé		Poire
Déjeuner	Recette : salade épicée de saumon fumé et d'avocat	Recette : soupe chinoise de légumes au tofu	Recette : velouté de champignons et œufs durs, servi avec des crackers de blé entier et du fromage à tartiner allégé	Toast de pain aux céréales avec margarine allégée et une boîte de sardines à la sauce tomate	Verre de jus de légumes	Recette : salade grecque avec pain aux céréales	Recette : soupe de courgettes, sauce tomate et basilic, avec sandwich poulet salade sur petit pain complet
Snack de mi-journée	Morceau d'édam	Poignée de noix du Brésil	Deux mandarines satsumas		Petite pomme	Poignée de fruits à écale sans sel	

Repas	Lundi	Mardi	Mercredi	Jeudi	Vendredi	Samedi	Dimanche
Dîner	Recette : pilons de poulet piquants, crudités et harissa	Recette : poisson blanc, sauce au cresson, servi avec deux portions de légumes vapeur	Recette : crevettes avec haricots, tomates et thym, servies avec riz brun et salade verte mélangée	Olives Recette : kebabs d'agneau mariné et oignon rouge, sauce au yaourt et aux herbes, servis avec des pommes de terre nouvelles et une grande salade mélangée ou trois portions de légumes Recette : salade d'abricots et de pommes	Recette : frittata de courgettes servie avec une pomme de terre au four et une grande salade de haricots mélangés Yaourt glacé aux framboises	Recette : tajine de poulet aux carottes et pois chiches servi avec de la semoule Fruit et yaourt	Recette : légumes rôtis et halloumi grillé servis avec des quartiers de pomme de terre et une salade verte
Souper	Poignée de pistaches	Tomates olivettes	Poignée d'arachides non salées				Yaourt

Semaine 3

Repas	Lundi	Mardi	Mercredi	Jeudi	Vendredi	Samedi	Dimanche
Petit déjeuner	Recette : œufs sur lit d'épinards	Tomates et bacon grillé avec des champignons frits dans l'huile d'olive Café au lait	Flocons de son avec des graines mélangées et du lait	Œuf brouillé et tomates olivettes sur pain de seigle grillé Verre de lait	Céréales aux fruits et aux fibres avec du lait	Toast de pain aux céréales et margarine à base d'huile d'olive avec des champignons frits dans l'huile d'olive, des tomates grillées et un œuf poché	Céréales au son avec des fruits à écale hachés et du lait
Snack de mi-matinée				Poire		Prunes	
Déjeuner	Recette : soupe au poulet Poignée de fruits à écale sans sel	Salade de thon en boîte et sauce à l'huile d'olive	Recette : soupe au poivron rouge grillé servie avec du pain aux céréales et de l'houmous allégé Mandarines	Sandwiches au saumon en boîte et concombre sur pain aux céréales Yaourt	Recette : taboulé avec houmous allégé	Pomme de terre au four, haricots à la sauce tomate et cheddar allégé râpé	Recette : duo de salades de pommes de terre (version maquereau fumé) Fraises et yaourt

Snack de mi-journée	Smoothie aux baies d'été avec des fruits rouges congelés variés, du lait, du yaourt et de l'essence de vanille		Yaourt		Pomme, poignée de pistaches	Verre de jus de légumes	Recette : guacamole, servi avec des bâtonnets de carotte
Dîner	Recette : côtelettes d'agneau et « ramequins »	Recette : curry de chou-fleur et okra, raïta au yaourt et à la menthe Fraises	Recette : fricassée de poulet méditerranéenne servie avec trois portions de légumes vapeur et du boulgour Recette : mousse chocolat orange	Recette : lasagnes de poivrons rouges, courgettes et champignons, servies avec une salade	Recette : chili aux haricots et poivrons verts servi avec du riz brun Recette : crumble croustillant aux mûres et aux pommes servi avec du yaourt grec allégé	Épi de maïs Recette : saumon au poivre noir, olives et tomates, servi avec deux portions de légumes vapeur Recette : crumble croustillant aux mûres et aux pommes	Recette : sauté de bœuf thaï au citron vert, oignon rouge et concombre, servi avec des nouilles de blé entier bouillies
Souper	Morceau de fromage fumé bavarois	Poignée de noix du Brésil non salées		Raisins secs			Abricots secs

Semaine 4

Repas	Lundi	Mardi	Mercredi	Jeudi	Vendredi	Samedi	Dimanche
Petit déjeuner	Kipper grillé et tomates grillées	Recette : yaourt grec, mûres et noix de cajou à la cannelle	Recette : porridge aux fruits secs	Biscuit au blé entier ou à l'avoine avec du lait	Flocons de son et lait Verre de jus d'ananas	Toast de pain aux céréales avec du beurre d'arachide	Recette : muesli classique
Snack de mi-journée				Poire		Verre de lait	Abricot
Déjeuner	Recette : soupe de concombre glacée Cheddar allégé et fromage bavarois fumé	Salade de jambon et fromage frais (type cottage cheese) Poignée de noix	Salade de filet de poulet grillé (laitue, concombre et tomates) servie avec des biscuits d'avoine et du fromage à tartiner allégé	Recette : velouté de champignons servi avec des croûtons de seigle et de l'houmous allégé Banane	Recette : soupe de courgettes, sauce tomate et basilic	Pomme de terre au four avec du thon et de la mayonnaise allégée servie avec une salade verte	Haricots en sauce avec un toast de pain aux céréales et du cheddar allégé râpé
Snack de mi-journée	Poignée de pistaches	Œuf dur et tomates olivettes	Verre de jus de légumes			Recette : tzatziki servi avec des dés de concombre et de poivron rouge	Verre de jus de légumes

Repas	Lundi	Mardi	Mercredi	Jeudi	Vendredi	Samedi	Dimanche
Dîner	Recette : steak de dinde à la plancha, épinards à l'ail Tranche de melon	Recette : kebabs de crevettes et légumes	Recette : saumon aux lentilles servi avec deux portions de légumes vapeur ou une grande salade mélangée Recette : crêpe avec du miel	Chili à base de bœuf maigre haché et de haricots rouges servi avec du riz brun, une grosse cuillerée de yaourt nature et une salade concombres et tomates	Recette : poulet rôti au romarin servi avec des pommes de terre à l'eau cuites avec la peau et deux portions de légumes vapeur Fromage frais allégé aux fruits	Recette : curry d'aubergines, pois chiches, riz (ou une chapati au blé entier) et raïta à la mangue Recette : nectarines au four fourrées aux noix	Recette : gâteaux de poisson fumé servis avec une salade mixte
Souper			2 mandarines satsumas	1 poignée d'arachides sans sel		Banane	

Semaine 1 (végétarienne)

Repas	Lundi	Mardi	Mercredi	Jeudi	Vendredi	Samedi	Dimanche
Petit déjeuner	Œufs pochés et tomates olivettes	Recette : œufs sur lit d'épinards	Biscuit au blé entier ou à l'avoine avec du lait et des fruits secs	Recette : porridge aux fruits secs	Toast de pain aux céréales et margarine à base d'huile d'olive avec des saucisses végétariennes grillées, des tomates grillées et des champignons sautés à l'huile d'olive Verre de jus d'orange	Recette : muesli classique	Toast de pain complet, margarine à base d'huile d'olive et confiture allégée
Snack de mi-journée	Lanières de tofu sautées aux épices		Poignée de pistaches				

Repas	Lundi	Mardi	Mercredi	Jeudi	Vendredi	Samedi	Dimanche
Déjeuner	Recette : soupe au chou-fleur	Crudités avec houmous et fromage à tartiner allégés	Recette : soupe de courgettes, sauce tomate et basilic, biscuits d'avoine et houmous	Crackers de seigle avec du fromage à tartiner allégé et une salade de haricots mélangés sauce à l'huile d'olive	Recette : soupe de lentilles aux épinards avec un trait de citron servie avec des biscuits à l'avoine ou une tranche de pain complet avec de la margarine	Toast de seigle avec de la pâte à tartiner allégée et des haricots en sauce ou recette : haricots en sauce Boston	Œuf dur et salade de pâtes aux haricots beurre (laitue, ciboule et tomates), sauce à l'huile d'olive
Snack de mi-journée	Verre de lait	Poignée de fruits à écale non salés	Pomme	Verre de jus de légumes	Yaourt	Houmous allégé avec du céleri et du concombre	

Repas	Lundi	Mardi	Mercredi	Jeudi	Vendredi	Samedi	Dimanche
Dîner	Recette : légumes sautés à l'orientale, tofu mariné et noix de cajou Compote de rhubarbe avec édulcorants à volonté et yaourt grec maigre	Recette : ragoût de haricots à l'italienne Fraises et yaourt	Recette : pâtes à l'arrabiata et sauce tomate universelle avec du tofu et deux portions de légumes vapeur Yaourt	Recette : hamburger maison version végétarienne avec des pommes de terre nouvelles et deux portions de légumes vapeur Recette : yaourt glacé aux framboises	Pizza maison – utilisez une base de pizza à la farine complète et une purée de tomates, de l'huile d'olive, de l'ail, des légumes (oignons, poivrons, champignons, olives) et de la mozzarella – avec une grande salade	Recette : salade de betterave chaude et feta servie avec des pommes de terre nouvelles et un œuf en tranches Mandarine satsuma	Recette : curry d'aubergines, pois chiches, riz et raïta à la mangue
Souper	Poignée d'arachides sans sel	Œufs durs	Olives			Pêche	Poignée de noix du Brésil

Semaine 2 (végétarienne)

Repas	Lundi	Mardi	Mercredi	Jeudi	Vendredi	Samedi	Dimanche
Petit déjeuner	Demi-pamplemousse Recette : œufs brouillés épicés	Recette : smoothie à la papaye et aux graines de lin	Flocons de son et lait	Toast de pain aux céréales avec du beurre d'arachide	Biscuit à l'avoine ou au blé avec du lait	Toast de pain entier avec œuf poché	Recette : porridge aux fruits secs et miel
Snack de mi-journée	Morceau d'édam	Œuf dur			Fromage frais maigre		Prune
Déjeuner	Recette : salade de feta, menthe et haricots de soja	Recette : soupe chinoise de légumes au tofu	Recette : velouté de champignons servi avec des crackers au blé entier et de l'houmous allégé Poignée d'arachides non salées	Recette : salade de haricots blancs aux œufs durs servie avec des biscuits à l'avoine et du fromage blanc maigre	Recette : soupe de courgettes, sauce tomate et basilic, servie avec des biscuits à l'avoine et de l'houmous allégé	Recette : salade grecque servie avec du pain aux céréales	Recette : haricots Boston servis avec une pomme de terre au four
Snack de mi-journée	Poignée de noix du Brésil		Poire	Tomates cerises	Banane		Fromage allégé avec des bâtonnets de concombre et de carotte

Dîner	Recette : brochettes de tofu au gingembre, soja et piment, salade de mangetout et chou chinois	Recette : curry de chou-fleur et de champignons au yaourt (ajoutez du tofu si vous désirez densifier le plat)	Recette : chili de haricots et poivrons verts servi avec une salade verte Fruit et yaourt	Olives Recette : poivron farci croustillant, roquette et raïta, servi avec (recette) coleslaw de chou rouge aux noix et aux graines Recette : salade d'abricots et de pommes	Gratin de haricots et de légumes – recette adaptée : crevettes aux haricots, tomates et thym préparée en remplaçant les crevettes par des oignons et des poivrons revenus dans l'huile avant d'ajouter des tomates et servie nappée de purée de pommes de terre	Recette : frittata de courgettes servie avec une pomme de terre au four et une salade de haricots mélangés Recette : crumble croustillant aux mûres et aux pommes servi avec du fromage frais	Recette : orzotto aux pois et aux fèves
Souper		Poignée de noix mélangées sans sel		Verre de lait			Poignée de noix

Semaine 3 (végétarienne)

Repas	Lundi	Mardi	Mercredi	Jeudi	Vendredi	Samedi	Dimanche
Petit déjeuner	Recette : yaourt grec, mûres et noix de cajou grillées à la cannelle	Recette : œufs sur lit d'épinards	Céréales aux fruits et aux fibres et lait	Œuf brouillé et tomate olivette en conserve sur pain de seigle Verre de lait	Toast de pain aux céréales avec de la margarine à base d'huile d'olive, des champignons frits dans l'huile d'olive, des tomates grillées et un œuf poché	Flocons de son avec des graines mélangées et du lait	Muesli et lait
Snack de mi-journée						Smoothie à la banane avec du lait demi-écrémé et du yaourt nature	

Repas	Lundi	Mardi	Mercredi	Jeudi	Vendredi	Samedi	Dimanche
Déjeuner	Recette : soupe au chou-fleur Lanières de tofu sautées aux épices avec des graines de sésame	Salade de tomates et mozzarella servie avec de la salade verte et une sauce à l'huile d'olive	Saucisse végétarienne sur un petit pain au blé entier avec une grande salade	Recette : duo de salades de pommes de terre version végétarienne Bâtonnets de poivrons mélangés et houmous allégé	Recette : soupe au poivron rouge grillé servie avec des croûtons de seigle et de l'houmous allégé	Recette : salade de haricots blancs aux œufs durs servie avec une tranche de pain complet et de la pâte à tartiner allégée	Sandwich d'houmous allégé et carotte râpée sur pain aux céréales avec de la salade Fraises et yaourt
Snack de mi-journée	Poignée d'amandes	Verre de jus de légumes		Kiwi		Pomme	Poignée de fruits à écale non salés

Repas	Lundi	Mardi	Mercredi	Jeudi	Vendredi	Samedi	Dimanche
Dîner	Recette : omelette mousseuse et ciboule servie avec une salade mélangée	Recette : légumes sautés à l'orientale, tofu mariné et noix de cajou Tranche de melon	Recette : chili de haricots et poivrons verts servi avec du riz basmati entier ou une chapati à la farine complète et un yaourt nature maigre Recette : salade d'abricots et de pommes	Recette : pâtes à l'arrabiata et sauce tomate universelle servies avec du tofu et une salade Banane et yaourt	Épi de maïs Recette : légumes rôtis et halloumi grillé Recette : crumble croustillant aux mûres et aux pommes avec une portion de crème anglaise (sucrée à volonté avec des édulcorants)	Recette : lasagnes de poivrons rouges, courgettes et champignons, servies avec une grande salade	Recette : œufs au four à la tunisienne Recette : mousse chocolat orange
Souper	fromage frais (cottage cheese) et crudités	Houmous allégé et crudités					Prune

Semaine 4 (végétarienne)

Repas	Lundi	Mardi	Mercredi	Jeudi	Vendredi	Samedi	Dimanche
Petit déjeuner	Saucisses végétariennes grillées et tomates	Recette : œufs brouillés épicés	Recette : porridge aux fruits secs	Biscuit au blé entier ou à l'avoine avec du lait et des fruits secs	Sandwich de saucisse végétarienne grillée sur un petit pain aux céréales avec des tomates grillées Verre de lait	Céréales aux fruits et aux fibres avec du lait Verre de jus d'ananas	Omelette aux tomates avec un toast de pain complet et de la pâte à tartiner allégée
Snack de mi-matinée	Œuf dur	Abricots		Orange		Recette : guacamole servi avec des crudités	
Déjeuner	Recette : soupe de concombre glacée Lanières de tofu épicées sautées	Recette : salade de menthe, feta et haricots de soja	Haricots en sauce sur toast de pain aux céréales	Sandwich à l'œuf en tranches et salade sur pain aux céréales, servi avec (recette) du coleslaw de chou rouge aux noix et aux graines	Biscuits à l'avoine servis avec des olives, de l'houmous allégé et des crudités	Œuf poché et mouillettes de pain aux céréales	Recette : velouté de champignons servi avec des croûtons de pain de seigle, du fromage allégé et du concombre

Repas	Lundi	Mardi	Mercredi	Jeudi	Vendredi	Samedi	Dimanche
Snack de mi-journée	Poignée de pistaches	Poignée de noix du Brésil	Tomates cerises	Banane		Tranche de melon	Poire
Dîner	Recette : champignons de Paris farcis Tranche de melon	Recette : brochettes de tofu au gingembre, soja et piment, salade de mangetout et chou chinois	Recette poivrons farcis croustillants, roquette et raïta, servis avec de la sauce tomate Fruit et yaourt	Recette : frittata de courgettes avec des légumes vapeur Recette : cheesecakes au citron et au miel	Recette : chili de haricots et poivrons verts servi avec du riz brun Recette : nectarines au four fourrées aux noix servies avec du yaourt	Recette : légumes rôtis et halloumi grillé servis avec du quinoa Recette : crêpes avec du miel	Recette adaptée : ragoût de haricots à l'italienne, avec PVT ajoutées aux tomates et couche de purée de pommes de terre, servi avec des légumes vapeur Recette : gâteau au yaourt, citron et myrtilles
Souper		Fromage frais (cottage cheese) et bâtonnets de concombre		Verre de jus de légumes			

9

Recettes pour les deux jours de restriction

Avertissement

La plupart des recettes sont prévues pour une ou deux personnes. Si vous augmentez les quantités pour servir plus de convives, n'oubliez pas que vous devrez peut-être aussi adapter le temps de cuisson. Dans certains cas, préparer une seule portion n'est pas pratique – curries, soupes, ragoûts, en particulier – et tout excédent peut être congelé, de façon à ce que vous ayez toujours une provision de repas sains.

Toutes les mesures à la cuiller sont rases, sauf indication, et correspondent aux quantités standard : cuiller à café (cc) = 5 millilitres ; cuiller à soupe (cs) = 15 millilitres. En cas de doute, utilisez un récipient gradué.

Tous les appareils étant différents, vérifiez la cuisson. Les températures de four données correspondent à des fours à gaz et électriques conventionnels ; pour les fours à chaleur tournante, ôtez 20 °C.

Sel et sucre

Beaucoup d'entre nous ont développé une préférence pour les aliments trop salés et trop sucrés à cause d'années passées à consommer des aliments industriels ou à ajouter sel et sucre pour relever la saveur de nos plats. Réduire l'apport en sel et en sucre est important pour une alimentation saine. Pour cela, c'est très simple : il suffit de prendre l'habitude de manger moins.

Au début, quand vous diminuez votre consommation de sel et de sucre, les aliments peuvent paraître fades ou avoir un goût différent. Vous pouvez diminuer le sel directement ou par paliers de 20 %. La plupart des gens ne perçoivent pas de différence s'ils diminuent le sel progressivement. Dans un cas comme dans l'autre, au bout de deux ou trois semaines, vous commencerez à percevoir les authentiques et délicieux arômes des aliments. Les recettes qui suivent proposent quantité d'assaisonnements de substitution et ne nécessitent pas de sel.

Certaines recettes contiennent du bouillon et nous vous suggérons de ne pas en utiliser plus de 2 grammes (le quart d'un cube) par portion. Vous pouvez en mettre moins si vous souhaitez un bouillon moins salé. Essayez d'acheter du thon, des haricots et des légumineuses conservés au naturel et non en saumure ou dans l'eau salée. De la même manière, prenez des crevettes crues plutôt que cuites, car elles contiennent beaucoup moins de sel : 100 grammes de crevettes cuites contiennent généralement 1,1 à 2 grammes de sel, alors que les crues en contiennent 0,5 g.

Recettes pour les deux jours de restriction

Brochettes de tofu au gingembre, soja et piment, salade de mangetout et chou chinois	301
Ragoût de haricots à l'italienne	302
Salade de feta, menthe et haricots de soja	304
Œufs au four à la tunisienne	305
Champignons de Paris farcis	307
Légumes rôtis et halloumi grillé	309
Omelette mousseuse et ciboule	311
Céleri « quasi-rémoulade »	312
Légumes sautés à l'orientale, tofu mariné et noix de cajou	313
Curry de chou-fleur et de champignons au yaourt	315
Gratin de légumes verts	316
Boissons rafraîchissantes	
Ayran (boisson au yaourt)	318
Thé vert à la menthe	319
Tisane au gingembre et citron	319

Pour chaque recette est précisé le nombre de portions qu'elle représente dans votre ration du Régime 2-Jours. Beaucoup d'aliments contiennent un mélange de nutriments, dont certains en si petites quantités qu'ils ne comptent pas dans votre ration. Toutes les portions ont été arrondies à la moitié supérieure.

Yaourt grec, mûres et noix de cajou grillées à la cannelle

1 personne
10 noix de cajou non salées
1 pincée de cannelle en poudre
80 g de mûres
120 g de yaourt grec maigre

PORTIONS		INFOS NUTRITIONNELLES	
Protéines	0	Calories	172
Lipides	1	Glucides	15 g
Laitages	1	Protéines	9 g
Fruits	1	Fibres	5 g
Légumes	0	Sel	0,3 g

Mettez à chauffer une petite poêle à feu moyen. Quand elle est chaude, ajoutez les noix de cajou et la cannelle, et laissez griller 1 à 2 minutes, en remuant de temps en temps avec une cuiller en bois jusqu'à ce qu'elles soient dorées et parfumées. Réservez sur une planche à découper et, une fois qu'elles ont assez refroidi pour ne pas vous brûler, broyez-les grossièrement.

Versez le yaourt dans un bol et garnissez avec les mûres, puis saupoudrez de noix de cajou broyées.

Œufs brouillés épicés

PORTIONS		INFOS NUTRITIONNELLES	
Protéines	2	Calories	228
Lipides	0	Glucides	4 g
Laitages	0	Protéines	17 g
Fruits	0	Fibres	2 g
Légumes	1½	Sel	0,5 g

1 personne
2 œufs
1/2 cc d'huile de colza
3 ciboules, ½ piment

haché doux ou piquant selon votre goût (facultatif), ¼ de cc de curcuma
1 poignée de feuilles de coriandre
1 tomate moyenne concassée

Battez les œufs dans un bol avec 1 cs d'eau.

Huilez une poêle et mettez-la à feu moyen. Quand elle est chaude, ajoutez les ciboules et le piment, et laissez cuire jusqu'à ce que les ciboules colorent légèrement.

Ajoutez curcuma et feuilles de coriandre, et remuez quelques secondes, puis ajoutez la tomate et continuez de remuer jusqu'à ce que la tomate soit assez chaude. Enfin, ajoutez les œufs battus et laissez cuire en remuant constamment jusqu'à ce que les œufs prennent. Retirez du feu et servez immédiatement.

Roulé de saumon fumé et épinards, cottage cheese et citron

1 personne

60 g de saumon fumé en tranches
80 g de jeunes pousses d'épinards lavées et épongées
75 g de cottage cheese
Le zeste de ½ citron
Poivre noir

PORTIONS		INFOS NUTRITIONNELLES	
Protéines	2	Calories	181
Lipides	0	Glucides	4 g
Laitages	1	Protéines	27 g
Fruits	0	Fibres	2 g
Légumes	1	Sel	3,7 g

Étalez le saumon fumé sur une planche à découper et parsemez les feuilles d'épinards dessus, en veillant à ne pas en mettre à côté. Déposez un peu de cottage cheese au centre et assaisonnez avec le zeste de citron et un tour de moulin de poivre noir. Roulez la tranche de saumon et servez immédiatement.

Œufs sur lit d'épinards

1 personne
100 g de jeunes pousses d'épinards
Poivre noir
Un trait de vinaigre
2 œufs

PORTIONS		INFOS NUTRITIONNELLES	
Protéines	2	Calories	210
Lipides	0	Glucides	2 g
Laitages	0	Protéines	18 g
Fruits	0	Fibres	3 g
Légumes	1	Sel	0,8 g

Lavez les épinards et hachez-les grossièrement. Jetez-les dans une casserole sur feu moyen, ajoutez quelques tours de moulin de poivre noir, couvrez et laissez juste cuire jusqu'à ce que les épinards ramollissent.

Faites bouillir 2 cm d'eau additionnée d'un trait de vinaigre dans une petite casserole. Cassez chaque œuf dans une tasse. Quand l'eau bout, faites glisser les œufs dans la casserole et baissez le feu (sur une plaque électrique, vous pouvez éteindre). Couvrez la casserole et laissez les œufs pocher à votre goût – 3 minutes donnent un blanc solide et un jaune onctueux.

Égouttez bien les épinards et étalez-les sur une

assiette chaude. Retirez les œufs de la casserole avec une écumoire pour égoutter l'eau et déposez-les sur les épinards. Poivrez et servez immédiatement.

Smoothie à la papaye et aux graines de lin

1 personne

120 g de yaourt nature maigre
Le jus de ½ citron vert
80 g de papaye mûre, pelée et épépinée
1 cm^3 de graines de lin
5 glaçons

PORTIONS		INFOS NUTRITIONNELLES	
Protéines	0	Calories	112
Lipides	½	Glucides	14 g
Laitages	1	Protéines	7 g
Fruits	1	Fibres	3 g
Légumes	0	Sel	0,2 g

Versez le yaourt et le jus de citron vert dans un mixeur et ajoutez la papaye.

Mixez jusqu'à obtenir une consistance lisse et versez dans un grand verre sur les glaçons. Saupoudrez des graines de lin et servez immédiatement.

Soupe aux crevettes épicée et aigre

1 personne

PORTIONS		INFOS NUTRITIONNELLES	
Protéines	4	Calories	175
Lipides	0	Glucides	5 g
Laitages	0	Protéines	35 g
Fruits	0	Fibres	2 g
Légumes	1	Sel	2,1 g

35 cl de bouillon de poisson ou de légumes allégé en sel
½ cc de sauce de poisson (facultatif)
1 petit piment rouge finement haché
Le jus de ½ citron vert
½ cc de sauce soja allégée en sel
2 cm de gingembre finement râpé
1 bâtonnet de citronnelle en fines tranches
180 g de crevettes géantes tigrées crues
1 ciboule émincée
3 tomates cerises coupées en deux
7 petits champignons de Paris coupés en deux
1 cs de coriandre ciselée

Faites chauffer le bouillon de poisson dans une casserole et ajoutez la sauce de poisson, le piment, le jus de citron vert, la sauce soja, le gingembre et la citronnelle, puis chauffez à feu moyen jusqu'à ébullition et baissez le feu. Laissez mijoter 3-4 minutes jusqu'à obtenir un bouillon parfumé. Ajoutez les crevettes, la ciboule, les tomates et les champignons, et laissez mijoter encore 2 minutes, jusqu'à ce que les crevettes aient rosi. Servez immédiatement, parsemé de coriandre.

Soupe chinoise de légumes au tofu

PORTIONS		INFOS NUTRITIONNELLES	
Protéines	3	Calories	149
Lipides	0	Glucides	6 g
Laitages	0	Protéines	15 g
Fruits	0	Fibres	4 g
Légumes	1½	Sel	1,2 g

1 personne
25 cl de bouillon de légumes allégé en sel
60 g de chou chinois
3 petits champignons de Paris en lamelles
3 ciboules coupées en lamelles
1 petit morceau de gingembre frais (6 g environ)
1 gousse d'ail
150 g de tofu ferme
Sauce soja allégée

Versez le bouillon dans une casserole et faites bouillir. Séparez les feuilles de chou, puis coupez les tiges en fins bâtonnets et les feuilles en lanières. Mettez les tiges dans le bouillon avec les champignons et les ciboules et baissez le feu pour laisser mijoter. Râpez le gingembre et l'ail dans la casserole et laissez cuire 3 minutes.

Coupez le tofu en cubes de 1,5 cm de côté. Ajoutez les feuilles de chou en lanières dans la casserole et remuez. Ajoutez délicatement le tofu et laissez mijoter encore 2 minutes.

Ôtez la casserole du feu, puis retirez les légumes et le tofu avec une écumoire et mettez-les dans un bol. Versez délicatement le liquide par-dessus et servez immédiatement avec un trait de sauce soja.

Attention : cette soupe ne peut pas être congelée.

Soupe au chou-fleur

1 ou 2 personnes
1 mini-chou-fleur (environ 200 g) ou 175 de fleurettes
1 cc d'huile de colza
½ poireau émincé (environ 80 g)
1 gousse d'ail écrasée
50 cl de bouillon de légumes allégé en sel
10 à 15 cl de lait écrémé ou demi-écrémé
Poivre noir

PORTIONS		INFOS NUTRITIONNELLES	
Protéines	0	Calories	182
Lipides	0	Glucides	17 g
Laitages	½	Protéines	14 g
Fruits	0	Fibres	7 g
Légumes	3½	Sel	1,1 g

Chauffez l'huile dans la casserole et ajoutez le poireau. Remuez pendant 1 minute, puis ajoutez le chou-fleur et l'ail. Remuez encore 1 minute, sans laisser brunir, puis ajoutez le bouillon. Faites bouillir, réduisez le feu et laissez mijoter sans couvrir jusqu'à ce que le chou-fleur et le poireau soient tendres et le liquide très réduit (environ 15 minutes).

Retirez la casserole du feu. Mixez la soupe au robot ou au mixeur, en ajoutant du lait jusqu'à obtenir la consistance qui vous convient. Poivrez, réchauffez encore un peu, puis servez.

ASTUCE :

- Cette soupe simple et délicieuse peut être préparée en plus grande quantité et congelée.

Soupe au poulet

1 personne
1 filet de poulet sans la peau d'environ 150 g
50 cl de bouillon de légumes allégé en sel
1 petite feuille de laurier
1 brin de thym
1 poireau paré (environ 160 g)
3 haricots verts coupés en tronçons de 2 cm
5 cl de lait demi-écrémé (facultatif)

PORTIONS		INFOS NUTRITIONNELLES	
Protéines	5	Calories	230
Lipides	0	Glucides	9 g
Laitages	0	Protéines	39 g
Fruits	0	Fibres	6 g
Légumes	3	Sel	1,2 g

Mettez le filet de poulet entier dans une casserole avec le bouillon. Ajouter laurier et thym, faites bouillir, puis réduisez le feu et laissez mijoter 10 minutes.

Séparez le vert et le blanc du poireau, émincez le vert et ajoutez-le dans la casserole. Laissez mijoter encore 10 minutes. Émincez le blanc du poireau et ajoutez-le au bouillon avec les haricots.

Laissez mijoter encore 5 minutes. Le poulet doit être tendre et entièrement cuit. Prolongez la cuisson si nécessaire.

Enlevez délicatement le poulet avec une écumoire et coupez-le en dés de 2 cm maximum. Ôtez le laurier et le thym du bouillon. Remettez le poulet dans la casserole et montez le feu pour réduire le liquide de cuisson et réchauffer le poulet. Cela devrait prendre 5 minutes.

POUR SERVIR, PLUSIEURS OPTIONS :

- Consommez la soupe telle quelle avec les petits cubes de poulet et de légumes dans un bouillon délicieusement parfumé.
- Versez le liquide et quelques légumes dans un récipient, ajoutez le lait, puis mixez et ajoutez le tout au liquide restant dans la casserole.
- Ajoutez le lait et mixez le tout en velouté.

Quel que soit votre choix, réchauffez la soupe et poivrez avant de servir.

ASTUCES :

- Vous pouvez remplacer les haricots par un autre légume vert (voir p. 78).
- Cette soupe peut être préparée en plus grande quantité et congelée.

Soupe de concombre glacée

1 personne

½ petit concombre pelé et haché
½ poireau haché
½ cc d'huile de colza
15 cl de lait demi-écrémé
½ cs de farine de maïs
15 cl de bouillon de légumes allégé en sel

PORTIONS		INFOS NUTRITIONNELLES	
Protéines	0	Calories	138
Lipides	0	Glucides	17 g
Laitages	1	Protéines	7 g
Fruits	0	Fibres	3 g
Légumes	3	Sel	0,7 g

Un peu de ciboulette ciselée
Poivre noir

Faites chauffer l'huile dans une casserole à feu moyen et ajoutez les légumes hachés. Faites chauffer le lait dans une seconde casserole.

Couvrez la casserole des légumes et laissez cuire doucement pendant 5 minutes, en surveillant qu'ils ne brûlent pas. Versez la farine de maïs dans un petit bol et ajoutez un peu de lait chaud. Mélangez jusqu'à obtention d'une pâte lisse que vous ajouterez aux légumes. Remuez bien pendant 1 minute environ puis retirez du feu.

Versez progressivement en remuant le reste du lait chaud et le bouillon. Remettez sur le feu et laissez bouillir, puis réduisez le feu et laissez mijoter doucement pendant 20 minutes.

Mixez bien la soupe, qui doit avoir la consistance d'une crème, et versez-la dans un bol. Laissez refroidir, puis couvrez et mettez au réfrigérateur jusqu'à ce qu'elle soit parfaitement froide.

Au moment de servir, saupoudrez de ciboulette et ajoutez un peu de poivre noir.

ASTUCE :

- Cette soupe doit être consommée fraîche et ne peut être congelée. La farine de maïs fournit 1 g de glucides.

Soupe japonaise au miso, shiitake et légumes verts

1 personne

½ cs de pâte de miso de bonne qualité
½ cc de sauce soja
1 cm de gingembre finement râpé
2 ciboules émincées
40 g d'épinards
3 asperges coupées en morceaux de 2 cm
3 champignons shiitake émincés
¼ de cc de graines de sésame

PORTIONS		INFOS NUTRITIONNELLES	
Protéines	0	Calories	59
Lipides	0	Glucides	5 g
Laitages	0	Protéines	5 g
Fruits	0	Fibres	4 g
Légumes	½	Sel	1,2 g

Faites bouillir 30 cl d'eau.

Mettez le miso dans un petit bol, ajoutez 2 à 3 cs d'eau bouillante et mélangez. Mettez la pâte obtenue dans une petite casserole et versez progressivement en remuant le reste de l'eau pour faire un bouillon homogène. Ajoutez la sauce soja et le gingembre, et amenez à ébullition. Baissez le feu et laissez mijoter 2 à 3 minutes, puis ajoutez ciboules, épinards, asperges et champignons. Laissez mijoter encore 2 minutes, ajoutez les graines de sésame et servez aussitôt.

Sauces à tremper (dips)

Tzatziki

PORTIONS		INFOS NUTRITIONNELLES	
Protéines	0	Calories	103
Lipides	0	Glucides	15 g
Laitages	1	Protéines	10 g
Fruits	0	Fibres	1 g
Légumes	1	Sel	0,3 g

1 personne
150 g de yaourt grec maigre ou allégé
1 petite gousse d'ail écrasée
5 cm de concombre
1 grosse poignée de feuilles de coriandre
½ poignée de feuilles de menthe
Poivre noir

Versez le yaourt et l'ail écrasé dans un bol. Coupez le concombre en deux et ôtez les pépins, puis taillez la pulpe en petits morceaux et ajoutez-la au mélange ail et yaourt.

Hachez ensemble la coriandre et la menthe et ajoutez-les au yaourt, puis mélangez. Donnez quelques tours de moulin de poivre noir et servez immédiatement.

Guacamole

1 personne
½ avocat mûr
1 trait de jus de citron
1 ciboule hachée
4 tomates cerises hachées
½ petit piment rouge finement haché

PORTIONS		INFOS NUTRITIONNELLES	
Protéines	0	Calories	155
Lipides	2	Glucides	4 g
Laitages	0	Protéines	2 g
Fruits	0	Fibres	5 g
Légumes	½	Sel	< 0,1 g

Quadrillez la chair de l'avocat avec un couteau sans entamer la peau. Repliez l'avocat sur lui-même : les cubes se détacheront facilement ou d'eux-mêmes selon sa maturité.

Mettez-les dans un bol, ajoutez un peu de jus de citron et écrasez la chair à la fourchette pour qu'il n'y ait plus de gros morceaux. Ajoutez la ciboule, les tomates et le piment, rectifiez l'assaisonnement et servez immédiatement.

ASTUCE :

- Ces deux dips sont délicieux servis avec des crudités ou des feuilles de laitue iceberg en guise de cuillers.

Salade de crabe

PORTIONS		INFOS NUTRITIONNELLES	
Protéines	4	Calories	316
Lipides	2 ½	Glucides	4 g
Laitages	0	Protéines	22 g
Fruits	0	Fibres	5 g
Légumes	1	Sel	1,4 g

1 personne
1 boîte de chair de crabe de 170 g ou 100 g de chair de crabe frais
2 cs de mayonnaise allégée
Le zeste et le jus de ½ citron non traité
Quelques gouttes de Tabasco (facultatif)
3 ciboules hachées
½ avocat
1 poignée de feuilles de salade (environ 60 g)

Égouttez la chair de crabe en boîte à la passoire, rincez sous l'eau courante, puis laissez égoutter complètement. (Cette étape est à sauter si vous prenez du crabe frais, mais débarrassez bien la chair d'éventuels débris de coquille.)

Émiettez délicatement les morceaux de chair de crabe à la fourchette et réservez.

Mettez la mayonnaise dans un bol et versez 1 cc de jus de citron puis le zeste sur le mélange. Ajoutez éventuellement le Tabasco poivrez en abondance. Ajoutez les ciboules et mélangez.

Débitez l'avocat en cubes comme dans la recette du guacamole et versez-les dans le bol de mayonnaise, puis ajoutez la chair de crabe. Mélangez délicatement tous les ingrédients.

Posez les feuilles de salade sur une assiette et déposez dessus le crabe à la cuiller. Servez aussitôt.

Pâte de thon et crudités

1 personne
1 morceau de thon en boîte au naturel de 160 g
1 cs de fromage à tartiner maigre
1 cs de yaourt grec maigre ou allégé
2 traits de jus de citron
Sauce Worcester ou Tabasco
Poivre noir
Pour les crudités :
3 tiges de céleri sans les feuilles coupées en bâtonnets
6 ciboules
5 cm de concombre coupé en lanières

PORTIONS		INFOS NUTRITIONNELLES	
Protéines	3½-4	Calories	228
Lipides	0	Glucides	7 g
Laitages	1½	Protéines	35 g
Fruits	0	Fibres	4 g
Légumes	3	Sel	0,6 g

Égouttez le thon. Si vous n'avez pu en trouver qu'en saumure, mettez-le dans une passoire et rincez-le sous l'eau courante pour le débarrasser de son excès de sel.

Mettez le thon dans un bol et émiettez-le à la fourchette, puis ajoutez le fromage à tartiner et le yaourt, et mélangez. Ajoutez 1 ou 2 traits de jus de citron et, avec précaution, du Tabasco ou de la Worcester sauce.

Ajoutez ensuite un peu de poivre noir et mélangez encore.

Couvrez le bol et mettez-le au réfrigérateur pendant 2 heures au moins pour que les arômes se développent. Préparez les crudités juste avant de servir.

ASTUCE :

- C'est une recette très facile à modifier : pour une pâte plus ferme, utilisez 2 boîtes de thon. Pour une sauce à tremper plus onctueuse, utilisez plus de yaourt. L'un comme l'autre est idéal pour un déjeuner à emporter.

Salade épicée de saumon fumé et d'avocat

1 personne

75 g de saumon fumé
Poivre noir
1 citron
2 cm de concombre
1 cc d'huile d'olive
1 cc de graines de sésame
1 petite poignée de cresson
1 petite poignée de roquette
½ petit avocat

PORTIONS		INFOS NUTRITIONNELLES	
Protéines	2	Calories	226
Lipides	2½	Glucides	2 g
Laitages	0	Protéines	22 g
Fruits	0	Fibres	3 g
Légumes	1	Sel	3,6 g

Pressez le citron. Coupez le saumon fumé en lanières et mettez-les dans un bol. Donnez un tour de moulin de poivre noir et ajoutez un peu de jus de citron puis mélangez. Coupez le concombre en longueur et enlevez les pépins, puis recoupez chaque moitié dans le sens de la longueur et tranchez-le finement. Ajoutez-le au saumon fumé. Réservez le bol pendant que vous préparez la sauce et la salade.

Versez l'huile d'olive dans un petit bol et ajoutez 1 trait de jus de citron. Fouettez bien et saupoudrez des graines de sésame. Lavez cresson et roquette et mettez-les sur une assiette.

Pelez l'avocat et coupez-le en fines tranches. Posez-les autour de la salade, puis disposez à la cuiller le mélange concombre-saumon sur le dessus. Fouettez encore un peu la sauce et versez-la sur la salade. Servez immédiatement.

ASTUCE :

- En variante et en saison, faites cette salade avec du radis noir à la place des graines de sésame. Râpez un peu de radis frais sur la sauce une trentaine de minutes avant de préparer la salade. Le radis noir frais se trouve facilement et il est meilleur en automne et en hiver.

Poisson et fruits de mer

Daurade au piment et au pesto

1 personne

2 filets de daurade de 120 g environ
½ piment rouge finement haché
1 cc de pesto vert

Le jus et le zeste de 1 citron
1 petite poignée de feuilles de basilic ciselées
100 g de chou frisé coupé en lanières

PORTIONS		INFOS NUTRITIONNELLES	
Protéines	4	Calories	254
Lipides	1	Glucides	3 g
Laitages	0	Protéines	36 g
Fruits	0	Fibres	3 g
Légumes	1	Sel	0,9 g

Préchauffez le gril à la température maximum.

Faites deux entailles en diagonale sur la peau des filets et déposez-les sur une plaque pourvue d'un rebord. Mélangez piment, pesto, la moitié du jus de citron et du zeste. Versez cette marinade sur le poisson – veillez à ce qu'il soit bien imprégné des deux côtés. Réservez au frais pendant 20 minutes.

Pendant ce temps, versez le reste du jus et du zeste de citron sur le chou et malaxez-le entre vos doigts pour le ramollir. Réservez.

Grillez le poisson pendant 3 minutes de chaque côté jusqu'à ce qu'il soit bien cuit et que la peau soit croustillante et légèrement brûlée. Servez immédiatement sur le lit de chou, parsemé de basilic.

Papillote de saumon et salade aromatique

PORTIONS		INFOS NUTRITIONNELLES	
Protéines	4	Calories	276
Lipides	½	Glucides	4 g
Laitages	0	Protéines	27 g
Fruits	0	Fibres	4 g
Légumes	2	Sel	0,2 g

2 personnes
4 tranches de citron
1 petit oignon coupé en rondelles
1 bulbe de fenouil
2 filets de saumon d'environ 120 g
1 feuille de laurier
1 brin de thym
2 poignées de feuilles de salade
6 ciboules émincées
10 cm de concombre émincé
2 cc d'huile d'olive (non extra vierge)
1 trait de jus de citron
Poivre noir

Préchauffez le four à 200 °C (thermostat 6-7).

Posez 2 tranches de citron au centre d'un grand morceau d'aluminium ménager. Éparpillez les rondelles d'oignon dessus. Coupez 1 tranche de fenouil à la verticale et ajoutez-la également. Posez les filets de saumon par-dessus, en intercalant le laurier et le thym entre les filets de poisson. Couvrez des tranches de citron restantes et repliez l'aluminium afin d'envelopper le saumon hermétiquement sans le comprimer.

Mettez la papillote dans un plat à four et enfournez pour 15 minutes. Sortez le plat et ouvrez délicatement la papillote – le saumon devrait être presque cuit. Dépliez les bords pour exposer le saumon et enlevez les tranches de citron du dessus. Remettez au four

5 minutes, le temps que le poisson soit entièrement cuit (la chair sera opaque).

Ôtez le laurier et le thym, soulevez délicatement le saumon de son lit de citron, oignon et fenouil (que vous jetterez avec la peau du poisson).

Laissez le saumon refroidir légèrement et préparez la salade. Coupez en tranches fines le reste de fenouil et mélangez-le avec les feuilles de salade, les ciboules et le concombre. Versez l'huile d'olive et le jus de citron sur la salade, et donnez quelques tours de moulin de poivre noir, puis mélangez. Servez immédiatement, avec le saumon.

Astuces :

- Ce saumon est très bon froid ; il peut être servi avec le « céleri quasi-rémoulade » (voir p. 312) comme accompagnement à la place de la salade de fenouil.
- Sinon, préparez une mayonnaise au citron – mettez 1 cs de mayonnaise allégée dans un petit plat, râpez un peu de zeste de citron non traité et mélangez bien.
- Pour les cinq jours sans restriction, servez avec des pommes de terre nouvelles à l'eau.

Morue grillée aux épinards et aux asperges, radis et concombre au vinaigre

1 personne

PORTIONS		INFOS NUTRITIONNELLES	
Protéines	2-3	Calories	206
Lipides	0	Glucides	5 g
Laitages	0	Protéines	39 g
Fruits	0	Fibres	5 g
Légumes	2 ½	Sel	0,4 g

1 filet de morue sans la peau (120 à 180 g)
Le jus de ½ citron
Poivre noir
2,5 cm de concombre coupé en deux verticalement et émincé
1 cm de gingembre très finement émincé
5 radis finement émincés
1 ½ cc de vinaigre d'alcool de riz
¼ de cc de graines de sésame
40 g de pousses d'épinards
5 asperges coupées en tronçons de 5 cm

Préchauffez le four à 180 °C (thermostat 6).

Placez la morue dans un petit plat à four et arrosez-la de jus de citron. Poivrez et enfournez pour 8 à 10 minutes, jusqu'à ce que le poisson se détache facilement.

Placez les tranches de concombre, gingembre et radis dans un petit bol, et versez-y le vinaigre et les graines de sésame. Réservez pendant la cuisson de la morue.

Faites cuire les épinards et les asperges à la vapeur pendant 1 à 2 minutes.

Servez la morue sur un lit de légumes vapeur et nappez avec les pickles au sésame.

Poisson blanc, sauce au cresson

PORTIONS		INFOS NUTRITIONNELLES	
Protéines	2½	Calories	184
Lipides	½	Glucides	1 g
Laitages	0	Protéines	30 g
Fruits	0	Fibres	2 g
Légumes	1	Sel	0,3 g

2 personnes
2 filets de morue, de haddock ou de lieu jaune d'environ 150 g
2 cs d'huile d'olive
Pour la sauce :
1 poignée de feuilles de cresson (environ 100 g)
1 poignée de persil plat
1 poignée de feuilles de basilic
1 cc d'huile d'olive
1 cs de jus de citron

Préparez la sauce. Mettez le cresson dans un grand récipient vertical. Ajoutez le persil et le basilic, l'huile d'olive et 1 trait de jus de citron. Au robot, passez les feuilles ensemble quelques secondes, puis ajoutez 1 cs d'eau. Au mixeur, mettez l'eau dès le début. Mixez jusqu'à ce que les feuilles soient bien hachées et qu'il ne reste plus de morceaux, puis versez cette sauce dans un petit bol et réservez.

Séchez les filets de poisson avec du papier absorbant. Chauffez l'huile d'olive à feu moyen dans une poêle antiadhésive. Ajoutez les filets, peau en dessous. Laissez-les cuire 3 à 5 minutes, selon leur épaisseur, puis retournez-les et faites-les cuire encore un peu. Le temps total de cuisson devrait être de 5 à 7 minutes – le poisson est prêt quand il s'effiloche et révèle une chair opaque. Servez aussitôt avec une partie de la sauce (si vous l'avez faite au mixeur, il se peut que vous deviez enlever un peu de liquide excédentaire).

ASTUCES :

- Ce plat peut être fait avec n'importe quel poisson blanc, et la sauce accompagne bien les poissons gras comme le saumon.
- Les cinq jours sans restriction, vous pouvez servir ce poisson avec des pommes de terre nouvelles.

Kebabs de crevettes et légumes

1 personne

150 g de crevettes bouquet
7 tomates cerises
10 petits champignons de Paris
½ courgette coupée en rondelles
Quelques feuilles de salade verte

PORTIONS		INFOS NUTRITIONNELLES	
Protéines	3	Calories	215
Lipides	1	Glucides	5 g
Laitages	0	Protéines	31 g
Fruits	0	Fibres	3 g
Légumes	3	Sel	0,8 g

Pour la marinade :

1 petite poignée de feuilles de coriandre
½ à 1 piment vert épépiné
2 cc d'huile d'olive
2 cc de jus de citron jaune ou vert
Poivre noir

Préparez la marinade. Hachez finement la coriandre et le piment vert et mettez le tout dans un bol. Ajoutez l'huile, le jus de citron et un bon tour de moulin de poivre noir. Rincez les crevettes, égouttez-les bien et ajoutez-les à la marinade. Mélangez, couvrez le bol et réservez pendant 30 minutes. Si vous utilisez des brochettes en bambou, mettez-les à tremper dans l'eau.

Préparez les brochettes. Alternez crevettes (égouttées), tomates, champignons et tranches de courgette. Jetez le reste de la marinade. Préchauffez le gril à très haute température, puis baissez légèrement et mettez les brochettes sous le gril, en travers d'un plat à four, pendant 5 à 6 minutes, jusqu'à ce qu'elles commencent à brunir et à croustiller joliment, en les retournant régulièrement. Servez les kebabs dès qu'ils sont prêts, avec la salade verte.

Saumon au poivre noir, olives et tomates

1 personne

10 olives noires dénoyautées et coupées en quartiers
7 tomates cerises coupées en deux
1 cc d'huile d'olive
1 filet de saumon sans la peau d'environ 120 g
Poivre noir

PORTIONS		INFOS NUTRITIONNELLES	
Protéines	4	Calories	299
Lipides	1 ½	Glucides	6 g
Laitages	0	Protéines	26 g
Fruits	0	Fibres	4 g
Légumes	1	Sel	0,6 g

1 poignée de feuilles de basilic
Pour servir :
1 petite poignée de feuilles de roquette
Vinaigre balsamique

Si les olives étaient en saumure, rincez-les bien et mettez-les dans un bol. Ajoutez les demi-tomates cerises, puis ½ cc d'huile d'olive, et mélangez.

Essuyez les filets de saumon avec du papier absorbant. Mettez le reste d'huile sur une assiette et poivrez abondamment, puis passez les filets dedans.

Versez le mélange olives et tomates dans une petite poêle antiadhésive à feu doux – elles doivent juste réchauffer et ne pas bouillir ni mijoter. Gardez un œil sur la poêle pour que le mélange ne brûle pas. Couvrez pour garder au chaud.

Préchauffez à feu vif une plaque à griller ou une petite poêle antiadhésive. Quand elle est très chaude, posez le saumon dessus. Tournez-le au bout de 3 minutes et faites cuire l'autre face pendant 2 minutes de plus, puis retournez-le et recommencez jusqu'à ce qu'il soit cuit (la chair doit être opaque et les bords commencer à croustiller). Pendant la cuisson du poisson, ajoutez quelques feuilles de basilic ciselé au mélange olives et tomates.

Posez le filet de saumon sur une assiette et mettez le mélange olives, tomates et basilic à côté. Accompagnez de la roquette assaisonnée d'un peu de vinaigre balsamique.

Steak de thon frais à la sauce tomate

PORTIONS		INFOS NUTRITIONNELLES	
Protéines	5	Calories	288
Lipides	1	Glucides	5 g
Laitages	0	Protéines	37 g
Fruits	0	Fibres	3 g
Légumes	1 ½	Sel	0,2 g

1 personne
1 cc d'huile d'olive
1 steak de thon frais d'environ 150 g
Poivre noir
Pour la sauce :
1 tomate moyenne
3 oignons blancs finement hachés
1 cc d'huile d'olive extra-vierge
1 trait de jus de citron
Poivre noir
1 petite poignée de feuilles de basilic
Pour servir :
Quelques feuilles de salade ou 1 portion de légumes vapeur

Préparez la sauce. Coupez la tomate en quartiers puis débitez la pulpe en petits dés et mettez-les dans un petit bol. Ajoutez les oignons blancs hachés, puis l'huile d'olive et le jus de citron. Mélangez et poivrez. Couvrez et réservez pendant 20 minutes. Au moment de servir, ajoutez les feuilles de basilic dans la sauce.

Versez l'huile dans une poêle antiadhésive et mettez à chauffer à feu vif. Saupoudrez légèrement les deux côtés du filet de thon de poivre noir puis déposez-le dans la poêle quand l'huile est vraiment chaude et commence à fumer. Ne laissez cuire que 2 minutes maximum et retournez-le. Le temps que prend la cuisson dépend de l'épaisseur du filet. Vérifiez en faisant une petite entaille au milieu avec un couteau pointu, écartez et voyez la couleur de la chair. Le thon est meilleur cuit bleu, comme un steak de bœuf, et devrait être un peu rosé. Faites-le cuire à votre goût, mais pas trop, sinon il sera dur et caoutchouteux. Posez le steak dans l'assiette et nappez-le de sauce. Servez accompagné d'un bol de salade ou d'une portion de légumes vapeur.

ASTUCES :

- Pour changer ou si vous préférez, utilisez du flétan (même poids). Surveillez la cuisson. Il peut aussi nécessiter un peu plus d'huile.
- Ajoutez du piment rouge finement haché et un peu d'ail écrasé pour relever le goût de votre sauce.

Crevettes à l'ail

1 personne
1 cc d'huile olive
1 gousse d'ail écrasée
180 g de grosses crevettes bouquet
Le jus de 1 citron
Paprika
Pour servir :
Quelques feuilles de laitue iceberg

PORTIONS		INFOS NUTRITIONNELLES	
Protéines	4	Calories	178
Lipides	½	Glucides	3 g
Laitages	0	Protéines	32 g
Fruits	0	Fibres	1 g
Légumes	0	Sel	0,8 g

Versez l'huile dans une poêle antiadhésive à feu très vif. Ajoutez l'ail et laissez cuire très brièvement en remuant pour qu'il ne brûle pas. Ajoutez immédiatement les crevettes et faites-les revenir 1 minute. Versez le jus de citron dans la poêle et ajoutez du paprika. Faites cuire en remuant constamment jusqu'à ce que le jus de citron ait été absorbé et que les crevettes soient roses. Cela ne devrait prendre que 2 minutes.

Servez immédiatement, en déposant les crevettes sur les feuilles de laitue iceberg, dont vous les envelopperez pour les manger.

ASTUCES :

- Ce délicieux plat méditerranéen peut être adapté aux cinq jours sans restriction. Ajoutez du citron et faites cuire à une température légèrement plus basse pour que les crevettes soient cuites, mais qu'il reste beaucoup de sauce citronnée épicée. Servez sur du riz.
- Si vous utilisez des crevettes cuites et non crues, ajoutez le jus de citron et le paprika immédiatement après avoir mis les crevettes dans la poêle.

Carrelet grillé sur nid de courgettes

1 personne

1 filet de carrelet d'environ 180 g
Quelques gouttes d'huile d'olive
1 cs de margarine d'huile d'olive
1 petite courgette

PORTIONS		INFOS NUTRITIONNELLES	
Protéines	3	Calories	209
Lipides	1	Glucides	5 g
Laitages	½	Protéines	30 g
Fruits	0	Fibres	1 g
Légumes	2	Sel	0,6 g

1 cs de yaourt grec maigre ou allégé
Le jus et le zeste de ½ citron
Poivre noir

Préchauffez le gril du four. Posez sur une grille une feuille d'aluminium un peu plus grande que le filet de carrelet. Huilez-la au pinceau. Posez le filet dessus, peau en dessous, et versez quelques gouttes d'huile d'olive.

Pendant que le gril chauffe, essuyez la courgette et taillez des lanières dedans avec un économe ; réservez. Mettez le yaourt dans un petit bol avec le zeste de citron et très peu de jus. Mélangez bien le tout. Mettez une casserole d'eau à bouillir.

Posez le filet sur la grille du four et glissez-le sous le gril, mais pas trop près (à 10 cm, idéalement) et faites-le cuire 5 à 6 minutes, jusqu'à ce que la chair soit opaque et les bords légèrement croustillants.

Quand le poisson a cuit quelques minutes, jetez les rubans de courgette dans l'eau bouillante et éteignez le feu immédiatement. Laissez-les dans l'eau pendant 1 minute maximum, puis égouttez-les soigneusement. Mettez les rubans de courgette dans une assiette, en formant un nid avec une fourchette, comme des spaghettis. Déposez le carrelet dessus avec une spatule. Poivrez légèrement et servez aussitôt.

Maqueureaux farcis au four

2 personnes
2 maquereaux frais d'environ 200 g vidés et étêtés
Poivre noir
Quelques brins de thym
½ citron tranché
1 cs de jus de citron
½ oignon rouge tranché

PORTIONS		INFOS NUTRITIONNELLES	
Protéines	7	Calories	270
Lipides	0	Glucides	1 g
Laitages	0	Protéines	23 g
Fruits	0	Fibres	< 1 g
Légumes	0	Sel	0,2 g

Préchauffez le four à 200 °C (thermostat 6-7). Tapissez d'aluminium ménager un plat à four assez grand pour contenir les poissons côte à côte.

Posez les poissons au centre. Assaisonnez-les, à l'intérieur et à l'extérieur, avec beaucoup de poivre noir. Farcissez l'intérieur avec le thym, les tranches de citron et l'oignon rouge. Repliez les bords de l'aluminium sur les poissons et ajoutez le jus de citron, puis refermez hermétiquement la papillote et enfournez.

Laissez cuire 25 minutes, puis ouvrez la papillote avec précaution. Enlevez la majeure partie de la farce, disposez les poissons sur des assiettes et servez aussitôt, avec une salade verte ou des épinards à la vapeur. (Vous pouvez aussi enlever rapidement la peau du poisson et lever les filets avant de présenter l'assiette.)

Gratin de poulet rôti à la provençale

1 personne

PORTIONS		INFOS NUTRITIONNELLES	
Protéines	4	Calories	197
Lipides	0	Glucides	8 g
Laitages	0	Protéines	32 g
Fruits	0	Fibres	6 g
Légumes	2½	Sel	0,4 g

1 filet de poulet sans la peau d'environ 120 g coupé en petits morceaux
¼ de cc d'huile d'olive
½ cc de vinaigre balsamique
2 gousses d'ail avec la peau écrasées sous la lame d'un couteau
7 tomates cerises coupées en deux
1 poireau coupé en dés
1 cc de câpres égouttées
½ cc d'origan séché
½ citron
Poivre noir
40 g de feuilles de cresson

Préchauffez le four à 200 °C (thermostat 6-7).

Mettez tous les ingrédients (sauf le cresson) dans un plat à four et mélangez-les pour répartir les saveurs. Poivrez et laissez cuire de 20 à 25 minutes, jusqu'à ce que les morceaux de poulet soient bien cuits et les autres ingrédients dorés. Pressez le jus du citron rôti sur le tout et servez immédiatement, avec le cresson.

Poulet farci au fromage à tartiner, aux tomates séchées et à la ciboulette, fenouil et courgette à la plancha

PORTIONS		INFOS NUTRITIONNELLES	
Protéines	4	Calories	253
Lipides	0	Glucides	5 g
Laitages	1	Protéines	33 g
Fruits	0	Fibres	2 g
Légumes	3	Sel	0,8 g

1 personne
1 cs de fromage à tartiner maigre
1 petite gousse d'ail écrasée
2 tomates séchées finement émincées
1 cc de ciboulette hachée
Poivre noir
1 filet de poulet sans la peau d'environ 120 g
1 cc d'huile d'olive
Le zeste de ½ citron
½ courgette coupée en tranches à la verticale
40 g de fenouil en tranches de 1,5 cm

Préchauffez le four à 180 °C (thermostat 6).

Mélangez fromage, ail, tomates séchées et ciboulette dans un petit bol. Poivrez. Faites une incision de 5 cm dans la portion la plus épaisse du filet de poulet sur 2,5 cm de profondeur. Avec une cuiller à café, glissez la farce à l'intérieur et refermez à l'aide d'une brochette. Mettez le tout dans un petit plat à four et laissez cuire 20 à 25 minutes, jusqu'à ce que le poulet soit complètement cuit et que le jus sorte clair quand on entaille la partie la plus épaisse de la viande.

Pendant que le poulet cuit, chauffez une plaque à griller sur feu vif. Mélangez huile d'olive et zeste de citron et passez-y les tranches de légumes, puis poivrez-les.

Grillez les tranches de légumes pendant 1 à 2 minutes de chaque côté, jusqu'à ce qu'elles soient un peu marquées. Ôtez-les du gril et servez-les avec le filet de poulet.

Larb Gai – salade de poulet thaïe

PORTIONS		INFOS NUTRITIONNELLES	
Protéines	3½	Calories	143
Lipides	0	Glucides	5 g
Laitages	0	Protéines	26 g
Fruits	0	Fibres	3 g
Légumes	1½	Sel	0,4 g

1 personne
1 petite gousse d'ail écrasée
100 g de poulet ou de dinde haché
5 cl de bouillon de poulet ou de légumes allégé en sel
1 trait de jus de citron vert
4 ciboules, 2 tranchées et 2 finement hachées
1 piment rouge épépiné et finement haché
1 brin de menthe
1 poignée de feuilles de coriandre
Environ 80 g de feuilles de laitue iceberg

Mélangez l'ail et la viande hachée. Chauffez le bouillon dans une petite casserole à feu vif jusqu'à ce qu'il bouillonne. Ajoutez la viande. Remuez jusqu'à ce que le bouillon se soit évaporé et que la viande soit cuite (cela ne devrait prendre que 3 à 4 minutes – veillez à ne pas trop cuire la viande, sinon elle sera dure).

Mettez la viande dans un bol, puis ajoutez le jus de citron vert, les ciboules et le piment. Mélangez. Hachez la menthe avec la coriandre. Ajoutez-les dans le bol et remuez bien, puis rectifiez l'assaisonnement.

Servez immédiatement, sur les feuilles de laitue iceberg.

Steaks de dinde à la plancha, épinards à l'ail

1 personne

1 steak de dinde d'environ 120 g
½ cc de moutarde de Dijon
½ citron
½ cc d'huile d'olive
Poivre noir
200 g de pousses d'épinards
1 gousse d'ail écrasée
Noix de muscade (facultatif)

PORTIONS		INFOS NUTRITIONNELLES	
Protéines	4	Calories	211
Lipides	0	Glucides	5 g
Laitages	0	Protéines	35 g
Fruits	0	Fibres	6 g
Légumes	2 ½	Sel	1,2 g

Préparez les épinards. Lavez et équeutez-les, puis hachez-les grossièrement. Mettez-les dans une casserole avec l'ail écrasé et réservez.

Attendrissez le steak de dinde avec le poing. Couvrez un côté de moutarde en l'étalant avec un couteau (ou avec les doigts). Faites-en autant de l'autre côté. Coupez quelques tranches de citron, réservez-les et pressez le reste du citron.

Préchauffez une plaque à griller ou une grande poêle antiadhésive et huilez-la.

Juste avant de cuire la dinde, mettez la casserole d'épinards à feu moyen, et ajoutez un peu de noix de muscade râpée.

Quand l'huile commence à fumer dans la poêle ou sur la plaque, posez le steak de dinde. Faites cuire un côté pendant environ 3 minutes, puis tournez-le, arrosez de jus de citron et laissez cuire à nouveau 3 minutes. Pendant ce temps, remuez les épinards.

Vérifiez que le steak est bien cuit, puis égouttez les épinards, rectifiez l'assaisonnement et disposez-les sur l'assiette. Posez le steak dessus, poivrez et mettez les tranches de citron sur le côté. Servez immédiatement.

Poulet tandoori et salade émincée

1 personne

PORTIONS		INFOS NUTRITIONNELLES	
Protéines	5	Calories	240
Lipides	0	Glucides	8 g
Laitages	1	Protéines	39 g
Fruits	0	Fibres	2 g
Légumes	0	Sel	0,5 g

1 filet de poulet sans la peau d'environ 150 g
2 cs de yaourt nature
½ cc de garam masala
½ cc de curcuma
½ cc de paprika
¼ de cc de poivre de Cayenne
Pour servir :
80 g de laitue iceberg finement émincée
2 ciboules coupées en fines lanières
2 cm de concombre pelé, épépiné et finement émincé
Jus de citron selon le goût

Percez le poulet à plusieurs endroits avec la pointe d'un couteau. Mettez le yaourt dans un bol en céramique, ajoutez les épices et mélangez bien.

Mettez le poulet dans le bol et enduisez-le du mélange au yaourt, en le faisant bien pénétrer dans les entailles. Couvrez le bol de film alimentaire et réservez au réfrigérateur pendant 8 à 12 heures. Préparez-le le matin pour le cuire le soir.

Préchauffez le four à 200 °C (thermostat 6-7). Secouez le poulet pour enlever l'excès de marinade au yaourt et jetez-la. Mettez le poulet dans un plat à four creux, couvrez d'aluminium ménager sans toucher le poulet et faites cuire 15 minutes. Enlevez l'aluminium et poursuivez la cuisson encore 10 à 15 minutes, en retournant le filet. Vérifiez qu'il est cuit (le jus doit couler clair quand la chair est percée).

Mélangez la laitue iceberg, les ciboules et le concombre dans un bol et pressez un peu de citron dessus. Poivrez et mélangez. Servez immédiatement, avec le poulet chaud.

Astuces :

- Le poulet n'est pas nécessairement cuit au four : vous pouvez aussi le griller. Protégez le gril ou le four avec de l'aluminium ménager et n'oubliez pas de retourner le poulet.
- Servi froid, ce poulet est parfait pour un déjeuner à emporter ; laissez-le refroidir et conservez-le au réfrigérateur.

Foies de poulet à l'ail et au thym, champignons et brocoli en sauce au fromage

1 personne

PORTIONS		INFOS NUTRITIONNELLES	
Protéines	4	Calories	203
Lipides	0	Glucides	5 g
Laitages	1	Protéines	31 g
Fruits	0	Fibres	4 g
Légumes	1 ½	Sel	0,6 g

120 g de foies de poulet
1 cs de fromage à tartiner maigre
2 cs de bouillon de volaille chaud
¼ de cc d'huile d'olive
1 brocoli violet coupé en tranches de 2 cm
1 gousse d'ail écrasée
1 cc de thym
7 petits champignons de Paris bruns coupés en tranches
Poivre noir

Parez les foies (ôtez gras et tendons). Épongez-les avec du papier absorbant.

Mélangez le fromage à tartiner avec le bouillon de volaille et réservez. Chauffez l'huile dans une casserole à feu moyen, puis ajoutez les foies et le brocoli et faites cuire pendant 2 minutes, jusqu'à ce que les foies soient dorés de tous côtés. Ajoutez ail, thym et champignons, et poursuivez la cuisson pendant 2 minutes, jusqu'à ce que tout soit bien doré. Baissez le feu, versez le mélange de fromage et de bouillon. Laissez bouillonner pendant 30 secondes puis servez, assaisonné de beaucoup de poivre noir.

Escalope de poulet au paprika et aux herbes

1 personne
1 filet de poulet d'environ 150 g sans la peau
1 cc de paprika
1 cc d'herbes variées séchées
½ cc d'huile d'olive

PORTIONS		INFOS NUTRITIONNELLES	
Protéines	5	Calories	199
Lipides	0	Glucides	3 g
Laitages	0	Protéines	35 g
Fruits	0	Fibres	2 g
Légumes	2	Sel	0,4 g

Pour servir :
Salade verte (environ 60 g)
1 poignée de feuilles de roquette (environ 20 g)
6 radis coupés en deux
2 tranches de citron
Poivre noir

Pliez en deux un grand morceau de papier cuisson. Dégraissez le filet et posez-le sur une moitié du papier. Repliez l'autre moitié par-dessus. Aplatissez le filet avec un rouleau à pâtisserie jusqu'à une épaisseur d'environ 1 cm. Mélangez le paprika et les herbes dans une assiette.

Faites chauffer l'huile à feu moyen dans une poêle antiadhésive. Quand elle est chaude, trempez le filet de poulet des deux côtés dans le mélange herbes et paprika. Déposez-le dans la poêle et laissez cuire pendant 3 à 4 minutes. Retournez l'escalope et laissez-la cuire pendant encore 3 minutes.

Pendant que le poulet cuit, préparez la salade. Pressez l'une des tranches de citron sur la salade verte, la roquette et les radis, et mélangez bien le tout. Vérifiez la cuisson du poulet, épongez-le brièvement dans du papier absorbant et posez-le sur une assiette chaude. Pressez l'autre tranche de citron dessus, donnez une tour de moulin de poivre noir et servez aussitôt, avec la salade à part.

ASTUCE :

- Vous pouvez aussi préparer ce plat avec une escalope de dinde et d'autres épices – un mélange cajun, par exemple, mais n'en mettez pas trop, car il brûle facilement et prend un goût amer.

Sauté de poulet ou de dinde, haricots verts et mangetout

1 personne

1 petit filet de poulet ou de dinde d'environ 100 g sans la peau
Le jus de ½ citron
1 cc de sauce soja
25 g de mangetout
50 g de haricots verts
2 têtes de brocoli
4 ciboules
1 gousse d'ail finement hachée
2 cm de gingembre finement haché
1 petit piment rouge épépiné et finement haché (facultatif)
2 cc d'huile de colza

PORTIONS		INFOS NUTRITIONNELLES	
Protéines	3 ½	Calories	235
Lipides	1	Glucides	8 g
Laitages	0	Protéines	30 g
Fruits	0	Fibres	6 g
Légumes	2 ½	Sel	0,8 g

Coupez le filet de poulet ou de dinde en lanières de 1 cm maximum et de 6 cm de long. Mettez-les dans un bol et ajoutez 1 cc de jus de citron et la sauce soja. Mélangez pour bien napper la viande, puis couvrez de film alimentaire et mettez au réfrigérateur 30 minutes.

Préparez tous les légumes. Coupez les mangetouts et les haricots verts en tronçons de la même longueur que les morceaux de viande. Cassez les têtes de brocoli et retirez toutes les parties ligneuses. Coupez les ciboules en diagonale en gardant un peu de vert.

Mettez un wok ou une poêle antiadhésive sur feu vif, ajoutez l'huile et sortez la viande du réfrigérateur. Retirez-la de la marinade avec une écumoire et mettez-la dans le wok. Laissez cuire pendant 3 à 4 minutes, en remuant bien jusqu'à ce qu'elle commence à se colorer, puis retirez-la du wok et réservez.

Mettez à la place dans le wok les légumes coupés, les ciboules, l'ail, le gingembre et le piment, et faites-les cuire rapidement jusqu'à ce qu'ils soient rissolés et tendres. Remuez fréquemment pour qu'ils n'attachent pas. Remettez la viande et les sucs dans le wok, ajoutez le reste du jus de citron et laissez chauffer encore 1 ou 2 minutes. Servez immédiatement.

Pilons de poulet piquants, crudités et harissa

PORTIONS		INFOS NUTRITIONNELLES	
Protéines	5	Calories	282
Lipides	0	Glucides	12 g
Laitages	½	Protéines	45 g
Fruits	0	Fibres	3 g
Légumes	2 ½	Sel	1 g

1 personne
2 pilons de poulet d'environ 120 g sans la peau
Pour la marinade :
2 ciboules finement hachées
3 cc de sauce Worcester
1 trait de Tabasco
½ cc de cannelle
½ cc de piment de la Jamaïque
¼ de cc de cumin en poudre
3 cc de vinaigre de cidre
Pour les crudités et la sauce :
3 tiges de céleri
3 ciboules
5 cm de concombre
2 cs de yaourt grec allégé
½ à 1 cc de harissa

Mélangez tous les ingrédients de la marinade dans un petit plat en céramique ou en verre juste assez grand pour contenir les pilons. Ajoutez les pilons et nappez-les entièrement de marinade, puis recouvrez de film alimentaire et mettez au réfrigérateur pendant au moins 6 heures, mais 12 heures maximum.

Préchauffez le four à 190 °C (thermostat 6). Sortez la viande de la marinade, dont vous tamiserez le reste dans un petit plat à four (jetez la ciboule). Ajoutez 1 cs d'eau et les pilons. Imbibez-les bien de marinade puis mettez le plat au four. Laissez cuire 35 à 40 minutes, ou jusqu'à ce que les pilons soient cuits. Retournez-les deux fois durant la cuisson.

Préparez les crudités et la sauce juste avant que les pilons soient cuits. Parez le céleri en enlevant les filaments et ciselez les ciboules. Pelez le concombre, coupez-le en deux, épépinez-le et recoupez-le en lanières. Versez le yaourt dans un petit bol et ajoutez progressivement la harissa selon votre goût. Servez les crudités en même temps que la viande.

ASTUCES :

- Au lieu d'utiliser différentes épices pour la marinade, vous pouvez prendre 1 cc de mélange (jamaïquain, ras-el-hanout, etc.). Le goût sera différent mais tout aussi agréable. Si le mélange que vous choisissez contient une forte proportion de piment, n'utilisez pas de Tabasco.
- Les pilons peuvent aussi être servis froids.

Salade de poulet

1 personne

½ cc de garam masala
¼ de cc de curcuma
2 cs de yaourt grec maigre ou allégé
1 cs de mayonnaise allégée
1 trait de sauce Worcester

PORTIONS		INFOS NUTRITIONNELLES	
Protéines	5	Calories	430
Lipides	2	Glucides	12 g
Laitages	½	Protéines	56 g
Fruits	0	Fibres	3 g
Légumes	½	Sel	1,3 g

Poivre noir
150 g de filet de poulet cuit dégraissé et sans la peau
1 tige de céleri sans les feuilles
2 ciboules, feuilles externes enlevées
1 poignée de feuilles de laitue (environ 60 g)
1 poignée d'amandes effilées (environ 10 g)

Mettez une poêle antiadhésive sur feu moyen. Quand elle est chaude, versez le garam masala et le curcuma et remuez. Lorsqu'ils dégagent une odeur de grillé, enlevez la poêle du feu et versez-les dans un saladier.

Ajoutez le yaourt et la mayonnaise, ainsi que la Worcester. Mélangez bien, goûtez et ajoutez de la Worcester si nécessaire. Donnez un tour de moulin de poivre noir. Coupez le filet de poulet en dés de 1,5 cm de côté et ajoutez-les dans le saladier. Mélangez bien le tout, couvrez de film alimentaire et mettez au réfrigérateur pendant au moins 1 heure, 2 si possible.

Enlevez les filaments du céleri et coupez-le en petits dés, puis coupez 1 ciboule en diagonale et l'autre en morceaux plus petits. Sortez le poulet du réfrigérateur, ajoutez le céleri et les ciboules dans le saladier et mélangez. Disposez les feuilles de salade sur une assiette et versez la salade de poulet dessus. Saupoudrez d'amandes effilées et servez immédiatement.

Poulet à la plancha, salade orientale et sambal minute

1 personne
Le jus et le zeste de 1 citron vert
½ cs de sauce soja noire
1 filet de poulet sans la peau de 120 g
1 ½ cs de chou blanc émincé
40 g de feuilles de romaine grossièrement déchirées
3 petits épis de maïs fendus en deux verticalement
1 cs de coriandre hachée
1 cm de gingembre finement râpé
Pour le sambal :
1 piment rouge finement haché
½ gousse d'ail écrasée
1 trait de jus de citron vert

PORTIONS		INFOS NUTRITIONNELLES	
Protéines	4	Calories	170
Lipides	0	Glucides	6 g
Laitages	0	Protéines	30 g
Fruits	0	Fibres	3 g
Légumes	1½	Sel	0,7 g

Versez la moitié du jus et du zeste de citron et la sauce soja sur le poulet, et réservez au réfrigérateur pendant 1 heure minimum ou, mieux, toute une nuit.

Chauffez une plaque à griller à feu moyen. Quand elle fume, déposez le poulet et grillez-le pendant 4 minutes de chaque côté. Vérifiez la cuisson en enfonçant une pique dans la partie la plus épaisse – si le jus coule clair, il est cuit, sinon, laissez-le cuire encore 2 ou 3 minutes.

Pendant ce temps, mélangez le chou, la laitue, le maïs et la coriandre avec le gingembre, le reste de jus et de zeste de citron vert, et réservez.

Pour préparer le sambal, écrasez ces ingrédients au pilon dans un mortier jusqu'à ce qu'ils forment une pâte épaisse et homogène.

Servez le poulet, chaud ou froid, avec la salade et le sambal.

Plats de viande

Agneau grillé, aubergine et tomates séchées

1 personne

1 cc de purée de tomates
1 gousse d'ail écrasée
¼ de cc d'huile d'olive
¼ cc de graines de fenouil écrasées au pilon
120 g de filet d'agneau en tranches de 1 cm
1/3 d'aubergine moyenne en tranches de 1 cm
2 tomates séchées émincées
1 petite poignée de feuilles de basilic
½ cc de vinaigre balsamique
Poivre noir

PORTIONS		INFOS NUTRITIONNELLES	
Protéines	4	Calories	280
Lipides	0	Glucides	6 g
Laitages	0	Protéines	27 g
Fruits	0	Fibres	5 g
Légumes	1 ½	Sel	0,5 g

Mélangez la purée de tomates, l'ail, l'huile d'olive et les graines de fenouil, et nappez-en l'agneau et l'aubergine. Préchauffez une plaque à griller à feu vif et, quand elle fume, mettez les tranches d'agneau et d'aubergine à cuire 1 minute de chaque côté.

Disposez les tranches sur une assiette en les parsemant de tomate séchée et de basilic. Arrosez de vinaigre balsamique et donnez un tour de moulin de poivre noir.

Filet de porc rôti à la harissa, potiron et tomates

PORTIONS		INFOS NUTRITIONNELLES	
Protéines	4	Calories	175
Lipides	0	Glucides	5 g
Laitages	0	Protéines	31 g
Fruits	0	Fibres	6 g
Légumes	2	Sel	0,2 g

1 personne
½ cc de graines de carvi
¼ de cc de graines de coriandre
½ cc de paprika
1 piment rouge
1 gousse d'ail
1 cc d'huile d'olive
120 g de filet de porc dégraissé et dénervé
80 g de potiron en dés de 1 cm
1 tomate moyenne en quartiers
1 cc de jus de citron
1 cs de coriandre hachée

Faites griller les graines de carvi, de coriandre et le paprika dans une petite casserole pendant 1 minute, le temps que leur arôme se dégage.

Pour préparer la harissa, broyez le piment, l'ail et les épices grillés dans l'huile d'olive au pilon jusqu'à former une pâte. Frottez-en le filet de porc, couvrez de film alimentaire et réservez au réfrigérateur 2 heures minimum et jusqu'à une nuit.

Préchauffez le four à 190 °C (thermostat 6).

Mettez le porc dans un plat à four, ajoutez le potiron et les tomates et mélangez bien de façon à ce que tout soit recouvert d'un peu de harissa.

Enfournez pour 15 à 20 minutes, jusqu'à ce que le jus coule clair quand vous percez la viande. Arrosez de jus de citron, parsemez de coriandre et servez immédiatement.

Côtelettes d'agneau et « ramequins »

1 personne

PORTIONS		INFOS NUTRITIONNELLES	
Protéines	4	Calories	383
Lipides	1 ½	Glucides	7 g
Laitages	0	Protéines	38 g
Fruits	0	Fibres	3 g
Légumes	3	Sel	0,6 g

2 petites côtelettes d'agneau (environ 120 g)
1 cc d'huile d'olive
¼ de cc de paprika
1 pincée de curcuma
1 pincée de poivre de Cayenne
1 poignée de feuilles de menthe finement hachées
2 brins de romarin
Pour les « ramequins » :
5 cm de concombre pelé et coupé en fines tranches
6 grosses olives vertes
1 poignée de feuilles de salade (environ 60 g)
7 tomates cerises en tranches
1 cc d'huile d'olive
1 trait de jus de citron
1 cc de vinaigre balsamique
½ piment rouge finement émincé (facultatif)

Utilisez un plat à four en céramique ou en verre. Épongez les côtes dans du papier absorbant et dégraissez-les ; enlevez la graisse attachée à l'os.

Versez l'huile d'olive dans le plat à four, et ajoutez paprika, curcuma et cayenne, ainsi que la menthe hachée et les brins de romarin entiers. Mélangez le tout et ajoutez la viande. Retournez-la pour qu'elle soit bien recouverte du mélange. Couvrez de film alimentaire et laissez au réfrigérateur pendant 1 heure.

Préchauffez le four à 200° C (thermostat 6) et commencez à préparer les « ramequins ». Pelez le concombre, tranchez-le très finement et réservez.

Enlevez le film alimentaire et mettez le plat au four. Laissez cuire l'agneau pendant environ 6 minutes, puis retournez-le et laissez cuire encore 6 minutes ou jusqu'à ce qu'il soit à votre goût.

Pendant ce temps, terminez les accompagnements. Mettez les olives dans un petit plat – rincez-les avant si elles étaient en saumure. Disposez les feuilles de salade dans un bol. Éparpillez les tomates cerises dessus. Ajoutez l'huile d'olive, remuez et versez le jus de citron. Rincez les tranches de concombre, épongez-les et mettez-les dans un autre petit plat, ajoutez le vinaigre balsamique et remuez. Émincez très finement un peu de piment rouge et parsemez-en le concombre.

Dès que la viande est prête, disposez-la sur l'assiette. Servez entourée des « ramequins ».

ASTUCE :

- Si vous n'êtes pas très porté sur l'agneau, prenez du filet de poulet, mais notez qu'il prendra beaucoup plus de temps à cuire. Il pourra être également grillé, tout comme les côtelettes d'agneau.

Curry de chou-fleur et okras, raïta au yaourt et à la menthe

PORTIONS		INFOS NUTRITIONNELLES	
Protéines	0	Calories	106
Lipides	0	Glucides	13 g
Laitages	1	Protéines	7 g
Fruits	0	Fibres	7 g
Légumes	2 ½	Sel	0,2 g

1 personne
½ cc d'huile d'olive
2 ciboules en tranches
1 gousse d'ail écrasée
2 cm de gingembre finement râpé
½ cc de cumin en poudre
½ cc de graines de coriandre
¼ cc de garam masala
¼ cc de graines de moutarde noire (facultatif)
4 fleurs de chou-fleur (40 g)
½ boîte de tomates hachées
8 petits okras
1 cs de coriandre haché
Pour la raïta :
3 cs de yaourt nature maigre
2,5 cm de concombre grossièrement râpé
1 cc de menthe finement hachée

Chauffez l'huile dans une casserole sur feu moyen. Ajoutez les ciboules et faites-les sauter 2 à 3 minutes, jusqu'à ce qu'elles aient légèrement ramolli. Ajoutez ail, gingembre, épices et chou-fleur, laissez cuire 1 à 2 minutes, jusqu'à ce que le chou-fleur soit doré.

Ajoutez les tomates, laissez mijoter 3 à 4 minutes. Enfin ajoutez les okras et laissez cuire encore 2 minutes.

Pendant ce temps, mélangez le yaourt, le concombre et la menthe pour préparer la raïta. Servez le curry saupoudré de coriandre et la raïta à part.

Brochettes de tofu au gingembre, soja et piment, salade de mangetout et chou chinois

1 personne

PORTIONS		INFOS NUTRITIONNELLES	
Protéines	2 ½	Calories	151
Lipides	0	Glucides	8 g
Laitages	0	Protéines	15 g
Fruits	0	Fibres	4 g
Légumes	2	Sel	1,8 g

125 g (½ paquet) de tofu ferme
2 cc de sauce soja allégée en sel
¼ de cc d'huile de sésame
¼ de cc de flocons de piment séché
2 cm de gingembre finement râpé

Pour la salade :

1/5 de tête de chou chinois finement ciselé
80 g de mangetouts coupés en deux dans le sens de la longueur
½ piment rouge coupé en fines rondelles
Le jus de ½ citron vert
½ bâtonnet de citronnelle coupé en fines rondelles

Coupez le tofu en longues lanières d'environ 10 cm de long sur 2,5 cm de large et enfilez-les sur des piques en bois. Mettez celles-ci dans un plat à four.

Mélangez la sauce soja, l'huile de sésame, les flocons de piment et le gingembre et répandez le tout sur les brochettes. Laissez mariner jusqu'à 1 heure, en les retournant de temps en temps.

Pendant ce temps, mélangez piment, jus de citron vert et citronnelle pour la sauce.

Préchauffez le gril sur position haute et grillez les brochettes pendant 1 à 2 minutes de chaque côté, jusqu'à ce qu'elles aient bruni.

Jetez la salade dans la sauce et servez avec les brochettes et les sucs restés dans la plaque du gril.

Ragoût de haricots à l'italienne

2 personnes

PORTIONS		INFOS NUTRITIONNELLES	
Protéines	1	Calories	172
Lipides	0	Glucides	11 g
Laitages	0	Protéines	14 g
Fruits	0	Fibres	9 g
Légumes	2 ½	Sel	0,2 g

1 boîte de 227 g de tomates olivettes entières ou concassées
1 cc d'huile d'olive
1 poireau coupé en dés
1 tige de céleri coupée en dés
2 gousses d'ail hachées
1 cc de mélange d'herbes séchées, italiennes si possible
160 g de chou frisé ou de chou de Milan finement ciselé

120 g de haricots de soja surgelés
Poivre noir

Égouttez les tomates au-dessus d'un bol et réservez le jus. Mettez une casserole à chauffer à feu moyen et ajoutez l'huile. Quand elle est chaude, ajoutez le poireau et le céleri, et laissez cuire doucement jusqu'à ce qu'ils commencent à ramollir. Ne les laissez pas brûler. Ajoutez l'ail, mélangez et laissez cuire encore 1 minute. Ajoutez les tomates en les écrasant en morceaux, et saupoudrez d'un peu du mélange d'herbes.

Laissez cuire tout doucement pendant encore 8 à 10 minutes, en remuant régulièrement, jusqu'à ce que tout soit bien tendre. Surveillez la casserole : si jamais le mélange commence à attacher, baissez la température et ajouter un peu d'eau.

Ajoutez le chou ciselé et le jus des tomates, et laissez mijoter 15 minutes, jusqu'à ce que le chou soit bien cuit. (Là encore, si le liquide semble s'évaporer trop vite, ajoutez un peu d'eau.) Enfin, ajoutez les haricots de soja et laissez mijoter pendant 7 à 8 minutes, jusqu'à ce que les haricots soient tendres, mais pas trop. Poivrez et servez aussitôt.

ASTUCES :

- Cette recette fait également une excellente soupe épaisse avec des morceaux. Il suffit de rincer la boîte de tomates à l'eau et de verser cette eau dans la casserole pour augmenter la quantité de liquide.
- Ragoût ou soupe, ce plat se congèle sans problème et est délicieux avec un peu de fromage râpé (type édam).

Salade de feta, menthe et haricots de soja

1 personne

60 g de haricots de soja congelés ou d'édamames frais
1 cc d'huile d'olive
½ cc de vinaigre balsamique
¼ de cc de moutarde de Dijon ou à l'ancienne
2 tiges de céleri finement émincé
6 ciboules émincées
2 cm de concombre
2 brins de menthe fraîche
30 g de feta
1 poignée de feuilles de laitue (environ 60 g)
Poivre noir

PORTIONS		INFOS NUTRITIONNELLES	
Protéines	1	Calories	220
Lipides	½	Glucides	8 g
Laitages	1	Protéines	16 g
Fruits	0	Fibres	7 g
Légumes	2 ½	Sel	1,4 g

Faites bouillir une casserole d'eau et jetez-y les haricots de soja congelés. Allez jusqu'à l'ébullition, puis baissez le feu et laissez mijoter jusqu'à ce que les haricots soient tendres, soit 7-8 minutes. Goûtez-les en cours de cuisson et veillez à ce qu'ils ne ramollissent pas, ils perdraient aussi leur agréable couleur vert vif. Faites cuire les édamames frais moins longtemps, mais assez pour qu'ils soient chauds et tendres. Égouttez et réservez.

Versez l'huile, le vinaigre et la moutarde dans un grand saladier, mélangez bien pour dissoudre la moutarde, et ajoutez les haricots chauds. Mélangez bien et réservez.

Pelez en partie le concombre sur la longueur (une lanière sur deux), coupez-le en deux, épépinez-le et recoupez les deux moitiés en demi-cercles. Ciselez les feuilles de menthe. Mettez tous les légumes et la menthe dans le saladier avec les édamames et mélangez bien.

Rincez la feta sous l'eau courante pour la débarrasser de sa saumure.

Disposez les feuilles de laitue sur une assiette et ajoutez la salade de haricots. Émiettez la feta sur le dessus et assaisonnez d'une généreuse quantité de poivre noir. Servez aussitôt.

Œufs au four à la tunisienne

PORTIONS		INFOS NUTRITIONNELLES	
Protéines	2	Calories	265
Lipides	½	Glucides	9 g
Laitages	0	Protéines	19 g
Fruits	0	Fibres	6 g
Légumes	3½	Sel	0,5 g

1 personne

1 cc d'huile d'olive
½ poivron vert épépiné et coupé en dés
½ poireau coupé en rondelles (environ 80 g)
1 gousse d'ail finement hachée
½ courgette jaune ou verte coupée en rondelles
½ tomate épépinée et coupée en dés
½ cc de paprika

¼ à ½ cc de poivre de Cayenne
1 trait de vinaigre de vin
Poivre noir
2 œufs

Préchauffez le four à 200 °C (thermostat 6-7).

Chauffez l'huile dans une casserole à feu moyen, puis ajoutez le poivron et laissez cuire doucement quelques minutes. Ajoutez le poireau et l'ail, et laissez cuire doucement pendant 5 à 10 minutes, en remuant pour éviter que le mélange brûle (vous pouvez couvrir, mais veillez à vérifier de temps en temps). Ajoutez la courgette, la tomate, le paprika et le poivre de Cayenne, le vinaigre et beaucoup de poivre noir, et laissez encore cuire 5 minutes.

Pendant ce temps, faites chauffer un petit plat de service tous feux dans le four.

Versez le mélange de légumes dans le plat et creuser 2 trous peu profonds à la surface avec le dos d'une louche ou d'une cuiller en bois. (S'il n'y a pas assez de place pour 2 trous, n'en faites qu'un au milieu, mais un peu plus grand.) Cassez les œufs l'un après l'autre dans un bol et faites-les glisser dans les trous. Placez le plat au four et laissez cuire le temps que les blancs prennent et que les jaunes soient encore coulants, ce qui devrait prendre 8 minutes. Servez immédiatement.

Champignons de Paris farcis

1 personne
2 gros champignons de Paris (150 g au total)
100 g d'épinards frais grossièrement hachés
4 cerneaux de noix hachés (facultatif) grossièrement
Poivre noir
30 g de mozzarella maigre
1 cc de pesto de bonne qualité
1 petite cc de vinaigre balsamique
Pour servir :
1 poignée de feuille de salade (environ 60 g)

PORTIONS		INFOS NUTRITIONNELLES	
Protéines	0	Calories	234
Lipides	2	Glucides	3 g
Laitages	1	Protéines	15 g
Fruits	0	Fibres	5 g
Légumes	4	Sel	0,6 g

Préchauffez le four à 200 °C (thermostat 6-7). Recouvrez d'aluminium ménager les parois d'un petit plat à four juste assez grand pour contenir les champignons sans qu'ils se renversent.

Essuyez les champignons (ne les pelez que si nécessaire). Coupez le pied pour que l'intérieur soit à peu près plat et mettez-les dans le plat, intérieur du chapeau vers le haut. Enfournez pour 15 minutes.

Peu avant la fin de la cuisson des champignons, mettez les épinards dans une casserole à feu moyen. (Inutile d'ajouter de l'eau.) Laissez-les tomber jusqu'à ce que leur volume ait considérablement réduit, en remuant régulièrement pour qu'ils n'attachent pas. Cela prend 2 à 3 minutes.

Égouttez-les bien en les pressant dans l'égouttoir pour en extraire le plus de liquide possible. Versez-les sur une planche à découper et hachez-les encore plus finement. Ajoutez les noix et une grande quantité de poivre noir, et mélangez. Coupez la mozzarella en petits morceaux et réservez-la.

Sortez les champignons du four. Étalez délicatement le pesto dessus, puis remplissez-les du mélange épinards et noix. Éparpillez les morceaux de mozzarella sur le dessus et remettez au four 5 à 6 minutes, le temps que la mozzarella fonde et colore un peu.

Mettez les champignons sur une assiette et versez un peu de vinaigre balsamique dessus. Servez immédiatement, accompagné d'une salade verte.

Astuce :

- Achetez un pesto de bonne qualité, cela vaut la peine. Les variétés moins chères contiennent des huiles meilleur marché que l'huile d'olive pure et des noix de cajou au lieu de pignons. Certaines étant même coupées avec des flocons de pomme de terre et du sucre – lisez attentivement l'étiquette.

Légumes rôtis et halloumi grillé

1 personne
1 tranche d'un petit potiron (environ 80 g)
½ petite aubergine (environ 80 g)
½ poivron vert
1 cc d'huile d'olive
½ grosse courgette émincée

PORTIONS		INFOS NUTRITIONNELLES	
Protéines	0	Calories	233
Lipides	0	Glucides	6 g
Laitages	1½	Protéines	15 g
Fruits	0	Fibres	4 g
Légumes	4	Sel	0,8 g

Pour le halloumi :
50 g de halloumi allégé en tranches
1 à 2 pincées de thym et d'origan séchés
½ cc d'huile d'olive
1 poignée d'origan frais

Préchauffez le four à 200 °C (thermostat 6-7). Pelez le potiron et jetez les pépins et les filaments. Coupez la chair en cubes de 1,5 cm de côté (vous devriez en obtenir 3 grosses cs). Coupez l'aubergine et le poivron en morceaux de la même taille.

Mettez l'huile d'olive dans un petit plat à four et préchauffez-le dans le four. Quand il est chaud, étalez l'huile à l'intérieur, puis ajoutez le potiron, l'aubergine et le poivron. Roulez-les dans l'huile puis remettez le plat au four 15 minutes. Remuez de nouveau les légumes et ajoutez la courgette en dés. Remettez au four 10 minutes de plus et vérifiez la cuisson des légumes – il faudra peut-être encore 5 minutes selon la variété de potiron utilisée.

Quand les légumes sont presque cuits, préparez le halloumi. Si vous avez un gril et un four séparés, préchauffez le gril, huilez le fromage au pinceau et frottez-le dans les herbes. Mettez les tranches de fromage sur de l'aluminium ménager et faites-les griller des deux côtés.

Si four et gril sont combinés, préchauffez une poêle antiadhésive. Saupoudrez les deux côtés des tranches de fromage d'un peu de thym et d'origan séchés, et ajoutez l'huile d'olive dans la poêle. Quand celle-ci est chaude, faites sauter le halloumi 1 minute de chaque côté.

Mettez les légumes sur une assiette et déposez le halloumi à côté. Saupoudrez d'origan frais et servez immédiatement.

ASTUCE :

- Si vous ne trouvez pas de halloumi allégé, vous pouvez utiliser de la mozzarella allégée, mais vous devrez vous y prendre différemment. Une fois que les légumes rôtis sont tendres, éparpillez 50 g de mozzarella hachée sur le dessus. Remettez le plat sous le gril jusqu'à ce que la mozzarella ait fondu et servez aussitôt.

Omelette mousseuse et ciboule

1 personne
2 œufs
Poivre noir
Un peu de margarine de tournesol
3 grosses ciboules finement hachées
10 g de cheddar allégé râpé
Pour la garniture :
1 poignée de cresson (80 g environ)

PORTIONS		INFOS NUTRITIONNELLES	
Protéines	2	Calories	258
Lipides	0	Glucides	1 g
Laitages	½	Protéines	21 g
Fruits	0	Fibres	1 g
Légumes	1½	Sel	0,7 g

Cassez les œufs en séparant les jaunes des blancs dans deux bols. Battez les jaunes avec un peu de poivre noir. Fouettez les blancs avec un batteur jusqu'à ce qu'ils commencent à monter en neige. Puis ajoutez-les progressivement aux jaunes battus.

Faites fondre la margarine de tournesol à feu doux à moyen dans une petite poêle antiadhésive. Versez les œufs et lissez la surface avec une spatule. Éparpillez dessus les ciboules et ajoutez le fromage râpé. Laissez cuire 4 à 5 minutes : le dessus doit être mousseux et chaud, et le dessous, brun doré. Faites glisser l'omelette sur une assiette en la laissant se replier, garnissez de cresson et servez immédiatement.

Céleri quasi-rémoulade

1 personne
150 g de céleri-rave
3 tiges de céleri
Pour la sauce :
½ cc de moutarde de Dijon
1 cs de mayonnaise allégée
1 cc de câpres
Poivre noir
1 poignée de feuilles de laitue iceberg, environ 80 g

PORTIONS		INFOS NUTRITIONNELLES	
Protéines	0	Calories	148
Lipides	1	Glucides	9 g
Laitages	0	Protéines	4 g
Fruits	0	Fibres	5 g
Légumes	4	Sel	1,6 g

Préparez la sauce. Mettez moutarde et mayonnaise dans un grand saladier. Rincez les câpres en saumure, hachez-les grossièrement, puis versez-les dans le saladier. Mélangez en ajoutant du poivre noir.

Mettez une casserole d'eau à bouillir et pelez le céleri-rave puis coupez-le en morceaux de 3 cm de long et débitez-les en allumettes.

Mettez les allumettes de céleri dans l'eau bouillante. Remettez la casserole sur le feu et faites cuire le céleri-rave pendant 1 minute, puis mettez-le dans une passoire, rincez-le immédiatement sous l'eau froide et égouttez-le soigneusement (si nécessaire, épongez-le dans du papier absorbant).

Préparez le céleri en branche. Enlevez les filaments puis fendez-le en deux dans le sens de la longueur et tranchez-le finement. Mettez-le dans le saladier avec la sauce, et ajoutez le céleri-rave refroidi. Mélangez le tout en veillant à ce que les deux céleris s'imprègnent de sauce, puis recouvrez de film alimentaire et mettez 1 heure au réfrigérateur.

Servez avec les feuilles de laitue iceberg en guise de cuillers.

ASTUCE :

- Ce plat est très bon servi avec un filet de poulet ou de saumon (voir « poulet rôti au romarin », p. 354, ou « papillote de saumon et salade aromatique », p. 270).

Légumes sautés à l'orientale, tofu mariné et noix de cajou

1 personne

PORTIONS		INFOS NUTRITIONNELLES	
Protéines	2½	Calories	286
Lipides	1½	Glucides	12 g
Laitages	0	Protéines	19 g
Fruits	0	Fibres	6 g
Légumes	2½	Sel	0,6 g

150 g de tofu ferme
Le jus de 1 citron
1 cc de sauce soja allégée
60 g de petit chou chinois (pak choi)
6 ciboules
1 grosse gousse d'ail finement hachée
1 à 2 cm de gingembre finement haché
2 cc d'huile de colza
2 poignées de pousses de soja (environ 4 cs)
1 cs de noix de cajou

Coupez soigneusement le bloc de tofu en tranches de 1 cm d'épaisseur. Mélangez le jus de citron et la sauce soja dans un plat. Étalez une double épaisseur de papier absorbant sur le plan de travail, puis posez délicatement la première tranche de tofu dessus, repliez le papier et appuyez pour éponger le tofu, puis déposez la tranche dans la marinade. Répétez l'opération avec les autres tranches. Couvrez et réservez 10 minutes, puis retournez délicatement les tranches. Réservez encore 10 minutes.

Coupez les feuilles du chou en très fines lanières, réservez-les et coupez les tiges en morceaux plus larges. Coupez les ciboules en diagonale, y compris une partie de la tige verte. Réservez avec l'ail haché et le gingembre.

Chauffez l'huile dans un wok ou une grande poêle antiadhésive. Retirez le tofu de la marinade et épongez-le avec du papier absorbant. Réservez la marinade.

Coupez chaque tranche de tofu en deux pour en faire grossièrement des carrés, et posez-les doucement dans la poêle. Laissez-les cuire pendant 3 minutes, puis retournez-les en retirant le wok du feu de manière à ce qu'ils ne brûlent pas, et faites cuire l'autre face. Déposez les morceaux dans une assiette avec une spatule.

Remettez le wok à chauffer – il devrait y rester suffisamment d'huile – et ajoutez les ciboules, les tiges de chou, l'ail et le gingembre. Faites-les cuire en remuant pendant 3 minutes, puis ajoutez les pousses de soja et les feuilles du chou. Remuez brièvement, puis ajoutez 1 cs de la marinade et poursuivez la cuisson en remuant. Ajoutez les noix de cajou et mélangez avec les légumes, puis remettez délicatement le tofu. Laissez cuire sans remuer encore quelques secondes, puis déposez le tout dans une assiette chaude et servez immédiatement.

ASTUCE :

- le tofu peut être difficile à manier, mais il en vaut la peine. Non seulement il est très nutritif, mais il absorbe très bien les arômes.

Curry de chou-fleur et de champignons au yaourt

2 personnes

1 mini-chou-fleur (environ 200 g)
250 g de champignons
½ cc de poivre de Cayenne
½ cc de coriandre moulue
½ cc de cumin moulu
½ cc de curcuma
½ cc de poivre noir moulu
2 cc d'huile de colza ou d'une autre huile végétale à goût neutre
2 cs de yaourt nature
1 poignée d'amandes effilées ou de coriandre ciselée

PORTIONS		INFOS NUTRITIONNELLES	
Protéines	0	Calories	153
Lipides	1	Glucides	8 g
Laitages	1	Protéines	10 g
Fruits	0	Fibres	5 g
Légumes	3	Sel	0,1 g

Nettoyez le chou-fleur et coupez-le en morceaux de moins de 2 cm. Nettoyez et coupez les champignons en lamelles. Réservez. Mélangez toutes les épices et le poivre noir dans un bol.

Versez l'huile dans une grande casserole et chauffez à feu modéré, puis ajoutez les épices et remuez pendant 1 minute. Ajoutez les champignons et le chou-fleur, et faites cuire encore 1 minute, sans cesser de remuer, sinon le mélange va attacher.

Ajoutez 25 cl d'eau bouillante et baissez le feu pour laisser mijoter. Couvrez et laissez cuire 10 minutes, puis vérifiez le niveau de liquide restant. S'il est encore important, laissez cuire encore 5 minutes à découvert ou jusqu'à ce que le chou-fleur soit tendre. Sinon, remettez le couvercle, mais continuez de vérifier. Au bout de 5 minutes, la sauce devrait être assez réduite. Augmentez brièvement le feu pour réduire davantage, mais ne remuez pas trop le curry, sinon les fleurs de chou-fleur risquent de se briser.

Versez le curry dans des bols. Nappez d'une généreuse cuillerée de yaourt et parsemez de quelques amandes ou de coriandre et servez immédiatement.

Gratin de légumes verts

1 personne

1 tomate moyenne concassée
½ courgette moyenne (environ 50 g)
½ cc d'huile d'olive
½ petit poireau émincé (environ 80 g)
1 gousse d'ail finement hachée
50 g de haricots de soja congelés
3 têtes de brocoli
30 g d'édam râpé
Poivre noir

PORTIONS		INFOS NUTRITIONNELLES	
Protéines	1	Calories	262
Lipides	0	Glucides	11 g
Laitages	1	Protéines	22 g
Fruits	0	Fibres	10 g
Légumes	4	Sel	0,8 g

Préchauffez le four à 180 °C (thermostat 6). Mettez la tomate concassée dans une petite casserole avec 1 cs d'eau. Faites mijoter en surveillant – vous devrez peut-être ajouter de l'eau pour empêcher que cela ne prenne au fond (selon que la tomate est juteuse ou non). Pendant ce temps, coupez la courgette en rondelles.

Quand la tomate est ramollie, ôtez-la du feu et versez-la dans une passoire au-dessus d'un petit saladier en la pressant. Jetez la pulpe.

Rincez la casserole, versez-y l'huile d'olive et remettez-la sur le feu. Ajoutez le poireau et l'ail, et remuez pendant 1 minute, jusqu'à ce qu'ils colorent. Remettez la sauce tomate dans la casserole et chauffez jusqu'à ce qu'elle réduise de moitié, soit environ 1 minute. Mettez une casserole d'eau à bouillir. Dès qu'elle bout, jetez-y les haricots de soja congelés et laissez-les 1 minute. Ajoutez le brocoli et laissez cuire quelques minutes de plus, puis ajoutez les rondelles de courgette et laissez cuire le tout pendant encore 1 minute.

Égouttez bien les légumes. Enlevez délicatement les rondelles de courgette et réservez-les, puis mettez le reste des légumes dans un plat à four d'environ 5 cm de profondeur. Nappez de la sauce à la tomate et au poireau – ne vous inquiétez pas si cela vous paraît peu – puis recouvrez des rondelles de courgette. Enfoncez-les un peu, délicatement mais fermement. Parsemez d'édam râpé et ajoutez une bonne quantité de poivre noir. Enfournez et laissez cuire 30 minutes, jusqu'à ce que le dessus soit doré.

Sortez le gratin du four et dégagez délicatement les courgettes gratinées pour les disposer d'un côté de l'assiette. Prenez les légumes avec une écumoire, et disposez-les à côté, puis versez un petit peu de jus tomaté dessus. Servez immédiatement.

ASTUCE :

• C'est une recette qui invite à toutes les variantes. Utilisez toujours une demi-courgette coupée en rondelles pour le dessus et ajoutez du chou vert frisé grossièrement émincé. (Blanchissez-le très rapidement dans l'eau bouillante et égouttez-le bien avant.)

Boissons rafraîchissantes

Boisson au yaourt (ayran)

1 personne
100 g de yaourt nature
Eau glacée, plate ou gazeuse

PORTIONS		INFOS NUTRITIONNELLES	
Protéines	0	Calories	79
Lipides	0	Glucides	8 g
Laitages	1 ½	Protéines	6 g
Fruits	0	Fibres	0 g
Légumes	0	Sel	0,2 g

Versez le yaourt dans un grand verre et remplissez d'eau. Fouettez afin de bien mélanger et buvez immédiatement.

Thé vert à la menthe

1 personne
1 grosse poignée de feuilles de menthe fraîche
1 sachet de thé vert

Vous pouvez boire autant
de thé que vous le souhaitez.
Aucune calorie.

Chauffez la théière, le pichet ou la tasse avec de l'eau bouillante, jetez cette eau et ajoutez les feuilles de menthe. Versez juste assez d'eau pour couvrir les feuilles, remuez, puis videz à nouveau l'eau, en conservant les feuilles.

Mettez le sachet de thé et remplissez à nouveau le récipient d'eau bouillante. Laissez infuser 10 minutes avant de boire.

Tisane au gingembre et au citron

1 personne
½ citron
2 cm de gingembre pelé

Vous pouvez en boire autant
que vous le souhaitez.
Aucune calorie.

Coupez 1 tranche de citron et pressez le reste du fruit dans un verre en pyrex ou une tasse. Râpez le plus possible de gingembre dans le verre. Remplissez d'eau bouillante, ajoutez la tranche de citron, remuez bien et laissez reposer 5 minutes avant de boire.

ASTUCES :

- Pour une boisson savoureuse, dissolvez ¼ de cc d'extrait de levain dans de l'eau chaude.
- Préparez une infusion au citron comme le thé à la menthe ci-dessus, mais sans le sachet de thé.
- Préparez une tisane de piment si vous vous sentez courageux et que vous couvez un rhume. Ajoutez une petite quantité de piment haché à la tisane au gingembre et au citron ci-dessus et filtrez-la dans une passoire.
- Préparez une infusion à la menthe glacée comme ci-dessus, mais sans sachet de thé et en doublant la dose de menthe. Laissez refroidir, puis versez-en dans un verre et complétez avec de l'eau gazeuse et des glaçons.

10

Recettes pour les jours sans restriction

Recettes pour les cinq jours sans restriction

Porridge aux fruits secs

1 personne
2 cs (40 g) bien pleines de flocons d'avoine pour porridge
1 cs de raisins secs
25 cl d'eau, ou de lait écrémé ou demi-écrémé
2 abricots secs hachés

PORTIONS		INFOS NUTRITIONNELLES	
Si vous utilisez du lait écrémé :			
Glucides	2	Calories	286
Protéines	0	Glucides	53 g
Lipides	0	Protéines	13 g
Laitages	1	Fibres	5 g
Fruits	1	Sel	0,3 g
Légumes	0		

Versez les flocons d'avoine et les raisins secs dans une casserole antiadhésive, avec l'eau ou le lait. Mettez à chauffer à feu moyen et laissez mijoter pendant 10 minutes, en remuant fréquemment pour empêcher le porridge d'attacher.

Lorsqu'il commence à épaissir et à bouillonner, continuez de remuer pendant quelques minutes, jusqu'à ce qu'il atteigne la consistance qui vous convient. Versez-le dans un bol et parsemez-le des abricots hachés. Servez aussitôt.

ASTUCES :

- Variante : remplacez les abricots par 2 amandes broyées.
- Si vous préférez votre porridge plus sucré, ajoutez 1 cc de miel liquide.

Muesli classique

2 portions
80 g de flocons d'avoine
4 abricots secs hachés
4 cs de jus de pomme sans sucre
1 pomme à couteau non pelée
2 cs de yaourt maigre nature
6 noix du Brésil hachées
2 cc de miel liquide (facultatif)

PORTIONS		INFOS NUTRITIONNELLES	
Glucides	2	Calories	283
Protéines	0	Glucides	45 g
Lipides	1	Protéines	8 g
Laitages	1 ½	Fibres	6 g
Fruits	1	Sel	0,1 g
Légumes	0		

La veille, mélangez les flocons d'avoine, les abricots hachés et le jus de pomme dans un bol. Couvrez de film alimentaire et laissez toute la nuit au réfrigérateur.

Le lendemain matin, râpez la pomme et incorporez-la au muesli. Ajoutez le yaourt et mélangez de nouveau. Faites chauffez une poêle antiadhésive, puis versez-y les noix broyées et laissez-les dorer à sec. Répartissez le muesli dans deux bols et parsemez de noix grillées. Ajoutez éventuellement le miel.

Soupe de courgettes, sauce tomate et basilic

4 personnes
2 cs d'huile d'olive
2 oignons moyens hachés
1 kg de courgettes grossièrement coupées en dés
4 gousses d'ail écrasées
1 litre de bouillon de légumes allégé en sel
2 tomates moyennes
1 poignée de feuilles de basilic
Poivre noir
4 cs de yaourt grec maigre

PORTIONS		INFOS NUTRITIONNELLES	
Glucides	0	Calories	146
Protéines	0	Glucides	17 g
Lipides	0	Protéines	9 g
Laitages	½	Fibres	5 g
Fruits	0	Sel	1 g
Légumes	4		

Faites chauffer l'huile d'olive dans une casserole antiadhésive à feu moyen et ajoutez l'oignon. Laissez cuire doucement, en remuant pour qu'il n'attache pas, pendant 5 minutes. Ajoutez les courgettes et l'ail, et mélangez. Laissez cuire pendant quelques minutes et versez le bouillon, puis augmentez la température et faites bouillonner. Laissez mijoter pendant 10 minutes, ou jusqu'à ce que les courgettes soient bien tendres.

Pendant ce temps, préparez la sauce. Hachez les tomates et mettez-les dans un petit bol. Ajoutez quelques feuilles de basilic ciselées et un bon tour de moulin de poivre noir. Mélangez et réservez.

Quand la soupe est prête, laissez-la un peu refroidir dans la casserole, puis mixez jusqu'à obtenir une consistance lisse. Réchauffez-la un peu si nécessaire, ciselez les dernières feuilles de basilic, jetez-les dans la casserole, puis servez dans des bols. Répartissez la sauce tomate sur les bols et ajoutez 1 cs de yaourt grec. Servez immédiatement.

- Si vous aimez le pain avec la soupe, optez pour du pain complet plutôt que pour du pain blanc.
- Cette recette peut être préparée en plus grande quantité et congelée. Auquel cas, n'ajoutez pas la sauce !

Soupe de lentilles aux épinards avec un trait de citron

4 personnes

125 g de lentilles vertes
250 g de jeunes épinards frais
1 cc d'huile d'olive
1 oignon moyen haché
1 gousse d'ail finement hachée
1 cc de purée de tomates
75 à 85 cl de bouillon de légumes allégé en sel
Le jus de ½ citron
Poivre noir

PORTIONS		INFOS NUTRITIONNELLES	
Glucides	0	Calories	138
Protéines	1½	Glucides	20 g
Lipides	0	Protéines	10 g
Laitages	0	Fibres	6 g
Fruits	0	Sel	1,1 g
Légumes	1		

Rincez les lentilles dans une passoire sous l'eau courante. Mettez-les dans une casserole, couvrez d'eau et laissez cuire à feu moyen pendant 15 à 20 minutes, ou jusqu'à ce que les lentilles soient tendres, mais tout à fait cuites. Égouttez-les et rincez-les à nouveau et réservez.

Lavez les épinards et hachez-les. Chauffez l'huile d'olive dans une casserole et ajoutez l'oignon haché. Faites cuire doucement pendant 10 minutes, jusqu'à ce que l'oignon soit tendre mais sans le laisser brûler, puis ajoutez l'ail. Laissez cuire encore 1 minute, puis ajoutez les lentilles et les épinards, et remuez.

Mélangez la purée de tomates avec le bouillon et ajoutez assez de liquide dans la casserole pour couvrir les épinards et les lentilles. Laissez cuire pendant 5 minutes, puis ajoutez le jus de citron et laissez encore cuire 5 minutes (cette cuisson courte préservera la couleur vert vif des épinards).

Vérifiez que les oignons et les lentilles sont tendres et retirez la casserole du feu. Laissez la soupe refroidir un peu, puis mixez jusqu'à une consistance veloutée. Réchauffez si nécessaire, ajoutez éventuellement un peu de poivre noir et servez.

ASTUCE :

- Cette recette peut être préparée en plus grande quantité et congelée.

Velouté de champignons

2 personnes
2 cc d'huile de colza ou d'une autre huile végétale
2 oignons moyens hachés
600 g de champignons de Paris ou des prés
1 petite pincée de poivre de Cayenne
90 cl de bouillon de légumes allégé en sel
20 cl de lait écrémé ou demi-écrémé
1 brin de thym ou 1 pincée d'herbes mélangées
Poivre noir
40 g de yaourt grec maigre ou allégé

PORTIONS		INFOS NUTRITIONNELLES	
Glucides	0	Calories	188
Protéines	0	Glucides	20 g
Lipides	½	Protéines	12 g
Laitages	1	Fibres	6 g
Fruits	0	Sel	1,1 g
Légumes	5		

Faites chauffer l'huile dans une grande casserole sur feu modéré. Ajoutez l'oignon et laissez cuire doucement, en remuant, pendant 5 à 10 minutes, sans le laisser brunir. Pendant ce temps, nettoyez les champignons (ne les pelez que si nécessaire) et éliminez l'extrémité puis coupez-les en dés.

Ajoutez le poivre de Cayenne dans la casserole et mélangez un peu puis ajoutez les champignons. Remuez pendant 2 minutes, sans les laisser brûler. Ajoutez le bouillon et le lait. Arrachez les feuilles du brin de thym (ou du mélange d'herbes séchées) et jetez-les dans la casserole. Laissez mijoter pendant une vingtaine de minutes, puis ajoutez du poivre noir à votre goût.

Laissez la soupe refroidir légèrement et mixez-la sans qu'elle atteigne une consistance trop lisse.

Ajoutez un peu d'eau si nécessaire, puis réchauffez éventuellement. Servez avec 2 cc de yaourt grec dans chaque bol.

ASTUCES :

- Pour une soupe avec des morceaux, ne mixez que la moitié du liquide.
- Pour un parfum plus intense, utilisez différentes variétés de champignons, comme un assortiment forestier ou des cèpes.
- Cette recette peut être préparée en plus grande quantité et congelée.

Soupe au poivron rouge grillé

4 personnes

4 poivrons rouges
2 cc d'huile d'olive
1 oignon moyen haché
2 gousses d'ail finement haché
90 cl à 1 l de bouillon de légumes allégé en sel
1 boîte de 400 g de haricots blancs égouttés et rincés

PORTIONS		INFOS NUTRITIONNELLES	
Glucides	0	Calories	147
Protéines	1	Glucides	24 g
Lipides	0	Protéines	7 g
Laitages	0	Fibres	8 g
Fruits	0	Sel	0,9 g
Légumes	2		

Préchauffez le gril du four. Coupez les poivrons en deux et épépinez-les. Huilez la peau des poivrons au pinceau. Posez-les sur une plaque du four, peau au dessus, et enfournez. Laissez-les jusqu'à ce que la peau cloque et noircisse par endroits – ce qui devrait prendre une vingtaine de minutes.

Sortez la plaque du four et couvrez les poivrons avec un torchon. Laissez-les refroidir 10 minutes pour pouvoir les manipuler, puis enlevez doucement la peau. Hachez la pulpe et réservez-la.

Mettez le reste de l'huile d'olive dans une grande casserole. Ajoutez les oignons et laissez-les cuire doucement pendant 7 à 8 minutes, puis ajoutez l'ail et poursuivez la cuisson pendant 2 à 3 minutes. Remuez pour que le mélange n'attache pas (sinon, ajoutez 2 cs de bouillon). Ajoutez les poivrons hachés et les haricots blancs, et mélangez. Versez assez de bouillon pour couvrir les légumes et laissez mijoter 15 minutes.

Laissez refroidir un peu puis mixez jusqu'à consistance onctueuse. Réchauffez si nécessaire. Rectifiez l'assaisonnement et servez.

ASTUCES :

- Pour une soupe non végétarienne, ajoutez des dés de filet de poulet aux poivrons et aux haricots cuits dans le bouillon 10 minutes avant la fin de la cuisson de la soupe. Et ne mixez pas : servez avec les morceaux.
- Cette recette peut être préparée en plus grande quantité et congelée.

Salade grecque

2 personnes
1 petite laitue romaine ou 2 cœurs de laitue
4 grosses tomates mûres
½ concombre (environ 180 g)
1 petit oignon rouge ou 6 ciboules
1 cs d'huile d'olive
1 cs de vinaigre balsamique
100 g de feta
20 olives noires dénoyautées et tranchées

PORTIONS		INFOS NUTRITIONNELLES	
Glucides	0	Calories	265
Protéines	0	Glucides	13 g
Lipides	2	Protéines	11 g
Laitages	1½	Fibres	6 g
Fruits	0	Sel	2,1 g
Légumes	4		

Lavez les feuilles de laitue, déchirez-les et répartissez-les entre deux bols.

Coupez les tomates en deux et mettez-les dans un saladier. Ajoutez le concombre coupé en deux dans le sens de la longueur. Pelez l'oignon, coupez-le en deux et émincez-le finement. (Ou émincez finement les ciboules.) Ajoutez-le dans le saladier.

Mettez huile et vinaigre dans un petit récipient avec couvercle vissant (un bocal à confiture, par exemple). Fermez-le bien, puis secouez pour émulsionner. Versez cette vinaigrette sur les tomates, le concombre et l'oignon et mélangez.

Rincez la feta à l'eau courante, puis épongez-la avec du papier absorbant. Coupez-la en petits cubes ou émiettez-la – selon sa consistance. Mettez-la dans le saladier, remuez une dernière fois délicatement et répartissez cette salade sur les assiettes. Éparpillez les olives sur le dessus, poivrez et servez.

Salade de haricots blancs aux œufs durs

2 personnes
2 œufs
1 boîte de 400 g de haricots blancs
1 boîte de 400 g de niébé
1 oignon moyen coupé en quartiers
1 feuille de laurier
Le jus de ½ citron
1 cs d'huile d'olive
3 tiges de céleri émincées
1 grosse poignée de persil plat ciselée
1 petite romaine
10 olives noires dénoyautées et coupées en deux
Poivre noir

PORTIONS		INFOS NUTRITIONNELLES	
Glucides	0	Calories	326
Protéines	3	Glucides	30 g
Lipides	1	Protéines	19 g
Laitages	0	Fibres	12 g
Fruits	0	Sel	0,5 g
Légumes	1½		

Mettez les œufs dans une casserole d'eau et laissez-les cuire 10 minutes après le départ de l'ébullition, puis refroidissez-les rapidement sous l'eau froide, mettez-les dans un bol d'eau avec des glaçons et réservez au frais.

Égouttez les haricots dans une grande passoire et rincez-les soigneusement. Versez-les dans une grande casserole, ajoutez l'oignon et le laurier et couvrez d'eau froide puis faites chauffer à feu moyen à fort. Amenez à un petit bouillon et laissez mijoter pendant 5 minutes, puis égouttez.

Laissez les haricots refroidir légèrement. Enlevez le laurier et les morceaux d'oignon. Jetez le laurier et émincez finement deux au moins des quartiers d'oignon et remettez-les avec les haricots.

Mélangez le jus de citron, l'huile d'olive, le céleri émincé et le persil dans un grand saladier. Ajoutez les haricots et l'oignon encore chauds et mélangez bien. Couvrez et laissez les haricots s'imprégner de tous ces arômes pendant 30 minutes.

Lavez les feuilles de la romaine, déchirez-les et répartissez-les entre deux assiettes. Rectifiez l'assaisonnement des haricots en poivre noir, puis mélangez une dernière fois et répartissez-les dans les assiettes. Écalez les œufs durs et coupez-les en quartiers. Décorez la salade avec les œufs et les olives, et servez.

Duo de salades de pomme de terre

2 personnes
250 g de pommes de terre nouvelles avec la peau
2 cc de vinaigre balsamique
Poivre noir
100 g de yaourt nature maigre

PORTIONS		INFOS NUTRITIONNELLES	
Glucides	1	Calories	501
Protéines	3 ½	Glucides	28 g
Lipides	0	Protéines	25 g
Laitages	½	Fibres	3 g
Fruits	0	Sel	2,7 g
Légumes	½		

2 cc de moutarde de Dijon
Quelques feuilles de salade (environ 30 g)
Version non végétarienne :
1 petit oignon rouge coupé en rondelles
200 g de maquereau fumé
1 trait de jus de citron
½ à 1 cc de sauce au raifort (facultatif)
Version végétarienne :
6 ciboules hachées
1 avocat mûr coupé en deux
¼ de concombre épépiné et finement émincé
2 œufs durs

PORTIONS		INFOS NUTRITIONNELLES	
Glucides	1	Calories	371
Protéines	1	Glucides	29 g
Lipides	2	Protéines	15 g
Laitages	½	Fibres	7 g
Fruits	0	Sel	1 g
Légumes	1½		

Coupez les pommes de terre nouvelles en morceaux de 1,5 cm maximum et mettez-les dans une casserole d'eau froide. Amenez à ébullition, couvrez et laissez cuire jusqu'à ce que les pommes de terre soient juste tendres.

Égouttez les pommes de terre et mettez-les dans un saladier avec le vinaigre balsamique et un peu de poivre noir. Mélangez précautionneusement avec une cuiller en bois, puis ajoutez le yaourt et la moutarde et mélangez à nouveau. Les pommes de terre doivent être encore assez chaudes, pour pouvoir s'imprégner de tous les arômes.

Pour la version non végétarienne, ajoutez l'oignon rouge aux pommes de terre et mélangez. Émiettez délicatement le maquereau fumé, en ôtant la peau et les arêtes, puis arrosez d'un peu de jus de citron. Ajoutez le poisson aux pommes de terre et au raifort (éventuellement) et mélangez.

Pour la version végétarienne, ajoutez les ciboules aux pommes de terre. Quadrillez la chair de l'avocat avec un couteau sans entamer la peau et retournez-le pour faire tomber les morceaux. Ajoutez avocat et concombre aux pommes de terre, et mélangez délicatement. Disposez quelques feuilles de salade sur les assiettes et répartissez la salade dessus. Écalez les œufs durs et hachez-les finement, puis saupoudrez-en la salade.

Rectifiez l'assaisonnement, quelle que soit la version, et servez. (La salade de maquereau fumé est particulièrement savoureuse servie tiède.)

Salade de betterave chaude et feta

2 personnes

1 ou 2 betteraves petites à moyennes crues (environ 150 g)
1 sachet de mesclun (environ 120 g)
100 g de feta
1 petit oignon rouge émincé
1 cc d'huile d'olive
1 cc de jus de citron
1 petite tige de thym
Poivre noir

PORTIONS		INFOS NUTRITIONNELLES	
Glucides	0	Calories	204
Protéines	0	Glucides	12 g
Lipides	½	Protéines	10 g
Laitages	1 ½	Fibres	4 g
Fruits	0	Sel	2 g
Légumes	2		

Préchauffez le four à 200 °C (thermostat 6-7). Nettoyez délicatement les betteraves sans les racler, les peler ni les équeuter. Enlevez simplement les feuilles en laissant 1 cm de tige. Posez-les sur un grand morceau d'aluminium ménager, puis repliez la feuille pour former une papillote plate. Posez-la sur la plaque du four et laissez cuire jusqu'à ce que les betteraves cèdent légèrement quand vous appuyez dessus. Cela devrait prendre une trentaine de minutes selon leur taille. Vérifiez qu'elles sont bien cuites en y enfonçant la pointe d'un couteau : elle doit pénétrer facilement, et la peau doit être un peu fripée.

Déballez-les entièrement et laissez-les refroidir jusqu'à ce qu'elles puissent être manipulées. Enlevez la peau, qui devrait céder facilement – mais utilisez un couteau si nécessaire. Réservez les betteraves. (Si vous utilisez des betteraves cuites, nettoyez-les si nécessaire et passez-les au four 5 minutes pour les réchauffer – elles doivent juste être chaudes, pas recuites.)

Répartissez le mesclun sur deux assiettes. Débitez les betteraves en dés et éparpillez-les sur la salade. Rincez la feta, épongez-la sur du papier absorbant et émiettez-la sur les betteraves. Ajoutez les oignons rouges.

Préparez la sauce en mélangeant au fouet huile d'olive, jus de citron et feuilles de thym dans un petit bol, et arrosez-en la salade. Poivrez et servez aussitôt.

Astuce

- Si vous ne trouvez pas de betterave crue, utilisez-en des cuites et réchauffez-les brièvement comme indiqué ci-dessus. Si les seules betteraves crues que vous trouvez sont énormes, préférez des betteraves plus petites, mais déjà cuites. Les seules à éviter sont celles qui sont conservées dans le vinaigre !

Salade de thon et haricots

2 personnes

1 boîte de 400 g de légumineuses variées au naturel
1 gousse d'ail pelée
1 cs d'huile d'olive
1 cc de vinaigre balsamique
½ cc de moutarde de Dijon
1 trait de jus de citron
10 ciboules coupées en fines rondelles
5 radis coupés en deux et émincés
1 petite poignée de persil plat ciselé (facultatif)
1 boîte de 160 à 185 g de thon au naturel
Poivre noir
Environ 140 g de roquette ou d'une autre salade corsée

PORTIONS		INFOS NUTRITIONNELLES	
Glucides	0	Calories	281
Protéines	4	Glucides	25 g
Lipides	1	Protéines	26 g
Laitages	0	Fibres	11 g
Fruits	0	Sel	0,4 g
Légumes	1 ½		

Égouttez et rincez les légumineuses et mettez-les dans une casserole avec l'ail. Couvrez d'eau froide, mettez la casserole sur feu moyen à fort et faites bouillonner. Éteignez le feu et couvrez. Laissez reposer quelques minutes, le temps de préparer la sauce.

Mélangez au fouet huile d'olive, vinaigre et moutarde dans un petit bol, avec le jus de citron.

Égouttez les légumineuses, enlevez la gousse d'ail et mettez les légumineuses dans un grand saladier. Arrosez avec la vinaigrette et mélangez. Laissez refroidir une dizaine de minutes.

Ajoutez les ciboules et les radis, puis éventuellement le persil, et mélangez bien.

Égouttez le thon et émiettez-le sur les légumineuses en morceaux assez gros. Poivrez et mélangez à nouveau délicatement, en essayant de ne pas trop casser les morceaux de thon. Répartissez les feuilles de salade entre les assiettes et servez la salade de thon et haricots dessus.

ASTUCE :

- Cette recette nécessite une boîte de légumineuses variées. Il s'agit généralement de pois chiches, cocos roses, haricots rouges et blancs. Ne prenez pas de boîte contenant des haricots verts !

Taboulé

4 personnes

100 g de semoule de couscous ou de boulgour
Le jus de 1 gros citron
2 gros bouquets de persil plat (environ 200 g)
1 petit bouquet de menthe fraîche
3 grosses tomates en petits dés
2 oignons rouges moyens finement émincés
1 cs d'huile d'olive
Poivre noir

PORTIONS		INFOS NUTRITIONNELLES	
Glucides	1	Calories	140
Protéines	0	Glucides	24 g
Lipides	½	Protéines	5 g
Laitages	0	Fibres	5 g
Fruits	0	Sel	0,1 g
Légumes	2		

Mettez la semoule ou le boulgour dans un saladier et couvrez-le d'eau bouillante (ou suivez les instructions sur le paquet). Remuez bien, puis couvrez et laissez reposer pendant 5 minutes. Mélangez de nouveau pour briser les éventuels grumeaux. Goûtez : les grains doivent être tendres ; laissez encore reposer dans le cas contraire. Égouttez tout l'excédent d'eau en pressant les grains avec le dos d'une cuiller en bois. Rincez le saladier et séchez-le, puis versez-y le jus de citron. Remettez la semoule chaude dans le saladier et mélangez bien pour incorporer le jus de citron.

Ciselez le persil et la menthe (coupez les tiges pendant que les herbes sont encore en bouquet), et mettez-les dans un grand saladier, puis ajoutez les dés de tomate et l'oignon. Incorporez la semoule et l'huile d'olive, puis poivrez. Mélangez, rectifiez l'assaisonnement et servez.

ASTUCES :

- Cette salade méditerranéenne rafraîchissante doit être préparée avec beaucoup de persil ; elle est délicieuse avec du poulet froid comme le « poulet rôti au romarin » (voir p. 354).
- Prenez de la semoule de couscous entier plutôt qu'ordinaire. Et suivez simplement les instructions portées sur le paquet.

Coleslaw de chou rouge aux noix et aux graines

2 personnes
100 g de chou rouge
2 carottes moyennes pelées
1 grosse tige de céleri (facultatif)
1 oignon rouge moyen
3 cs de mayonnaise allégée
4 cerneaux de noix broyés
2 cc de graines de potiron
Poivre noir

PORTIONS		INFOS NUTRITIONNELLES	
Glucides	0	Calories	194
Protéines	0	Glucides	15 g
Lipides	2	Protéines	4 g
Laitages	0	Fibres	6 g
Fruits	0	Sel	0,7 g
Légumes	2 ½		

Ciselez finement le chou avec un grand couteau et mettez-le dans un grand saladier. Ajoutez les carottes grossièrement râpées. Enlevez les filaments du céleri, fendez-le dans le sens de la longueur et émincez-le finement. Coupez l'oignon en rondelles et recoupez ces rondelles en deux. Ajoutez le céleri et les oignons dans le saladier, et mélangez bien.

Ajoutez la mayonnaise et un bon tour de moulin de poivre noir, puis mélangez de nouveau pour imprégner les ingrédients de mayonnaise. Si vous servez immédiatement, hachez les noix et parsemez noix hachées et graines de potiron sur le coleslaw. Si vous devez servir plus tard, couvrez le coleslaw et réservez-le au réfrigérateur, pour n'ajouter les noix et les graines de potiron qu'au dernier moment (sinon elles ramolliraient).

ASTUCES :

- Ce savoureux coleslaw peut se déguster seul ou avec un petit pain complet croustillant, ou encore avec des biscuits à l'avoine. Il est également délicieux avec du poulet froid et fait alors un excellent plat à emporter.
- Si vous ne trouvez pas de chou rouge, prenez du chou blanc.

Crevettes aux haricots, tomates et thym

2 personnes
1 boîte de 400 g de cocos roses
250 g de tomates fraîches coupées en morceaux
200 g de crevettes crues
2 cs d'huile d'olive
1 gousse d'ail finement hachée
1 brin de thym
Poivre noir

PORTIONS		INFOS NUTRITIONNELLES	
Glucides	0	Calories	241
Protéines	4	Glucides	25 g
Lipides	½	Protéines	27 g
Laitages	0	Fibres	9 g
Fruits	0	Sel	0,6 g
Légumes	1½		

Égouttez et rincez les cocos. Hachez grossièrement les tomates et rincez les crevettes à l'eau froide.

Faites chauffer l'huile d'olive dans une poêle anti-adhésive sur feu moyen. Puis mettez-y les tomates et l'ail, et laissez cuire quelques minutes. Ajoutez les feuilles de thym puis les cocos et enfin les crevettes, et laissez cuire pendant environ 5 minutes, le temps que les crevettes rosissent et soient cuites à cœur.

Ajoutez un peu d'eau si le mélange menace d'attacher – 1 ou 2 cs devraient suffire, selon la qualité des tomates –, car le plat doit comporter un peu de sauce. Rectifiez l'assaisonnement en poivre noir. Servez immédiatement, éventuellement avec du pain complet ou aux céréales pour saucer.

ASTUCE

- Faute de crevettes crues, utilisez des cuites, mais cela augmentera la teneur en sel du plat. Les crevettes cuites doivent être délicatement et rapidement réchauffées pour ne pas trop les cuire. Ajoutez-les quand vous avez déjà laissé cuire les cocos pendant 5 minutes.

Curry de poisson minute

4 personnes

PORTIONS		INFOS NUTRITIONNELLES	
Glucides	2	Calories	415
Protéines	3	Glucides	56 g
Lipides	0	Protéines	40 g
Laitages	0	Fibres	4 g
Fruits	0	Sel	0,3 g
Légumes	½		

750 g de morue en filets
2 cc d'huile de colza ou d'une autre huile à goût neutre
2 oignons moyens finement hachés
2 gousses d'ail finement hachées
2 cc de garam masala
½ cc de poivre de Cayenne
½ cc de curcuma
Poivre noir
1 cs de purée de tomates
1 trait de jus de citron
240 g de riz basmati brun

Comme la cuisson du riz prendra probablement plus de temps que celle du curry, préparez-le selon les instructions du paquet avant de lancer le curry.

Ôtez soigneusement la peau du poisson et débarrassez-le de toutes ses arêtes, puis coupez-le en cubes de 3 cm minimum de côté. Chauffez l'huile dans une casserole sur feu moyen et ajoutez oignon et ail. Laissez-les cuire pendant environ 5 minutes, ou jusqu'à ce que l'oignon soit tendre sans prendre trop couleur.

Ajoutez le garam masala, le poivre de Cayenne, le curcuma, un peu de poivre noir et la purée de tomates, et mélangez. Versez rapidement 35 cl d'eau et laissez cuire à petit bouillon régulier. Ajoutez délicatement les morceaux de poisson dans cette sauce et couvrez.

Laissez cuire le curry pendant 10 minutes, puis soulevez le couvercle et vérifiez la cuisson du poisson. Si la sauce a bien réduit, remettez le couvercle et faites encore cuire pendant 5 minutes ; s'il en reste une grande quantité, laissez réduire à découvert, mais ne laissez pas le curry attacher. Ne remuez pas trop, pour ne pas briser les morceaux de poisson.

Ajoutez le jus de citron, poivrez et mélangez délicatement, puis servez avec le riz.

Astuce :

- Ce délicieux curry de poisson peut aussi être servi avec des épinards vapeur.

Kedgeree au saumon frais

2 personnes
2 petits filets de saumon sans la peau d'environ 100 g
1 gros œuf dur
60 g de riz basmati brun
1 cc d'huile de colza
1 oignon moyen pelé et haché
1 gousse d'ail finement hachée (facultatif)
½ cc de garam masala ou de poudre de curry doux
1 poignée de persil plat haché

PORTIONS		INFOS NUTRITIONNELLES	
Glucides	1	Calories	388
Protéines	4	Glucides	31 g
Lipides	0	Protéines	28 g
Laitages	0	Fibres	3 g
Fruits	0	Sel	0,3 g
Légumes	½		

Mettez le saumon dans un plat allant au micro-ondes. Couvrez de film de cuisson, faites-y deux ou trois trous, et faites cuire le poisson au micro-ondes à pleine puissance pendant 1 minute 30. Vérifiez qu'il s'émiette facilement et réservez (sinon, repassez-le 30 secondes au micro-ondes). Si vous n'avez pas de micro-ondes, mettez les filets de saumon dans une casserole et couvrez à moitié d'eau. Pochez le poisson à feu moyen pour obtenir la même cuisson (ce qui devrait prendre une dizaine de minutes).

Faites durcir l'œuf, rincez-le sous l'eau froide et laissez-le refroidir dans l'eau.

Rincez le riz sous l'eau courante et mettez-le dans une casserole antiadhésive. Couvrez d'eau et amenez à ébullition. Baissez le feu jusqu'à un petit bouillon, puis couvrez et laissez cuire jusqu'à ce que presque toute l'eau ait été absorbée – le riz doit être tendre et ne pas coller. Cela prendra 25 minutes pour du riz brun (15 minutes pour du riz blanc).

Pendant ce temps, écalez l'œuf dur et coupez-le en quartiers. Chauffez l'huile dans une grande poêle antiadhésive, faites-y revenir les oignons hachés pour les attendrir, puis ajoutez l'ail et le garam masala. Mélangez bien.

Égouttez le riz et versez-le dans la poêle. Remuez pour bien mélanger, puis ajoutez délicatement le poisson émietté et mélangez à nouveau, très délicatement. Assurez-vous que le saumon est assez chaud, puis répartissez le kedgeree dans les assiettes. Garnissez de morceaux d'œuf dur, parsemez de persil et servez immédiatement.

ASTUCE :

- Le kedgeree est souvent servi au cours d'un brunch, mais il est excellent au dîner également, avec des légumes vapeur ou des salades – une salade verte et une salade de tomates et ciboules seront particulièrement savoureuses.

Saumon aux lentilles

PORTIONS		INFOS NUTRITIONNELLES	
Glucides	0	Calories	404
Protéines	6	Glucides	28 g
Lipides	0	Protéines	39 g
Laitages	½	Fibres	7 g
Fruits	0	Sel	0,3 g
Légumes	½		

2 personnes

100 g de lentilles du Puy (poids crues)
1 petit oignon coupé en deux
1 gousse d'ail pelée
1 feuille de laurier

1 brin de thym
1 cc d'huile d'olive
1 cs de fromage à tartiner maigre
Poivre noir
2 filets de saumon d'environ 120 g sans la peau

Rincez les lentilles, mettez-les dans une casserole avec la moitié de l'oignon, la gousse d'ail, le laurier et le thym. Couvrez d'eau et amenez à ébullition. Réduisez le feu et laissez mijoter jusqu'à ce que les lentilles soient tendres, mais pas écrasées. (Il ne devrait pas falloir plus de 30 minutes.) Égouttez-les et jetez le demi-oignon, l'ail, le laurier et la tige de thym.

Émincez finement l'autre moitié d'oignon. Mettez l'huile dans une casserole à feu moyen et faites revenir l'oignon délicatement pendant 3 à 4 minutes. Ajoutez les lentilles et réchauffez-les, puis coupez le feu et attendez 2 à 3 minutes, puis ajoutez le fromage. Assaisonnez de poivre noir et couvrez pour garder les lentilles au chaud pendant que vous préparez le saumon.

Chauffez une poêle antiadhésive à feu moyen à fort et faites cuire les filets de saumon 2 minutes de chaque côté pour les colorer légèrement.

Répartissez les lentilles dans deux assiettes chaudes. Posez délicatement un filet de saumon dessus et servez immédiatement.

ASTUCE :

- Les lentilles du Puy ont un délicieux goût de noisette et sont très nourrissantes. Et nul besoin de les faire tremper dans l'eau avant la cuisson.

Couscous de poisson

PORTIONS		INFOS NUTRITIONNELLES	
Glucides	2	Calories	359
Protéines	3	Glucides	48 g
Lipides	0	Protéines	33 g
Laitages	0	Fibres	9 g
Fruits	0	Sel	0,3 g
Légumes	2		

4 personnes
500 g de poisson blanc à chair ferme (morue, haddock, lotte)
1 boîte de 400 g de pois chiches
2 cc d'huile d'olive
2 oignons moyens finement hachés
2 gousses d'ail hachées
1 cc de cumin en poudre
½ cc de poivre de Cayenne
½ cc de ras-el-hanout (facultatif)
2 carottes moyennes coupées en dés
1 poivron rouge moyen épépiné et coupé en dés
1 poivron jaune moyen épépiné et coupé en dés
4 cc de purée de tomates délayée dans 40 cl d'eau chaude
175 g de semoule

Coupez le poisson en gros morceaux et mettez-les dans un saladier, couvrez de film alimentaire et mettez au réfrigérateur. (Si vous avez pris de la lotte, vous devrez peut-être lever les filets avant en les séparant de l'arête centrale avec un couteau bien aiguisé, puis en enlevant la membrane extérieure. Coupez la chair en morceaux.) Égouttez et rincez bien les pois chiches.

Versez l'huile dans une grande poêle à feu moyen. Ajoutez les oignons et faites-les revenir pendant 5 minutes en remuant. Ajoutez l'ail et les épices en mélangeant, puis laissez cuire encore 1 minute en remuant régulièrement. Ajoutez carottes et poivrons, puis la purée de tomates délayée avec l'eau.

Laissez mijoter pendant 15 minutes, puis ajoutez les pois chiches et le poisson. Rajoutez de l'eau si nécessaire pour tout recouvrir. Couvrez en partie la poêle et laissez cuire pendant 6 à 10 minutes, selon le poisson utilisé. Les légumes et le poisson doivent être cuits mais pas se déliter, les pois chiches doivent être très tendres, et le liquide doit avoir réduit un peu.

Préparez la semoule juste avant la fin de la cuisson, ou suivant les instructions portées sur le paquet. Ou bien versez la semoule dans un grand saladier et recouvrez-la d'eau bouillante. Mélangez à la fourchette, couvrez et attendez que les grains aient absorbé presque toute l'eau, ce qui ne devrait prendre que quelques minutes. Remuez une ou deux fois, puis égouttez bien la semoule dans une passoire.

Mettez une portion de semoule dans les assiettes et déposez un morceau de poisson et des légumes dessus, ainsi qu'un peu de sauce. Servez immédiatement.

ASTUCE :

- Préférez de la semoule de blé entier. Cette recette peut aussi se préparer avec du boulgour.

Gâteaux de poisson fumé

4 personnes (8 gâteaux)

600 g de filet de haddock fumé sans la peau et non coloré si possible
400 g de pommes de terre nouvelles avec la peau émincées
Poivre noir
8 ciboules finement hachées
1 œuf battu
1 cs de farine de blé complet
2 cs de chapelure de pain complet
2 cs d'huile de colza ou d'une autre huile à goût neutre
1 citron coupé en quartiers

PORTIONS		INFOS NUTRITIONNELLES	
Glucides	1 ½	Calories	319
Protéines	2 ½	Glucides	30 g
Lipides	1	Protéines	35 g
Laitages	0	Fibres	3 g
Fruits	0	Sel	3,2 g
Légumes	0		

Faites cuire le poisson au micro-ondes ou dans une casserole. Pour la cuisson au micro-ondes, placez les filets dans un plat adapté, ajoutez 1 ou 2 cs d'eau, couvrez de film alimentaire et percez-le de 1 ou 2 trous. Mettez au micro-ondes à pleine puissance 2 à 3 minutes – le poisson doit être cuit et s'émietter facilement. Prélevez le haddock cuit à l'écumoire et déposez-le sur une assiette, mais conservez son jus de cuisson. Si vous optez pour la cuisson à la casserole, couvrez les filets de poisson d'eau et faites-les pocher à feu moyen environ 5 minutes, selon leur épaisseur. Là aussi conservez l'eau de cuisson.

Faites cuire les pommes de terre à l'eau jusqu'à ce

qu'elles soient bien tendres et égouttez-les. Ajoutez-y un peu de poivre noir et d'eau de cuisson du poisson et réduisez-les en purée lisse dans un saladier. Émiettez le poisson sur la purée puis ajoutez les ciboules et environ deux tiers de l'œuf battu, et mélangez bien avec une cuiller en bois. Couvrez le saladier de film alimentaire et mettez-le au réfrigérateur pour une trentaine de minutes.

Couvrez une grande plaque de cuisson (ou deux petites) de papier cuisson ou d'aluminium ménager. Saupoudrez le plan de travail de farine, mettez le reste de l'œuf battu dans un bol et la chapelure sur une assiette.

Sortez le mélange du réfrigérateur et divisez-le en huit portions avec une cuiller. Enduisez-vous les mains de farine, roulez chaque portion en boule, puis écrasez-la délicatement pour lui donner la forme d'un gâteau épais. Plongez rapidement ces gâteaux dans le reste d'œuf battu, puis roulez-les dans la chapelure pour bien les en recouvrir. Déposez-les sur une plaque de cuisson au fur et à mesure de la préparation, puis mettez la plaque au réfrigérateur pendant 20 à 30 minutes.

Versez l'huile dans une grande poêle antiadhésive et faites-la chauffer à feu moyen. Déposez délicatement les gâteaux dedans et faites-les cuire doucement, en les retournant régulièrement. Le temps de cuisson va dépendre de leur épaisseur, mais il ne devrait pas excéder 8 minutes. Épongez-les dans du papier absorbant et servez immédiatement, avec des quartiers de citron et éventuellement des épinards vapeur ou une salade de roquette et tomates.

Crevettes antillaises et riz

2 personnes

PORTIONS		INFOS NUTRITIONNELLES	
Glucides	1½	Calories	405
Protéines	3	Glucides	59 g
Lipides	0	Protéines	33 g
Laitages	0	Fibres	5 g
Fruits	0	Sel	1,6 g
Légumes	2		

1 tomate moyenne
100 g de riz brun long grain
1 cc d'huile d'olive
1 petit oignon finement haché
2 gousses d'ail écrasées
1 poivron rouge épépiné et coupé en dés
1 piment épépiné et ciselé ou 1 pincée de poivre de Cayenne
50 cl de bouillon de légumes allégé en sel
½ cc de paprika
300 g de crevettes royales (bouquet)
1 poignée de coriandre ciselée (facultatif)

Hachez la tomate et réservez-la. Rincez le riz sous l'eau courante.

Faites chauffer l'huile dans une grande sauteuse à couvercle à feu moyen. Ajoutez l'oignon, l'ail, le poivron rouge et le piment, et faites-les revenir doucement jusqu'à ce qu'ils soient tendres et commencent à changer de couleur. Ajoutez le bouillon, la tomate hachée, le cayenne et le paprika. Amenez à petit bouillon et couvrez.

Ajoutez le riz, puis laissez mijoter à feu doux jusqu'à ce qu'il soit tendre et que presque tout le liquide ait été absorbé – vérifiez régulièrement la cuisson, mais il faudra compter environ 25 minutes. Si le riz menace de sécher complètement, ajoutez un peu d'eau bouillante ; s'il reste au contraire trop de liquide, augmentez légèrement la température pour le laisser s'évaporer.

Dès que le riz est prêt, ajoutez les crevettes et laissez-les cuire jusqu'à ce qu'elles rosissent uniformément. Servez aussitôt, éventuellement parsemé de coriandre ciselée.

ASTUCES :

- Vous pouvez épicer ce plat autant que vous voulez en ajoutant simplement du piment.
- Une salade de dés d'avocat et de céleri fait un excellent accompagnement.
- Si vous utilisez des crevettes cuites et non crues, n'oubliez pas qu'elles sont plus salées et faites-les juste réchauffer rapidement.

Poulet

Poulet rôti au romarin

2 personnes
2 filets de poulet d'environ 125 g sans la peau
1 cc d'huile d'olive
3 brins de romarin
2 gousses d'ail coupées en quartiers
Le jus de 1 citron

PORTIONS		INFOS NUTRITIONNELLES	
Glucides	0	Calories	159
Protéines	4	Glucides	1 g
Lipides	0	Protéines	28 g
Laitages	0	Fibres	1 g
Fruits	0	Sel	0,3 g
Légumes	0		

Préchauffez le four à 200 °C (thermostat 6-7). Huilez un plat à four et enfournez-le jusqu'à ce que l'huile soit bien chaude. Trempez les filets de poulet dans l'huile du plat, en les retournant pour les marquer et les brunir un peu, puis déposez-les sur une assiette.

Mettez le romarin dans le plat, puis parsemez-le des morceaux d'ail. Déposez les filets de poulet sur le romarin et l'ail. Diluez le jus de citron avec de l'eau pour obtenir 10 cl de liquide et arrosez-en le poulet.

Remettez le plat au four et laissez cuire le poulet pendant 10 minutes. Retournez les filets et faites-les cuire encore 5 à 10 minutes puis retournez-les à nouveau et faites-les cuire jusqu'à ce qu'ils soient à point et que le jus soit clair quand vous piquez la viande là où elle est le plus épaisse.

Égouttez légèrement le poulet et servez immédiatement, avec un peu de jus de cuisson citronné à part, ou mettez-le au réfrigérateur pour le manger froid.

ASTUCES :

- Ces filets sont parfaits aussi bien froids que chauds, avec des légumes vapeur, une salade de tomates ou une pomme au four.
- Les pâtes accompagnent à merveille les filets chauds, surtout si vous les arrosez d'un peu de leur jus de cuisson citronné.
- Froids, en tranches, ils constituent un ingrédient délicieux pour un sandwich ou une salade.

Fricassée de poulet méditerranéenne

4 personnes

PORTIONS		INFOS NUTRITIONNELLES	
Glucides	0	Calories	233
Protéines	4	Glucides	14 g
Lipides	1	Protéines	31 g
Laitages	0	Fibres	4 g
Fruits	0	Sel	0,9 g
Légumes	1 ½		

3 oignons moyens pelés
1 cs d'huile d'olive
4 filets de poulet d'environ 125 g sans la peau
1 gros poivron vert épépiné et émincé
2 gousses d'ail finement hachées
1 boîte de 400 g de tomates concassées
2 brins de thym
1 brin d'origan frais ou de marjolaine
10 cl de bouillon de légumes ou de volaille
15 olives noires dénoyautées et coupées en deux

Coupez l'un des oignons en rondelles et hachez finement les deux autres. Chauffez l'huile d'olive dans une sauteuse à feu moyen à chaud. Coupez les filets de poulet en dés de 1,5 cm de côté et mettez-les dans la sauteuse. (Vous devrez peut-être procéder en plusieurs fois.) Dès que les morceaux de poulet ont doré légèrement, retirez-les à l'écumoire et réservez-les.

Baissez le feu et ajoutez oignons, poivron vert et ail dans la sauteuse. Laissez-les cuire doucement, jusqu'à ce qu'ils commencent à s'attendrir et à brunir, en remuant pour qu'ils n'attachent pas. Remettez alors les dés de poulet dans la sauteuse et ajoutez les tomates concassées puis les feuilles de thym, de marjolaine ou d'origan. Enfin, versez le bouillon, couvrez et laissez mijoter pendant 30 à 35 minutes, en vérifiant la cuisson et en mélangeant de temps en temps.

Ajoutez les olives en fin de cuisson et vérifiez le niveau du liquide : la sauce doit être épaisse, si elle est trop liquide, augmentez le feu et découvrez. Laissez cuire encore 10 minutes, ou jusqu'à ce que le poulet soit vraiment tendre et les légumes tendres et fondants. Rectifiez l'assaisonnement, versez délicatement dans un plat et servez.

ASTUCES :

- Ce plat est délicieux avec des légumes vapeur ou une salade verte, mais aussi avec du riz ou des pommes de terre.
- Vous pouvez utiliser un mélange d'herbes – herbes de Provence ou mélange italien – à la place du thym et de la marjolaine ou de l'origan frais.
- Ce plat se congèle très bien.

Tajine de poulet aux carottes et pois chiches

4 personnes

425 g de filet de poulet sans la peau
2 cc d'huile d'olive
1 oignon moyen grossièrement haché
3 carottes moyennes coupées en dés
¼ de cc de gingembre moulu

PORTIONS		INFOS NUTRITIONNELLES	
Glucides	½	Calories	217
Protéines	4	Glucides	16 g
Lipides	0	Protéines	27 g
Laitages	0	Fibres	5 g
Fruits	0	Sel	0,3 g
Légumes	1		

¼ de cc de cannelle
Le jus de ½ citron
1 boîte de 210 g de pois chiches égouttés et rincés
2 cc de purée de tomates
40 à 50 cl de bouillon de volaille (ou d'eau)
2 cc de miel

Coupez le filet de poulet en dès de 2 cm de côté maximum. Faites chauffer l'huile dans une casserole à fond épais sur feu moyen. Ajoutez l'oignon haché et les carottes, et laissez cuire le temps que l'oignon blondisse.

Ajoutez les morceaux de poulet et remuez pendant 1 minute environ. Puis ajoutez les épices et le jus de citron. Mélangez bien pour que les dés de poulet soient bien recouverts, puis ajoutez les pois chiches, la purée de tomates et assez de bouillon (ou d'eau) pour couvrir le poulet.

Laissez cuire 30 minutes à découvert, puis ajoutez le miel. Poursuivez la cuisson pendant une dizaine de minutes, ou jusqu'à ce que la sauce ait nettement réduit, sauf si vous avez l'intention de servir le tajine avec de la semoule ou du boulgour.

ASTUCE :

- Remplacez les carottes par la moitié d'une petite courge doubeurre pelée, épépinée et coupée en dés.

Fajitas de poulet

4 personnes

500 g de filets de poulet sans la peau
2 citrons verts
½ cc de paprika
1 cc de cumin moulu
1 piment rouge épépiné et finement haché, ou ½ cc de poudre de piment
Poivre noir
2 cc d'huile d'olive
1 poivron rouge épépiné et coupés en petits dés
1 poivron vert épépiné et coupé en petits dés
1 oignon rouge moyen
1 cc de purée de tomates
Quelques feuilles de salade
1 bouquet de coriandre
150 g de yaourt nature maigre
4 tortillas

PORTIONS		INFOS NUTRITIONNELLES	
Glucides	2	Calories	381
Protéines	4	Glucides	49 g
Lipides	0	Protéines	36 g
Laitages	½	Fibres	5 g
Fruits	0	Sel	0,8 g
Légumes	2		

Coupez les filets de poulet en lanières de 3,5 cm de long et de 1 cm de large. Pressez l'un des citrons dans un grand saladier et ajoutez le paprika, le cumin, le piment ou la poudre de piment et un bon tour de moulin de poivre noir. Ajoutez 1 cc d'huile d'olive, et mélangez. Ajoutez le poulet et mélangez à nouveau, avec une cuiller en bois. Réservez.

Préparez les poivrons, coupez l'oignon en deux puis en rondelles. Ajoutez les légumes dans le saladier avec le jus de l'autre citron et mélangez bien.

Disposez quelques feuilles de salade croquante sur les assiettes. Versez le yaourt dans un petit bol. Faites éventuellement chauffer les tortillas au four ou au micro-ondes.

Faites chauffer une grande poêle antiadhésive ou un wok à feu vif avec le reste d'huile. Quand l'huile fume, ajoutez le mélange au poulet. Laissez cuire en remuant constamment pendant 5 minutes, pour éviter qu'il brûle. Ajoutez la purée de tomates et mélangez. Poursuivez la cuisson en remuant toujours pendant 1 minute, ou le temps que le poulet soit cuit à cœur – il doit être légèrement croustillant sur les bords et opaque.

Dressez les fajitas. Mettez un peu de yaourt sur les tortillas, parsemez-les de feuilles de coriandre et répartissez le poulet dessus. Ajoutez un peu de yaourt, repliez les tortillas et servez immédiatement.

ASTUCE :

- Vous pouvez aussi utiliser du filet de dinde et ajouter un peu de guacamole quand vous roulez les fajitas.

Hamburgers maison

4 personnes
(4 hamburgers)
500 g de bœuf haché maigre
Poivre noir
1 gros brin de thym
2 cc de moutarde de Dijon ou à l'ancienne (facultatif)
2 petits jaunes d'œufs (ou 1 gros)

PORTIONS		INFOS NUTRITIONNELLES	
Glucides	0	Calories	254
Protéines	4	Glucides	1 g
Lipides	0	Protéines	29 g
Laitages	0	Fibres	0 g
Fruits	0	Sel	0,6 g
Légumes	0		

Mettez le bœuf dans un saladier, donnez un tour de moulin de poivre noir et mélangez bien avec une cuiller en bois pour briser les morceaux. Ajoutez les feuilles de thym, la moutarde et les jaunes d'œufs, et mélangez. Amalgamez rapidement les ingrédients, sans trop malaxer la viande, car cela donnerait une consistance trop caoutchouteuse aux hamburgers. Divisez la viande en 4 portions égales et formez 4 steaks.

Chauffez le gril à haute température. Mettez une grande feuille d'aluminium ménager sur une plaque et déposez-y délicatement les steaks avec une spatule. Faites-les cuire sous le gril pendant 5 à 10 minutes, en les retournant. Le temps de cuisson dépend de leur épaisseur et de votre goût. Servez immédiatement.

Version végétarienne :

Égouttez et rincez 2 boîtes de 400 g de haricots rouges au naturel. Mettez-les dans une casserole, couvrez d'eau et portez à ébullition, puis égouttez-les de nouveau (cela les rend plus faciles à écraser) et mettez-les dans un saladier. Ajoutez 100 g de chapelure de pain complet et écrasez le tout, puis ajoutez le thym, la moutarde et les jaunes d'œufs, et mélangez bien. Formez 4 steaks comme ci-dessus, déposez-les sur la plaque du four et faites-les griller 5 à 6 minutes de chaque côté.

PORTIONS		INFOS NUTRITIONNELLES	
Glucides	1	Calories	248
Protéines	2	Glucides	41 g
Lipides	0	Protéines	15 g
Laitages	0	Fibres	10 g
Fruits	0	Sel	0,8 g
Légumes	0		

ASTUCES :

- Ces hamburgers sont simples et rapides à préparer, et vous pouvez varier les saveurs. Ajoutez par exemple du cumin en poudre, du piment et de la coriandre ciselée pour un hamburger plus épicé, ou bien de la cannelle et du cumin pour une saveur nord-africaine…
- Les pommes de terre au four et une salade de tomates constituent un excellent accompagnement.

Kebabs d'agneau mariné et oignon rouge, sauce au yaourt et aux herbes

PORTIONS		INFOS NUTRITIONNELLES	
Protéines	4	Calories	374
Lipides	0	Glucides	22 g
Laitages	1 ½	Protéines	36 g
Fruits	0	Fibres	2 g
Légumes	½	Sel	0,6 g

2 personnes
250 g de filet d'agneau maigre
3 cs de yaourt maigre nature
1 cc d'huile d'olive
1 feuille de laurier
Poivre noir
1 oignon rouge moyen
Pour la sauce :
250 g de yaourt grec allégé
1 grosse poignée de feuilles de menthe finement ciselées
1 pincée de paprika
1 poignée de feuilles de coriandre

Coupez l'agneau en cubes de 1,5 cm de côté et ôtez toute la graisse qui se détache facilement. Mettez ces cubes dans un saladier avec les 3 cs de yaourt et l'huile. Ajoutez le laurier et retournez la viande dans le yaourt pour bien la recouvrir. Donnez un tour de moulin de poivre noir, recouvrez de film alimentaire et laissez mariner au réfrigérateur plusieurs heures et même toute une nuit.

Si vous utilisez des brochettes en bambou, mettez-les à tremper dans l'eau 30 minutes avant la cuisson.

Préparez la sauce. Mélangez le yaourt grec et la menthe dans un bol, puis saupoudrez-les du paprika.

Mettez cette sauce au réfrigérateur pendant que vous faites cuire les kebabs.

Préchauffez le gril à haute température. Coupez l'oignon rouge en quartier, puis séparez les anneaux. Sortez la viande du réfrigérateur. Enfilez les anneaux d'oignon sur les brochettes en alternance avec les cubes de viande, puis déposez les brochettes sur les bords d'un plat à four, de façon que la viande soit suspendue au-dessus.

Mettez les kebabs sous le gril et laissez-les cuire en les retournant deux ou trois fois – à peu près 10 à 15 minutes. Servez immédiatement, avec 1 cs de sauce au yaourt parsemée de coriandre.

Sauté de bœuf thaï au citron vert, oignon rouge et concombre

2 personnes

240 g de bœuf (filet, faux-filet ou rumsteck)
1 tige de citronnelle
2 citrons verts
1 piment rouge
½ concombre
1 oignon rouge moyen
4 ciboules
2 cc d'huile de colza ou d'une autre huile à goût neutre
120 g de riz basmati brun

PORTIONS		INFOS NUTRITIONNELLES	
Glucides	2	Calories	447
Protéines	4	Glucides	57 g
Lipides	½	Protéines	34 g
Laitages	0	Fibres	5 g
Fruits	0	Sel	0,2 g
Légumes	2		

Coupez la viande en fines lanières. Fendez la tige de

citronnelle en deux dans le sens de la longueur, aplatissez l'extrémité bulbeuse et mettez-la dans un saladier avec le jus de l'un des citrons verts. Ajoutez le bœuf, couvrez et réservez 30 minutes au réfrigérateur.

Mettez le riz à cuire selon les instructions portées sur le paquet.

Coupez le piment en deux, épépinez-le et émincez-le très finement. Pelez la moitié d'un concombre, prélevez quelques lanières très fines à l'économe et réservez-les. Coupez le reste du concombre en fins bâtonnets d'environ 4 cm de long. Coupez l'oignon en deux et débitez-le en fines demi-rondelles. Hachez finement la ciboule et réservez un peu de la partie blanche avec les lanières de concombre.

Chauffez l'huile à feu vif dans un wok ou une grande poêle antiadhésive. Retirez le bœuf du saladier et égouttez la citronnelle. Lorsque l'huile commence à fumer, jetez le bœuf dans le wok. Laissez-le cuire de tous côtés en remuant constamment, pendant 3 minutes. Retirez la viande du wok et réservez-la sur une assiette, puis versez la marinade dans le wok avec le jus du deuxième citron vert. Ajoutez l'oignon rouge, les bâtonnets de concombre et la majeure partie des ciboules. Faites sauter pendant 2 à 3 minutes, puis remettez le bœuf et ses sucs de cuisson dans le wok, et faites-le sauter pendant encore 1 minute.

Égouttez le riz et répartissez-le sur deux assiettes. Déposez le bœuf dessus, puis garnissez avec les lanières de concombre cru et les tranches de ciboule. Pressez bien les peaux des citrons verts au-dessus des assiettes, et servez aussitôt.

Boulettes de bœuf en sauce

4 personnes
400 g de bœuf haché maigre
2 oignons moyens
4 gousses d'ail
1 gros brin de thym
ou
1 cc de mélange d'herbes italien
Poivre noir
4 cs d'huile d'olive
200 g de champignons émincés
1 boîte de 400 g de tomates concassées ou une double quantité de « sauce tomate universelle » (voir p. 371)

PORTIONS		INFOS NUTRITIONNELLES	
Glucides	0	Calories	256
Protéines	3	Glucides	10 g
Lipides	½	Protéines	25 g
Laitages	0	Fibres	3 g
Fruits	0	Sel	0,3 g
Légumes	1½		

Mettez la viande hachée dans un saladier. Hachez finement l'un des oignons et 2 des gousses d'ail, et ajoutez-les au bœuf. Saupoudrez la viande d'herbes et ajoutez un bon tour de moulin de poivre noir, puis mélangez avec une cuiller en bois. Formez 24 boulettes de la taille de la moitié d'une balle de golf.

Chauffez 2 cc d'huile dans une poêle. Déposez délicatement les boulettes dans la poêle et faites-les dorer uniformément (vous pouvez procéder en plusieurs fois). Réservez-les sur une assiette. Essuyez la poêle avec du papier absorbant et versez le reste d'huile. Hachez le reste des oignons et de l'ail, et faites-les revenir doucement jusqu'à ce qu'ils commencent à colorer. Ajoutez les champignons et laissez cuire encore quelques minutes, jusqu'à ce que les champignons dorent légèrement.

Versez les tomates ou la sauce tomate universelle dans un récipient gradué et ajoutez assez d'eau ou de bouillon de légumes pour obtenir 60 cl de liquide. Versez le mélange d'oignons dans une grande casserole et ajoutez la sauce tomate. Déposez délicatement les boulettes dans la casserole et amenez doucement à ébullition, puis baissez le feu, couvrez et laissez cuire pendant 30 minutes. Vérifiez toutes les 10 minutes que la sauce n'attache pas et baissez le feu si nécessaire. Si la sauce semble au contraire trop liquide, montez un peu le feu pendant les 10 dernières minutes et retirez le couvercle.

ASTUCE

- Ces boulettes sont délicieuses avec des pâtes ou du riz.

Poivrons farcis croustillants, roquette et raïta

PORTIONS		INFOS NUTRITIONNELLES	
Glucides	1 ½	Calories	431
Protéines	0	Glucides	63 g
Lipides	2	Protéines	15 g
Laitages	½	Fibres	12 g
Fruits	0	Sel	0,2 g
Légumes	5		

2 personnes
75 g de riz brun long grain
3 gros poivrons rouges (ou 1 rouge, 1 orange et 1 jaune)
1 ½ cc d'huile d'olive
1 gros oignon coupé en dés
2 gousses d'ail finement hachées
125 g de champignons
3 cc de pignons
10 amandes grossièrement hachées
Poivre noir
Pour la salade :
1 sachet de roquette
1 cc de jus de citron
Pour la raïta :
100 g de yaourt maigre nature
5 cm de concombre

Faites cuire le riz selon les instructions portées sur le paquet.

Préchauffez le four à 190 °C (thermostat 6). Fendez les poivrons en deux dans le sens de la longueur et épépinez-les sans enlever les côtes (les côtes permettent au poivron de retenir la farce). La tâche peut être un peu délicate, mais vous aurez moins de mal avec des ciseaux.

Mettez ½ cc d'huile sur un morceau de papier absorbant et frottez-en l'extérieur des poivrons, puis mettez-les sur une plaque, ouverture vers le haut. Enfournez-les pour 12 à 15 minutes selon leur taille.

Chauffez le reste de l'huile dans une poêle antiadhésive et faites revenir l'oignon pendant 5 minutes, puis ajoutez l'ail et les champignons. Laissez-les cuire 4 minutes, ou jusqu'à ce que champignons et oignons commencent à dorer, puis ajoutez les pignons, les amandes et un bon tour de moulin de poivre noir. Mélangez bien le tout et retirez la poêle du feu. Égouttez le riz et ajoutez-le dans la poêle ; mélangez.

Enlevez délicatement les poivrons de la plaque et posez-les dans un plat à four en céramique ou en verre. Remplissez les poivrons de farce, puis versez 10 à 15 cl d'eau tout autour – il doit y en avoir assez pour couvrir le fond du plat. Enfournez pour 20 minutes.

Pendant que les poivrons cuisent, préparez la salade et la sauce au yaourt. Mettez les feuilles de roquette dans un saladier, arrosez-les de jus de citron et mélangez. Versez le yaourt dans un petit bol. Râpez le concombre dans une passoire, extrayez-en le maximum de jus en pressant et ajoutez-le au yaourt.

Retirez délicatement les poivrons cuits du plat avec une écumoire et déposez-les sur les assiettes. Ajoutez une généreuse cuillerée de sauce au yaourt accompagnée de roquette au citron.

ASTUCE :

- Une sauce tomate constitue un autre accompagnement rafraîchissant.

Pâtes à l'arrabiata et sauce tomate universelle

2 personnes
1 piment rouge
½ cc d'huile d'olive
1 petit oignon haché
2 clous de girofle finement hachés
1 boîte de 227 g de tomates concassées
150 g de penne au blé entier
Quelques feuilles de basilic

PORTIONS		INFOS NUTRITIONNELLES	
Pour les pâtes à l'arrabiata			
Glucides	2	Calories	196
Protéines	0	Glucides	45 g
Lipides	0	Protéines	10 g
Laitages	0	Fibres	9 g
Fruits	0	Sel	0,3 g
Légumes	1½		

PORTIONS		INFOS NUTRITIONNELLES	
Pour la sauce tomate universelle			
Glucides	0	Calories	48
Protéines	0	Glucides	7 g
Lipides	0	Protéines	2 g
Laitages	0	Fibres	2 g
Fruits	0	Sel	0,1 g
Légumes	1½		

Pour préparer le piment, coupez le dessus, fendez-le en deux et grattez les pépins. Puis ciselez-le et réservez.

Faites chauffer l'huile dans une petite casserole, ajoutez oignons, ail et piment. Mélangez et laissez cuire à petit feu pendant 10 minutes, ou jusqu'à ce que les oignons soient tendres et transparents. Augmentez la chaleur et ajoutez les tomates. Laissez mijoter jusqu'à ce que la sauce ait réduit de moitié.

Pendant ce temps, mettez à bouillir une grande casserole d'eau, et faites cuire les pâtes al dente – environ 10 minutes.

Vous pouvez servir la sauce telle quelle ou passée. Dans ce cas, posez une petite passoire-tamis sur un bol et versez-y la sauce, en appuyant avec une cuillère en bois, puis raclez le dessous de la passoire et jetez la pulpe restante. Remettez la sauce passée dans une casserole et réchauffez-la.

Égouttez les pâtes dès qu'elles sont cuites et remettez-les dans la casserole. Ajoutez la sauce et mélangez bien. Répartissez dans deux assiettes, parsemez de basilic ciselé et servez aussitôt.

Sauce tomate universelle

Pour une sauce tomate pouvant servir à tout, procédez comme dans la recette ci-dessus, mais sans le piment et en ajoutant des herbes à votre convenance (thym, basilic et origan sont particulièrement agréables). Ce type de sauce est généralement lisse, mais cela dépend de l'utilisation que vous souhaitez en faire. Il est facile d'augmenter les quantités pour en préparer davantage ; vous pouvez la conserver au réfrigérateur pendant 2 jours et elle se congèle également très bien.

ASTUCES :

- Ce plat de pâtes doit être épicé, mais pas trop, et il se sert avec une légère quantité de sauce.
- La sauce tomate dite « universelle » (sans le piment) peut être utilisée dans beaucoup d'autres recettes.
- Servez ces pâtes avec des crevettes ou des tranches de filet de poulet cuites au four.

Haricots sauce tomate Boston

PORTIONS		INFOS NUTRITIONNELLES	
Glucides	0	Calories	140
Protéines	1 ½	Glucides	25 g
Lipides	0	Protéines	8 g
Laitages	0	Fibres	8 g
Fruits	0	Sel	0,1 g
Légumes	1		

5 personnes
2 boîtes de 400 g de haricots blancs
1 cc d'huile d'olive
1 petite carotte coupée en petits dés
1 oignon moyen coupé en petits dés
1 tige de céleri coupée en petits dés
2 gousses d'ail hachées
¼ de cc de poivre de Cayenne
1 cc d'origan séché ou 1 bonne poignée d'origan frais
1 boîte de 400 g de tomates concassées ou le double de sauce tomate universelle
2 cc de miel

Égouttez et rincez les haricots, puis réservez-les. Chauffez l'huile dans une casserole antiadhésive et ajoutez la carotte, l'oignon et le céleri. Faites-les cuire à petit feu pendant 10 minutes puis ajoutez l'ail et poursuivez la cuisson 5 minutes.

Ajoutez le poivre de Cayenne et les haricots, et mélangez bien. Ajoutez l'origan, les tomates et le miel, et laissez cuire à feu moyen à vif pendant 20 à 30 minutes, en remuant régulièrement, jusqu'à ce qu'une bonne partie du liquide se soit évaporée. Quand les haricots sont prêts, rectifiez l'assaisonnement et servez (si vous avez l'intention de les congeler, ne les assaisonnez pas).

ASTUCES :

- Les haricots en sauce maison sont beaucoup plus sains que ceux que vous pourrez acheter, car ils contiennent moins de sel et de sucre.
- Ils se congèlent vraiment bien, ce qui en fait un plat tout prêt idéal.
- Vous pouvez les faire cuire aussi au four, à 180 °C (thermostat 6), en surveillant la cuisson très régulièrement.

ALTERNATIVE :

Les haricots de soja donnent un goût différent et sont très utiles pour les végétariens puisqu'ils fournissent une protéine complète. Cependant, ils mettent plus longtemps à cuire (vous ne pouvez pas utiliser les frais dans cette recette). Faites tremper 200 g de haricots de soja secs pendant toute une nuit, puis rincez-les, mettez-les dans une casserole, couvrez avec beaucoup d'eau et faites-les bouillir pendant 1 heure. Puis baissez le feu et laissez mijoter pendant 1 heure de plus. Égouttez-les bien et cuisinez-les comme ci-dessus.

Orzotto aux pois et aux fèves

2 personnes
1 cc d'huile d'olive
1 petit oignon coupé en petits dés
1 gousse d'ail finement hachée ou écrasée
80 g d'orge perlé
50 à 70 cl de bouillon de légumes chaud allégé en sel
100 g de fèves
100 g de petits pois surgelés
Poivre noir

PORTIONS		INFOS NUTRITIONNELLES	
Glucides	2	Calories	259
Protéines	0	Glucides	48 g
Lipides	0	Protéines	11 g
Laitages	0	Fibres	12 g
Fruits	0	Sel	0,9 g
Légumes	1½		

Faites chauffer l'huile à feu moyen dans une casserole antiadhésive et ajoutez l'oignon et l'ail. Laissez cuire doucement environ 10 minutes, jusqu'à ce que l'ail soit transparent, puis ajoutez l'orge perlé. Remuez pendant 2 minutes pour qu'il s'enduise d'huile et grille un peu, ce qui lui donnera plus d'arôme. Ajoutez un peu du bouillon et laissez bouillonner jusqu'à ce que l'orge ait absorbé tout le liquide. Répétez l'opération jusqu'à ce que les grains soient très tendres, ce qui prendra de 35 à 45 minutes.

Environ 15 minutes avant la fin de la cuisson de l'orge, mettez une casserole d'eau à bouillir. Ajoutez les fèves, donnez un bouillon, puis laissez-les cuire pendant quelques minutes. Ajoutez les pois et laissez cuire jusqu'à ce que les deux légumes soient tendres. Égouttez-les bien, et dès que l'orge est cuit mais encore un peu ferme, ajoutez pois et fèves dans la casserole. Mélangez bien l'orzotto, rectifiez l'assaisonnement en poivre noir et servez immédiatement.

ASTUCES :

- Une salade épicée d'oignon et de tomates constitue un bon accompagnement de cet orzotto particulier.
- Vous pouvez remplacer pois et fèves par toutes sortes de légumes : essayez les champignons ou la courge doubeurre.
- Le temps de cuisson de l'orge perlé peut beaucoup varier : certains prennent plus de temps et absorbent plus de liquide, cela dépend de la fraîcheur des grains (plus ils sont frais, plus vite ils cuisent). C'est pourquoi mieux vaut cuire séparément tout ce que vous voulez mettre dans l'orzotto et l'ajouter à l'orge à la dernière minute afin de ne pas trop le cuire.

Chili de haricots et poivrons verts

4 personnes

2 boîtes de 400 g de haricots rouges au naturel
1 boîte de 400 g de tomates concassées
1 gros poivron vert épépiné et émincé
1 gros oignon coupé en petits dés

PORTIONS		INFOS NUTRITIONNELLES	
Glucides	2	Calories	390
Protéines	2	Glucides	80 g
Lipides	0	Protéines	17 g
Laitages	0	Fibres	14 g
Fruits	0	Sel	0,2 g
Légumes	2		

2 gousses d'ail écrasées
2 cc de purée de tomates
1 cc de poivre de Cayenne ou de poudre de piment
1 cc de cumin moulu
1 cc de coriandre moulue
Poivre noir
240 g de riz basmati

Égouttez et rincez les haricots rouges et mettez-les dans une grande casserole à feu moyen. Ajoutez les tomates puis le poivron émincé, l'oignon et l'ail, suivi de la purée de tomates, du piment ou du poivre de Cayenne, du cumin et de la coriandre moulue. Ajoutez enfin du poivre noir et mélangez bien, puis couvrez. Amenez à petit bouillon et laissez mijoter pendant 30 minutes. Faites cuire le riz selon les instructions portées sur le paquet.

Surveillez la cuisson du chili et remuez régulièrement. S'il y a trop de liquide, enlevez le couvercle et montez la température ; si le mélange paraît au contraire un peu sec, ajoutez de l'eau. La sauce du chili doit cependant être épaisse. Égouttez le riz et servez-le avec le chili.

ASTUCE :

- Vous pouvez remplacer l'une des boîtes de haricots par 300 g de Quorn ou 150 g de protéines végétales (PVT).

Lasagnes de poivrons rouges, courgettes et champignons

4 personnes

PORTIONS		INFOS NUTRITIONNELLES	
Glucides	2 ½	Calories	374
Protéines	0	Glucides	50 g
Lipides	1	Protéines	15 g
Laitages	½	Fibres	10 g
Fruits	0	Sel	0,4 g
Légumes	3		

2 cc d'huile d'olive
1 gros oignon coupé en petits dés
2 gousses d'ail finement hachées
2 poivrons rouges épépinés et coupés en dés de 1 cm de côté
1 courgette moyenne coupée en rondelles
500 g de champignons émincés
1 boîte de 400 g de tomates concassées
1 cc d'origan séché ou 1 poignée d'origan frais
8 feuilles de lasagne au blé entier ou aux épinards
2 cc de parmesan râpé

Pour la béchamel :

35 g de margarine d'huile d'olive
35 g de farine
35 cl de lait écrémé
Poivre noir

Préchauffez le four à 180 °C (thermostat 6). Faites chauffer l'huile d'olive dans une grande casserole à feu moyen, puis ajoutez l'oignon. Laissez-le cuire pendant 5 minutes environ, jusqu'à ce qu'il soit translucide. Ajoutez l'ail et mélangez, puis ajoutez les poivrons. Au bout de 5 minutes, ajoutez la courgette, les champignons, les tomates et l'origan. Laissez cuire 5 à 10 minutes, jusqu'à ce que les légumes soient tendres, puis réservez.

Mettez à bouillir une grande casserole d'eau. Préparez la béchamel. Faites fondre la margarine à feu doux dans une casserole antiadhésive, puis incorporez la farine d'un seul coup en fouettant, et continuez de fouetter jusqu'à ce qu'elle commence à prendre couleur. Retirez la casserole du feu et ajoutez très progressivement le lait, en fouettant toujours. Remettez la casserole sur le feu et faites cuire la sauce sans cesser de fouetter, jusqu'à ce qu'elle épaississe – comptez environ 3 minutes. Ajoutez un peu de poivre noir, fouettez de nouveau et baissez le feu (ou éteignez-le complètement s'il s'agit d'une plaque électrique).

Faites glisser les feuilles de lasagne deux par deux dans l'eau bouillante, laissez-les ramollir légèrement, puis retirez-les et égouttez-les sur un torchon (ou faites-les cuire selon les instructions portées sur le paquet).

Dressez les lasagnes. Mettez un peu de sauce béchamel au fond d'un grand plat à four d'une profondeur d'environ 6 à 7 cm et de 25 cm de côté, puis ajoutez à la cuillère la moitié des légumes dessus. Recouvrez de la moitié des feuilles de lasagne. Versez la moitié du reste de la sauce dessus, ajoutez une seconde couche de légumes, et couvrez avec le reste des feuilles de lasagne. Versez le reste de la sauce sur les feuilles et parsemez de parmesan râpé. Enfournez pour 40 à 45 minutes, jusqu'à ce que le dessus soit doré et que les lasagnes bouillonnent.

ASTUCE

- Si vous préférez, remplacez le parmesan par de l'édam râpé.

Frittata de courgettes

2 personnes
2 grosses courgettes
(150 à 175 g au total)
2 cc d'huile
1 petit oignon émincé
4 œufs
Poivre noir

PORTIONS		INFOS NUTRITIONNELLES	
Glucides	0	Calories	233
Protéines	2	Glucides	4 g
Lipides	½	Protéines	17 g
Laitages	0	Fibres	2 g
Fruits	0	Sel	0,4 g
Légumes	1 ½		

Fendez les courgettes en deux dans le sens de la longueur puis coupez-les en tranches. Faites chauffer 1 cc d'huile dans une poêle de taille moyenne, ajoutez les courgettes et l'oignon, et laissez cuire à feu modéré jusqu'à ce que les courgettes soient tendres sans être trop molles. Réservez.

Battez les œufs dans un saladier avec un peu de poivre noir. Ajoutez les courgettes et l'oignon bien égouttés si nécessaire, et mélangez le tout.

Essuyez la poêle avec du papier absorbant et remettez-la sur le feu. Faites chauffer le reste de l'huile, puis versez le mélange œufs-légumes. Étalez-le en enfonçant les tranches de courgette avec une spatule et en inclinant la poêle pour que l'œuf liquide se répartisse bien jusqu'aux bords. Laissez cuire à petit feu, en secouant un peu la poêle pour que l'omelette n'attache pas, pendant 7 minutes ou le temps que le dessous soit bien doré.

Allumez le gril, puis glissez la poêle dessous pour cuire le dessus de la frittata (laissez le manche dehors), en surveillant bien, car la frittata va monter et brunir assez vite. Faites-la glisser sur une assiette et coupez-la en quartiers. Servez immédiatement.

ASTUCE :

- Des quartiers de pomme de terre et des légumes verts à la vapeur constituent un délicieux accompagnement.

Curry d'aubergines, pois chiches, riz et raïta de mangue

4 personnes

PORTIONS		INFOS NUTRITIONNELLES	
Glucides	2½	Calories	438
Protéines	1	Glucides	81 g
Lipides	½	Protéines	17 g
Laitages	½	Fibres	14 g
Fruits	0	Sel	0,5 g
Légumes	3		

2 belles aubergines (environ 850 g au total)
1 boîte de 400 g de pois chiches
2 cm de gingembre haché
2 gousses d'ail hachées
1 cs d'huile de colza ou d'une autre huile à goût neutre
1 gros oignon finement émincé
1 piment rouge finement ciselé (facultatif)
2 cc de garam masala
6 cc de purée de tomates
240 g de riz basmati

Pour la raïta de mangue :
300 g de yaourt maigre nature
2 cc de chutney de mangue

Coupez les aubergines en rondelles puis en cubes. Égouttez et rincez les pois chiches. Réservez le tout. Rincez le riz, mettez-le dans un saladier et couvrez-le d'eau.

Préparez la raïta en mélangeant le yaourt et le chutney de mangue dans un bol. Couvrez de film alimentaire et mettez au réfrigérateur.

Chauffez l'huile dans une grande casserole à feu moyen et ajoutez le gingembre, la pâte d'ail et l'oignon. Faites cuire en remuant jusqu'à ce que l'oignon ait ramolli, sans blondir, puis ajoutez le piment et le garam masala. Laissez cuire pendant quelques secondes sans cesser de remuer, puis ajoutez l'aubergine.

Mettez la purée de tomates dans un pichet et ajoutez 50 cl d'eau bouillante. Mélangez puis recouvrez les aubergines de cette sauce tomate. Laissez mijoter pendant 10 minutes.

Pendant ce temps, mettez le riz et son eau de trempage dans une casserole et faites-le cuire selon les instructions portées sur le paquet.

Quand les aubergines ont cuit 10 minutes, ajoutez les pois chiches et couvrez. Poursuivez la cuisson pendant 10 minutes, en surveillant le niveau de la sauce et en ajoutant de l'eau si nécessaire. Remuez bien pour empêcher d'attacher. Si la sauce vous paraît trop abondante, augmentez la chaleur pendant les dernières minutes pour qu'elle s'évapore – le plat doit être relativement sec. Servez ce curry dès que le riz et l'aubergine sont prêts.

ASTUCES :

- La sauce au yaourt (raïta de mangue) qui accompagne ce curry peut également être préparée en mélangeant une quantité équivalente de votre chutney indien préféré, mais c'est la mangue qui se marie le mieux avec l'aubergine.
- Vous pouvez aussi ajouter du concombre ou de l'oignon râpé bien égoutté au yaourt pour faire une raïta plus authentique.

Friandises et desserts

Gâteau au yaourt, citron et myrtilles

12 personnes

200 g de farine complète levante
1 cc de levure chimique
100 g de sucre en poudre
250 g de yaourt grec maigre
5 cl d'huile de colza
15 cl de lait demi-écrémé
Le jus et le zeste de 1 citron
3 œufs, blancs et jaunes séparés
100 g de myrtilles

PORTIONS		INFOS NUTRITIONNELLES	
Glucides	1	Calories	174
Protéines	½	Glucides	23 g
Lipides	½	Protéines	6 g
Laitages	0	Fibres	2 g
Fruits	0	Sel	0,1 g
Légumes	0		

Préchauffez le four à 180 °C (thermostat 6).

Huilez légèrement le fond et les bords d'un moule à fond amovible et couvrez-le de papier cuisson.

Tamisez la farine, la levure chimique et le sucre en poudre dans un grand saladier et faites un puits au milieu.

Battez ensemble le yaourt, l'huile d'olive, le lait, le zeste et le jus du citron ainsi que les jaunes d'œufs dans un autre saladier. Ajoutez les myrtilles.

Battez les œufs en neige souple. Versez le mélange au yaourt dans les ingrédients secs et mélangez le tout avec une spatule. Incorporez délicatement les blancs, sans trop mélanger, et versez le mélange dans le moule. Enfournez pour 30 minutes, jusqu'à ce qu'une pique enfoncée au milieu en ressorte propre. Laissez refroidir dans le moule pendant 10 minutes, puis démoulez le gâteau sur une plaque et laissez-le refroidir complètement.

Yaourt glacé aux framboises

6 personnes

200 g de framboises très mûres, fraîches ou congelées
30 g de sucre
450 g de yaourt maigre nature

PORTIONS		INFOS NUTRITIONNELLES	
Glucides	½	Calories	129
Protéines	0	Glucides	19 g
Lipides	0	Protéines	7 g
Laitages	½	Fibres	3 g
Fruits	½	Sel	0,2 g
Légumes	0		

Mettez les framboises dans un saladier. Si elles sont congelées, laissez-les décongeler avant de poursuivre la confection de la recette. Ajoutez le sucre et mélangez en écrasant un peu les framboises, puis ajoutez le yaourt et mixez le tout.

Vérifier que la texture est lisse et que tout est bien mélangé en passant une cuiller dans la préparation, puis versez-la dans un petit récipient que vous pouvez mettre sans risque au congélateur. Laissez congeler pendant 1 heure, jusqu'à ce que des cristaux se forment sur les bords. Sortez le récipient du congélateur et fouettez le mélange à la main ou au batteur électrique, puis remettez-le au congélateur. Répétez l'opération 1 heure après, puis remettez au congélateur pendant encore 2 heures, jusqu'à ce que le yaourt soit bien glacé.

Sortez-le du congélateur environ 15 minutes avant de servir.

ASTUCES :

- Vous pouvez utiliser n'importe quelle baie pour cette recette, du moment qu'elle est bien mûre et juteuse.
- Le yaourt glacé a une texture différente de la crème glacée au lait, mais bien le fouetter permet de la rendre plus lisse.

Mini-cheesecakes au citron et au miel

2 personnes
3 cs de flocons d'avoine
2 cc de margarine de tournesol
1 pincée de gingembre moulu (facultatif)
150 g de fromage à tartiner maigre nature
1 cs de yaourt grec allégé
2 cc de miel liquide
Le zeste râpé et le jus de 1 gros demi-citron

PORTIONS		INFOS NUTRITIONNELLES	
Glucides	2	Calories	213
Protéines	0	Glucides	23 g
Lipides	1	Protéines	12 g
Laitages	2 ½	Fibres	2 g
Fruits	0	Sel	0,9 g
Légumes	0		

Mettez les flocons d'avoine dans une casserole à feu moyen. Remuez avec une cuiller en bois jusqu'à ce qu'ils commencent à griller et à libérer leur arôme. Enlevez la casserole du feu, versez les flocons dans un petit saladier, puis ajoutez la margarine et le gingembre moulu (si vous en utilisez). Mélangez en incorporant la margarine avec une cuiller en bois. La chaleur des flocons va la faire fondre.

Divisez la préparation en deux et mettez-la dans deux ramequins (ou deux verres à whisky), et tassez bien au fond. Mettez au réfrigérateur pendant au moins 1 heure.

Sortez le fromage à tartiner du réfrigérateur 10 minutes avant de préparer la garniture afin qu'il soit assez mou pour être travaillé. Battez le fromage avec le yaourt et le miel dans un bol. Incorporez le jus de citron. Répartissez délicatement ce mélange dans les ramequins. Aplatissez bien le dessus et remettez au réfrigérateur pendant 3 heures minimum. Juste avant de servir, saupoudrez le dessus des gâteaux du zeste de citron râpé.

Crumble croustillant aux mûres et aux pommes

4 personnes
320 g de pommes
1 trait de jus de citron
320 g de mûres bien noires
Pour le crumble :
125 g de flocons d'avoine
25 g d'amandes en poudre
25 g de farine de blé entier
25 g de sucre brun
50 g de margarine d'huile d'olive ou similaire
½ cc de cannelle

PORTIONS		INFOS NUTRITIONNELLES	
Glucides	1 ½	Calories	326
Protéines	0	Glucides	46 g
Lipides	2	Protéines	7 g
Laitages	0	Fibres	10 g
Fruits	2	Sel	0,3 g
Légumes	0		

Préchauffez le four à 180 °C (thermostat 6). Pelez les pommes et éliminez le cœur, puis coupez-les en dés et mettez-les dans un saladier. Arrosez-les d'un peu de jus de citron, puis ajoutez les mûres et mélangez bien. Étalez les fruits dans un plat à four de 18 à 20 cm de diamètre.

Mélangez les flocons d'avoine, les amandes en poudre, la farine et le sucre brun dans un saladier.

Ajoutez la margarine et incorporez-la aux doigts en émiettant la préparation. Ajoutez la cannelle. Versez la pâte à la cuiller sur les fruits et tassez bien. Enfournez pour 30 à 40 minutes, jusqu'à ce que le dessus soit bien doré.

Servez avec du yaourt grec allégé.

Crêpes

4 personnes (1 crêpe par personne, crêpière de taille moyenne)

85 g de farine blanche
1 cs de farine de blé complet
1 œuf moyen
25 cl de lait demi-écrémé
1 cc de margarine de tournesol par crêpe
Le jus de 1 citron
4 cc de miel liquide

PORTIONS		INFOS NUTRITIONNELLES	
Crêpes			
Glucides	1	Calories	166
Protéines	0	Glucides	23 g
Lipides	1	Protéines	7 g
Laitages	0	Fibre	1 g
Fruit	0	Sel	0,2 g
Légumes	0		

PORTIONS		INFOS NUTRITIONNELLES	
Crêpes avec miel			
Glucides	1½	Calories	189
Protéines	0	Glucides	29 g
Lipides	1	Protéines	7 g
Laitages	0	Fibres	1 g
Fruits	0	Sel	0,2 g
Légumes	0		

Versez les deux farines dans un saladier et cassez l'œuf au milieu. Mélangez le tout au fouet, en brisant le jaune d'œuf, puis ajoutez progressivement le lait, en fouettant toujours, pour obtenir un mélange crémeux sans grumeaux.

Faites chauffer une crêpière antiadhésive sur feu vif. Puis faites fondre un peu de margarine en inclinant la poêle pour bien graisser toute la surface. Versez 3 à 4 cs de pâte à crêpes (cela dépend de la taille de votre poêle). Inclinez la poêle en faisant tourner le mélange pour le répartir uniformément. Remettez à chauffer et au bout de 2 à 3 minutes, soulevez délicatement un côté de la crêpe : il devrait avoir légèrement bruni. Retournez-la avec une spatule et faites cuire l'autre côté environ 1 minute.

Vous pouvez faire une seule crêpe et garder le reste de la pâte au réfrigérateur, ou faire la totalité. Si vous préparez les quatre crêpes, dès que la première est prête, mettez-la sur une assiette chaude, couvrez-la d'aluminium ménager et glissez-la dans le four pour la garder au chaud.

Au moment de servir, glissez les crêpes sur les assiettes, arrosez-les de jus de citron et de 1 cc de miel et roulez-les sur elles-mêmes.

ASTUCE :

- Remplacez le miel par une banane coupée en rondelles ou des baies mélangées et 1 cs de yaourt grec maigre.

Salade d'abricots et de pommes

2 personnes
4 abricots secs coupés en dés
5 cl de jus de pomme glacé
4 abricots frais
2 petites pommes

PORTIONS		INFOS NUTRITIONNELLES	
Glucides	0	Calories	94
Protéines	0	Glucides	23 g
Lipides	0	Protéines	2 g
Laitages	0	Fibres	5 g
Fruits	2	Sel	0,1 g
Légumes	0		

Mettez les abricots secs dans un saladier. Ajoutez le jus de pomme, couvrez de film alimentaire et mettez au réfrigérateur pendant au moins 1 heure.

Coupez les abricots frais en deux, retirez le noyau et coupez la chair en dés, puis ajoutez-les dans le saladier. Ajoutez aussi les pommes coupées en fines lamelles.

Répartissez les fruits dans deux bols et versez dessus le jus de pomme restant dans le saladier. Servez immédiatement.

ASTUCE :

- Les abricots frais sont délicieux, mais la saison est courte. Si vous n'en trouvez pas, remplacez-les par des prunes.

Nectarines au four fourrées aux amandes

2 personnes
2 nectarines mûres
2 cs rases d'amandes en poudre
1 cc de sucre
15 amandes broyées
1 cc de pistaches sans sel mondées et broyées (facultatif : si vous n'en mettez pas, ajoutez 5 amandes)
10 cl de jus d'orange

PORTIONS		INFOS NUTRITIONNELLES	
Glucides	0	Calories	219
Protéines	0	Glucides	18 g
Lipides	3	Protéines	7 g
Laitages	0	Fibres	4 g
Fruits	1½	Sel	0,1 g
Légumes	0		

Préchauffez le four à 200 °C (thermostat 6-7). Coupez les nectarines en deux et enlevez le noyau. Placez les demi-nectarines dans un plat à four juste assez grand pour les contenir sans qu'elles se renversent, face coupée sur le dessus.

Mélangez les amandes en poudre dans un bol avec le sucre, les amandes et les pistaches broyées, puis humectez le mélange avec un peu de jus d'orange pour qu'il se tienne. Remplissez-en les cavités laissées par les noyaux. Versez le reste du jus d'orange dans le plat, tout autour des fruits.

Couvrez d'aluminium ménager et enfournez pour 15 minutes, puis enlevez l'aluminium et laissez encore cuire 5 minutes. Retirez les nectarines du plat avec une écumoire et mettez-les dans des bols. Servez arrosé d'un peu de jus des fruits.

Mousse chocolat orange

Attention ! Cette recette contenant des œufs crus, elle est déconseillée aux femmes enceintes et aux personnes de santé fragile.

PORTIONS		INFOS NUTRITIONNELLES	
Glucides	2	Calories	245
Protéines	1	Glucides	24 g
Lipides	2	Protéines	8 g
Laitages	0	Fibres	3 g
Fruits	0	Sel	0,2 g
Légumes	0		

4 personnes

125 g de chocolat noir à 70 % de cacao minimum
1 petite orange
3 œufs moyens

Pour faire un bain-marie, posez un saladier en Pyrex sur une casserole de façon à ce qu'il ne touche pas le fond (au moins 3 cm au-dessus).

Brisez le chocolat en petits morceaux dans le saladier. Râpez le zeste de l'orange et réservez-le, puis pressez l'orange. Ajoutez la majeure partie du jus dans le saladier avec le chocolat. Versez environ 1,5 cm d'eau dans la casserole et amenez au petit bouillon à feu moyen. Placez le saladier au-dessus de l'eau, sans qu'il la touche, et laissez fondre le chocolat en remuant avec une cuiller en bois.

Cassez les œufs en séparant les blancs des jaunes. Montez les blancs en neige au batteur jusqu'à ce qu'ils forment une mousse onctueuse. Quand le chocolat a bien fondu, retirez le saladier de la casserole et incorporez le reste du jus d'orange.

Versez les jaunes d'œufs dans le chocolat fondu et mélangez énergiquement au fouet. Quand le chocolat a une apparence luisante, ajoutez un peu des blancs en neige, puis incorporez le reste doucement avec une cuiller en métal.

Versez délicatement la mousse à la cuiller dans des verres ou des ramequins, tassez bien en tapant le fond sur le plan de travail, puis mettez au réfrigérateur pendant 5 heures minimum ou toute la nuit.

Juste avant de servir, parsemez d'un peu de zeste d'orange râpé.

ASTUCES :

- Agrémentez ce dessert de quelques framboises fraîches.
- Cette version plus saine d'un plat classique est encore délicieusement riche (vous estimerez peut-être qu'elle peut faire jusqu'à 6 parts).
- Variante : utilisez 4 cc de café noir bien fort à la place du jus d'orange, par exemple.

Délice de pruneaux

4 personnes

200 g de pruneaux dénoyautés
1 cs de miel liquide
250 g de yaourt grec allégé

PORTIONS		INFOS NUTRITIONNELLES	
Glucides	1	Calories	147
Protéines	0	Glucides	29 g
Lipides	0	Protéines	5 g
Laitages	½	Fibres	4 g
Fruits	1½	Sel	0,1 g
Légumes	0		

Mettez les pruneaux dans un saladier, versez 1 verre d'eau dessus, remuez, couvrez de film alimentaire et réservez plusieurs heures ou toute la nuit.

Mettez les pruneaux et leur liquide de trempage dans une casserole à feu vif et amenez à ébullition. Baissez le feu et laissez mijoter une quinzaine de minutes. Réduisez-les en purée au mixeur et reversez-les dans un saladier. Laissez refroidir.

Mélangez le miel et le yaourt, puis versez-les à la cuiller sur les pruneaux. Mettez ce délice de pruneaux dans un saladier de service ou dans des ramequins individuels et laissez glacer 1 heure au réfrigérateur avant de servir.

ASTUCE :

- Pour une variation plus parfumée, faites tremper les pruneaux dans du thé aromatisé comme l'Earl Grey.

Crème de pommes au miel de bruyère

4 personnes

3 grosses pommes à cuire
1 pincée de cannelle (facultatif)
Le jus de 1 orange

PORTIONS		INFOS NUTRITIONNELLES	
Glucides	½	Calories	122
Protéines	0	Glucides	22 g
Lipides	0	Protéines	5 g
Laitages	½	Fibres	1 g
Fruits	1	Sel	0,2 g
Légumes	0		

2 cc de miel de bruyère ou de tout autre miel aussi parfumé
300 g de yaourt grec allégé

Pelez les pommes, enlevez le cœur et mettez-les dans une casserole avec un peu d'eau (5 cm maximum). Ajoutez la cannelle ainsi que le jus d'orange. Laissez mijoter doucement jusqu'à ce que les pommes soient tendres, en remuant régulièrement pour qu'elles n'attachent pas. Enlevez la casserole du feu et laissez refroidir, puis mixez jusqu'à obtenir une consistance lisse.

Versez la purée de pommes à la cuiller dans un grand saladier, couvrez de film alimentaire et mettez au réfrigérateur pendant au moins 1 heure.

Ajoutez le miel et le yaourt. Mélangez délicatement, puis répartissez dans des bols, servez immédiatement ou remettez au réfrigérateur et laissez glacer davantage.

Hosaf – salade turque de fruits secs

2 personnes

6 pruneaux dénoyautés
6 abricots secs
2 cc de raisins secs
1 cc de pignons
1 cc de pistaches non salées broyées (facultatif)
1 cs d'amandes effilées

PORTIONS		INFOS NUTRITIONNELLES	
Protéines	0	Calories	249
Lipides	1½	Glucides	30 g
Laitages	0	Protéines	7 g
Fruits	2	Fibres	7 g
Légumes	0	Sel	0,1 g

Mettez pruneaux, abricots, raisins secs et pignons dans une petite casserole et couvrez-les d'eau. Mélangez, mettez la casserole sur feu moyen et faites mijoter doucement pendant 20 à 25 minutes, puis versez dans un saladier et laissez refroidir pendant quelques heures ou toute la nuit.

Versez le hosaf dans deux bols et saupoudrez d'amandes effilées et de pistaches juste avant de servir.

ASTUCE :

- Traditionnellement, les pignons devraient être tendres. Si vous les préférez plus croquants, ajoutez-les à la fin, avec les amandes et les pistaches.

CONCLUSION

Certains des patients qui ont entrepris le Régime 2-Jours n'avaient encore jamais essayé de maigrir, mais beaucoup d'entre eux avaient effectué des tentatives répétées – perdant parfois du poids, mais le reprenant presque toujours. Leur succès avec ce nouveau régime – qui en a stupéfié plus d'un et nous a enchantés – nous a prouvé qu'il y avait une autre manière de perdre du poids sans jamais le reprendre. Si vous faites partie de ces gens ou que vous voulez simplement vous changer de la corvée d'un régime sur sept jours, le Régime 2-Jours peut vous convenir. La formule est simple : deux jours d'un régime strict riche en protéines et pauvre en glucides, suivis de cinq jours d'un régime méditerranéen sans restriction et d'exercice régulier. Nous savons que ce n'est pas un remède rapide et qu'il vous faudra peut-être du temps pour modifier vos habitudes alimentaires, mais nous pensons que c'est une approche vraiment innovante et saine de l'amaigrissement. Nous continuerons nos recherches pour mieux comprendre les bénéfices pour la santé propres à ce régime et à ce type d'amaigrissement, mais en attendant, nous espérons que le Régime 2-Jours sera l'approche qui fonctionnera pour vous.

Suivez-le, commencez un programme d'activités sportives et, quand vous aurez perdu assez de poids, suivez le Régime d'Entretien 1-Jour, et vous parviendrez au poids et à la forme physique que vous espériez.

REMERCIEMENTS

Tous nos remerciements à Anne Montague, Jo Godfrey Wood et Mary Pegington pour la relecture du manuscrit ; Kate Santon et Jonzen pour la conception des recettes ; Paula Stavrinos pour ses idées de recettes et Kath Sellers pour avoir analysé et réuni les recettes de ce livre. Nous remercions également Debbie McMullan et Rebecca Dodd-Chandler pour leurs conseils et leur expertise concernant le chapitre sur les exercices sportifs, et l'illustrateur, Stephen Dew.

Ce livre a été inspiré par nos études sur les régimes intermittents amaigrissants et destinés à réduire les risques d'affections. Nous remercions donc nos collaborateurs et collègues qui ont permis ce travail. Tout d'abord Mark Mattson, de l'Institut national sur le vieillissement de Baltimore, et Margot Cleary, de l'université du Minnesota, pour avoir partagé les conclusions de leurs recherches, qui nous ont inspirés pour entreprendre nos études sur les régimes. Ensuite, l'équipe de scientifiques et chercheurs qui nous ont aidés dans ces études : Gareth Evans, Claire Wright, Ellen Mitchell, Helen Sumner, Rosemary Greenhalgh, Jenny Affen, Jayne Beesley, des Centres Nightingale et Genesis de prévention du cancer du sein. Nous sommes reconnaissants à toute l'équipe de Mark Mattson, notamment Bronwen Martin et Roy Cutler, Jan Frystyk et Alan Flyvbjerg (hôpital universitaire d'Arhus, au Danemark), Roy Goodacre, Andrew Vaughan, Will Allwood, Robert Clarke, Kath Spence (Université de Manchester), Andy Sims (Université d'Édimbourg), Wendy Russell (Rowett Institute), qui nous ont aidés à évaluer l'impact des régimes sur l'organisme et la réduction des affections. Nous remercions également les personnes suivantes pour leurs précieux conseils : Susan Jebb (gestion du poids), Julie Morris (statistiques) et Louise Donnelly (psychologie de la santé et comportements alimentaires).

Nous remercions tout particulièrement Lester Barr, Pam Glass et les membres du conseil d'administration du Centre Genesis de prévention du cancer du sein, qui n'ont pas cessé de soutenir nos recherches depuis onze ans. Nous remercions également Nikki Hoffman, Michelle Cohen, l'équipe administrative de Genesis et les volontaires de Genesis qui ont donné de leur temps pour nous aider à l'administration et à nos tests cliniques, notamment Jane Eaton, Susan Roe, Pauline Sadler, Philippa Quirk, Louise Blacklock, Alison Rees et Angela Foster.

Nous remercions les nombreux patients qui ont travaillé avec nous dans nos études au cours des onze dernières années, sans qui rien n'aurait été possible, ainsi que le personnel des Centres Nightingale et Genesis de prévention du cancer du sein, qui ont suivi avec succès notre Régime 2-Jours et qui nous ont donné l'envie d'écrire ce livre.

Enfin, nous remercions Susanna Abbott et Catherine Knight, chez Ebury, pour leur patience et leur dur travail dans l'élaboration de cet ouvrage.

APPENDICES

Appendice A
Quelle est ma masse graisseuse ?

Tableau de calcul du pourcentage de masse graisseuse du corps féminin

IMC	Âge											
	18	20	25	30	35	40	45	50	55	60	65	70
18	20	20	21	22	23	24	26	27	28	29	30	31
19	22	22	23	24	25	26	27	28	29	30	31	32
20	24	24	25	26	27	28	29	30	31	32	33	33
21	26	26	27	28	29	29	30	31	32	33	34	35
22	27	28	29	29	30	31	32	33	34	34	35	36
23	29	30	30	31	32	33	33	34	35	36	36	37
24	31	31	32	33	33	34	35	36	36	37	38	38
25	33	33	34	34	35	36	36	37	38	38	39	40
26	34	34	35	36	36	37	38	38	39	39	40	41
27	36	36	37	37	38	38	39	39	40	41	41	42
28	37	37	38	39	39	40	40	41	41	42	42	43
29	39	39	39	40	40	41	41	42	42	43	43	44

30	40	40	41	41	42	42	43	43	43	44	44	45
31	41	42	42	42	43	43	44	44	45	45	45	46
32	43	43	43	44	44	44	45	45	46	46	46	47
33	44	44	44	45	45	45	46	46	47	47	47	48
34	45	45	46	46	46	46	47	47	47	48	48	48
35	46	46	47	47	47	47	48	48	48	49	49	49
36	47	47	48	48	48	48	49	49	49	50	50	50
37	48	48	49	49	49	49	50	50	50	50	51	51
38	49	49	50	50	50	50	50	51	51	51	51	52
39	50	50	50	51	51	51	51	51	52	52	52	52
40	51	51	51	51	52	52	52	52	52	53	53	53

Pour connaître votre pourcentage de masse graisseuse, repérez votre indice de masse corporelle (IMC) dans la colonne de gauche, puis suivez la ligne jusqu'à la colonne la plus proche de votre âge. Pour calculer votre IMC, voir p. 49.
Par exemple, pour une femme qui a un IMC de 22 et 42 ans, le pourcentage de masse graisseuse est de 31 %.

Tableau de calcul du pourcentage de masse graisseuse du corps masculin

IMC	Âge											
	18	20	25	30	35	40	45	50	55	60	65	70
18	11	11	12	13	14	15	16	17	19	20	21	22
19	13	13	14	15	16	17	18	19	20	21	22	23
20	15	15	16	17	18	19	20	21	22	23	24	25
21	17	17	18	19	20	21	22	23	24	24	25	26
22	19	19	20	21	22	23	24	24	25	26	27	28
23	21	21	22	23	24	25	25	26	27	28	28	29
24	23	23	24	25	26	26	27	28	28	29	30	31
25	25	25	26	27	27	28	29	29	30	31	31	32
26	27	27	28	28	29	30	30	31	31	32	33	33
27	29	29	29	30	31	31	32	32	33	34	34	35
28	30	31	31	32	32	33	33	34	34	35	36	36
29	32	32	33	33	34	34	35	35	36	36	37	37
30	34	34	35	35	35	36	36	37	37	38	38	39
31	35	36	36	37	37	37	38	38	39	39	39	40
32	37	37	38	38	38	39	39	40	40	40	41	41
33	39	39	39	39	40	40	41	41	41	42	42	42
34	40	40	41	41	41	42	42	42	43	43	43	44
35	42	42	42	42	43	43	43	44	44	44	44	45
36	43	43	43	44	44	44	45	45	45	45	46	46
37	44	44	45	45	45	45	46	46	46	47	47	47
38	46	46	46	46	47	47	47	47	47	48	48	48
39	47	47	47	48	48	48	48	48	49	49	49	49
40	48	48	49	49	49	49	49	49	50	50	50	50

Pour connaître votre pourcentage de masse graisseuse, repérez votre indice de masse corporelle (IMC) dans la colonne de gauche, puis suivez la ligne jusqu'à la colonne la plus proche de votre âge. Pour calculer votre IMC, voir p. 49.
Par exemple, pour un homme qui a un IMC de 22 et 42 ans, le pourcentage de masse graisseuse est de 23 %.
Ce tableau est basé sur l'équation CUN-BAE[1].
La masse graisseuse devrait représenter entre 20 et 34 % chez les femmes, et entre 8 et 25 % chez les hommes[2].

Appendice B
Quelles quantités puis-je consommer lors de mes deux jours de restriction ?

La liste des aliments ci-dessous indique quelles quantités d'aliments vous pouvez consommer chaque jour de restriction. Si vous vous sentez rassasié, vous n'êtes pas obligé de consommer le maximum de portions de lipides. Essayez de manger le minimum de protéines et toute la ration de légumes, de laitages et de fruits. Pour une information détaillée comprenant les variations pour les végétariens, reportez-vous au chapitre 3.

Glucides	
Les glucides ne sont pas autorisés lors des deux jours de restriction du Régime 2-Jours.	0 portion

Protéines	1 portion =
Femmes : 4 portions minimum et 12 portions maximum Hommes : 4 portions minimum et 14 portions maximum	
Poisson frais ou fumé tels que le haddock ou la morue…	60 g (2 morceaux de la taille d'un bâtonnet de poisson pané)
Fruits de mer tels que crevettes, moules, crabes…	45 g
Thon en boîte en saumure ou au naturel	30 g
Poisson gras frais ou en conserve, en sauce tomate ou à l'huile (égoutté) : maquereau, sardines, saumon, truite, saumon fumé*, truite fumée* ou kippers*…	30 g
Poulet, dinde, canard ou faisan cuits sans la peau	30 g (une tranche de la taille d'une carte à jouer)
Bœuf maigre, porc, agneau, lapin, venaison ou abats	30 g (une tranche de la taille d'une carte à jouer)
Bacon maigre*	1 lanière grillée
Jambon maigre*	2 tranches moyennes ou 4 tranches ultrafines*
Œufs	1 moyen à gros
Tofu	50 g

Ne consommez *qu'un seul* des aliments ci-dessous *chaque* jour de restriction. Ils comptent dans votre ration quotidienne de protéines.

Protéines	Maximum/jour	Portions
Protéines végétales texturées (PVT)	30 g	3
Haricots de soja et édamames	60 g	2
Houmous allégé	1 cs (15 g)	1
Quorn	115 g	4

Lipides	1 portion =
Femmes : 5 portions maximum Hommes : 6 portions maximum	
Margarine ou pâte à tartiner maigre (évitez les pâtes de type « beurre »)	1 cm^3 (8 g)
Huile d'olive ou autre huile végétale (sauf huile de palme, de noix de coco ou ghee)	1cc (7 g)
Sauce salade à base d'huile	1cc (7 g)
Noix/fruits à écale non salés ou salés* ou grillés (sans sucre)	1 cc par portion, soit 3 cerneaux de noix, 3 noix du Brésil, 4 amandes, 8 arachides, 10 noix de cajou ou 10 pistaches (pas de châtaignes)
Pesto	1cc (8 g)
Mayonnaise	1cc (5 g)
Mayonnaise allégée	1cs (15 g)
Olives*	10
Beurre d'arachide sans huile de palme	1cc (8 g)

Vous ne pouvez consommer qu'un seul des aliments gras suivants lors de chaque jour de restriction, car ils contiennent des glucides. Ils sont comptabilisés dans votre ration quotidienne de lipides.

Lipides	Maximum par jour	Portions
Avocat	½	2
Guacamole	2 cs	2
Guacamole maigre	2 cs	1

Laitages (3 portions par jour)	1 portion =
Lait demi-écrémé ou écrémé	20 cl
Lait de soja sucré ou non avec calcium ajouté	20 cl
Yaourt : nature, aux fruits, nature au soja, grec, ou fromage frais, tous maigres	1 petit pot de 120-150 g ou 3 cs bien pleines
Yaourt nature au lait entier	80-90 g ou 2 cs bien pleines
Fromage frais type cottage cheese	75 g ou 2 cs
Fromage frais type Quark	90 g ou 3 cs
Fromage à tartiner allégé	30 g ou 1 cs
Fromages maigres : cheddar, édam, feta*, camembert, ricotta, mozzarella, halloumi, fromage fumé bavarois	30 g – jusqu'à un maximum par semaine (les jours de restriction + les jours sans restriction) de 120 g pour les femmes et 150 g pour les hommes

Légumes (5 portions par jour)	**1 portion = 80 g ou...**
Artichaut	2 têtes
Asperge en conserve	7 tiges
Asperge fraîche	5 tiges
Aubergine	1/3 taille moyenne
Haricots verts	4 cs bien pleines
Haricots d'Espagne	4 cs bien pleines
Pousses de soja	2 poignées
Brocolis	2 têtes
Choux de Bruxelles	8
Chou	¼ petit chou ou 3 cs bien pleines de feuilles émincées
Chou-fleur	8 fleurs
Céleri-rave	3 cs bien pleines
Céleri branche	3 bâtonnets
Chou chinois (pak choï ou pé tsaï)	1/3
Courgette	½ grosse courgette
Concombre	1 tronçon de 5 cm
Chou frisé	4 cs bien pleines
Fenouil	½ tasse émincé
Courge (amère ou autre variété)	½
Poireaux	1 moyen
Salade (mesclun), roquette	1 bol
Mangetout	1 poignée
Champignons frais	14 têtes ou 3 poignées émincées

Légumes (5 portions par jour)	**1 portion = 80 g ou…**
Champignons séchés	2 cs ou 1 poignée de cèpes
Okra	16, taille moyenne
Poivron (uniquement vert)	½
Potiron	3 cs bien pleines
Radis	10
Épinards cuits	2 cs bien pleines
Épinards crus	1 bol
Jeune chou cuit	4 cs
Ciboule	8
Maïs doux (petits entiers)	6
Tomate en conserve	2 tomates olivettes ou ½ boîte hachée
Tomate fraîche	1 moyenne ou 7 cerises
Tomate en purée	1 cs bien pleine
Tomate séchée	4 morceaux
Cresson	1 bol

Fruits (1 portion par jour pour tous)	**1 portion = 80 g ou…**
Abricots	3 frais ou secs
Mûres	1 poignée
Cassis	4 cs bien pleines
Groseilles	4 cs bien pleines
Pamplemousse	½
Melon	1 tranche de 5 cm

Fruits (1 portion par jour pour tous)	1 portion = 80 g ou...
Ananas	1 grosse tranche
Papaye	1 tranche
Framboises	2 poignées
Fraises	7
Compote de rhubarbe ou de canneberges avec édulcorant	3 cs bien pleines

Assaisonnements	
Jus de citron ; épices et aromates frais ou séchés ; poivre noir ; moutarde/raifort ; vinaigre (de vin blanc, rouge, balsamique ou d'alcool de riz) ; ail ou gingembre frais ou lyophilisé ; piment frais, en poudre ou en flocons ; sauce soja, allégée en sel ou non (essayez la variété parfumée au piment) ; pâte de miso ; sauce de poisson ; sauce Worcester	Illimité

Boissons	Au moins 8 verres ou 2 litres par jour
Eau (gazeuse ou plate)	Illimité
Thé et café avec ou sans caféine	Illimité
Thé vert, tisanes, tisanes et thés aromatisés	Illimité
Boissons gazeuses ou aux fruits sans sucre	9 cannettes (3 litres) par semaine maximum

Appendice C
Quelles quantités puis-je consommer chaque jour sans restriction du Régime 2-Jours ?

Nous vous encourageons à suivre un régime de type méditerranéen lors des cinq jours sans restriction. Cela vous permet un éventail d'aliments plus large que lors des deux jours de restriction et comprend des glucides, des protéines, des laitages allégés et un large assortiment de fruits et légumes. Les tableaux ci-dessous indiquent ce qui constitue une portion unique d'un aliment donné. Vous êtes autorisé à consommer un certain nombre de portions de chaque groupe d'aliments selon votre sexe, votre poids et votre âge. Les tableaux de l'Appendice D vous indiquent la quantité à respecter. Pour une information détaillée sur le régime méditerranéen, reportez-vous au chapitre 4.

Glucides (Les quantités varient, voyez le tableau de calcul de l'Appendice D)	**1 portion =**
Céréales de petit déjeuner au blé entier ou à l'avoine	3 cs rases (24 g) ou 1 biscuit d'avoine ou de blé entier
Flocons d'avoine ou muesli sans sucre	1 cs bien pleine (20 g)
Pain pitta, chapati, tortilla au blé complet ou multicéréales	½ grande
Cracker au seigle	2
Cracker au blé complet	2
Biscuit à l'avoine sans huile de palme	1

Glucides (Les quantités varient, voyez le tableau de calcul de l'Appendice D)	1 portion =
Pâtes au blé complet ou riz complet	1 cs sec (30 g) ou 2 cs cuit (60 g)
Semoule, boulgour, orge perlé, quinoa	1 cs sec (30 g) ou 2 cs cuit (60 g)
Lasagne (de préférence au blé complet)	1 feuille
Nouilles (de préférence brunes)	½ bloc ou nid sec (50 g)
Pomme de terre au four ou à l'eau avec la peau	1 petite (120 g) pesée crue
Manioc, yam, patate douce	1 petit morceau (90 g) pesé cru
Pâte à pizza à la farine de blé complet	1/6 pâte fine
Maïs doux	½ épi ou 2 cc de grains
Farine de blé complet	1 cs rase
Pop-corn non sucré	20 g

Protéines (Les quantités varient, reportez-vous au tableau de calcul de l'Appendice D)	1 portion =
Poisson frais ou fumé tels que haddock ou morue	60 g (2 morceaux de la taille d'un bâtonnet de poisson pané)
Thon en conserve en saumure ou au naturel	30 g

Protéines (Les quantités varient, reportez-vous au tableau de calcul de l'Appendice D)	**1 portion =**
Poisson gras (frais ou en conserve) en sauce tomate ou à l'huile (égoutté) : maquereau, sardines, saumon, truite, saumon fumé*, truite fumée* ou kippers*	30 g
Fruits de mer : crevettes, moules, crabes	45 g
Poulet, dinde, canard ou faisan cuits sans la peau	30 g (une tranche de la taille d'une carte à jouer)
Bœuf maigre, porc, agneau, lapin, venaison ou abats	30 g par portion – jusqu'à 500 g maximum par semaine pour les femmes et 600 g pour les hommes
Bacon maigre*	1 lanière
Œufs	1 moyen à gros
Jambon maigre*	2 tranches moyennes ou 4 tranches ultrafines*
Haricots en sauce	2 cs rases (60 g)
Lentilles, pois chiches et haricots	1 cs (20 g) pesés crus ou 1 ½ cs (65 g) pesés cuits ou en boîte
Quorn (morceaux, haché, filets)	30 g
Saucisse végétarienne	½
Tofu	1/8 paquet (50 g)
Protéines végétales texturées (PVT)	1 cs bien pleine (10 g) pesée crue
Haché végétarien surgelé	30 g
Houmous allégé	1 cs rase (30 g)

Lipides (Les quantités varient, reportez-vous au tableau de calcul de l'Appendice D)	**1 portion =**
Margarine ou pâte à tartiner maigre (évitez les pâtes de type « beurre »)	1 cc (8 g)
Huile d'olive ou autre huile végétale	1 cc (7 g)
Sauce salade à base d'huile	1 cc (7 g)
Noix et graines non salées	1 cc, soit au choix 3 cerneaux de noix, 3 noix du Brésil, 4 amandes, 8 arachides, 10 noix de cajou ou 10 pistaches
Avocat	¼
Pesto	1 cc rase (8 g)
Olives	10
Mayonnaise	1 cc (5 g)
Guacamole ou mayonnaise allégée	1 cs (15 g)
Guacamole maigre	2 cs (30 g)
Beurre d'arachide sans huile de palme	1 cc bien pleine (11 g)

Laitages (Les quantités varient, reportez-vous au tableau de calcul de l'Appendice D)	**1 portion =**
Lait demi-écrémé ou écrémé	20 cl
Lait « alternatif » : de soja ou d'avoine, sucré ou non	20 cl
Lait concentré light	1 cc rase (15 g)

Yaourt : nature, aux fruits, nature au soja, grec, ou fromage frais, tous maigres	1 petit pot de 120-150 g ou 3 cs bien pleines
Yaourt : au lait entier aux fruits et nature, au lait de soja aromatisé	80-90 g ou 2 cs bien pleines
Fromage frais type cottage cheese	75 g ou 2 cs
Fromage à tartiner allégé	1 cs rase (30 g)
Fromage frais type Quark	90 g ou 3 cs rases
Cheddar allégé, édam, fromage fumé bavarois, feta, camembert, ricotta, mozzarella, halloumi allégé	30 g par portion – jusqu'à un maximum par semaine de 120 g pour les femmes et 150 g pour les hommes

Légumes (au moins 5 portions par jour pour tous)	**1 portion = 80 g**
Tout légume cuit à l'eau ou à la vapeur (sauf pomme de terre, yam, maïs doux, qui sont des glucides, ou les légumineuses, qui sont comptés dans les protéines)	2-3 cs bien pleines
Salade	1 bol
Soupe de légumes maison	½ bol
Jus de légumes	20 cl
Purée de tomates	1 cs rase

Fruits (2 portions par jour pour tous)	**1 portion =**
Banane	1 petite
Fruits rouges : mûres, cassis, groseilles, framboises, fraises	1 tasse (80 g)
Fruits secs	3 abricots secs/1 poignée de raisins secs
Jus de fruits	1 petit verre (125 ml)
Raisin, cerises	15
Pamplemousse	½
Melon, ananas, papaye	1 tranche
Orange, poire, pomme	1 fruit
Petits fruits : clémentine, abricot	2 fruits
Fruits en compote (sans sucre ou avec édulcorant)	3 cs rases
Fruits en conserve (au naturel)	3 cs rases

Attention ! Limitez-vous à 1 verre de jus de fruits ou légumes par jour.

Boissons	**Au moins 8 verres ou 2 litres par jour**
Eau (gazeuse ou plate)	Illimité
Thé et café avec ou sans caféine	Illimité
Thé vert, tisanes, tisanes et thés aromatisés	Illimité
Boissons gazeuses ou aux fruits sans sucre	Jusqu'à 9 cannettes maximum (3 litres) par semaine
Alcool	Jusqu'à 7 unités maximum (70 g) par semaine

Friandises (jusqu'à 3 portions par jour lors des cinq jours sans restriction)	**Portion**
Chips allégées en graisse	1 petit paquet (25 à 30 g)
Biscuits nature ou au chocolat	2
Chocolat (idéalement noir > 70 % cacao)	5 petits carrés (30 g)
Crème glacée	2 boules (100 g) standard ou 1 grosse boule (50 g)
Pain aux céréales (type malt)	1 tranche
Pain brioché	1 tranche
Cake aux fruits	1
Cupcake	2 petits avec très peu ou pas de glaçage
Biscuit à l'avoine et au sirop de canne	2 « mini-bouchées » (un carré de 3 cm x 1 cm)
Petit cookie au chocolat	3
Chocolat individuel ou truffe	3

Appendice D

Aide-mémoire des quantités autorisées

Utilisez ces tableaux pour vérifier combien de calories ou de portions d'un aliment vous pouvez consommer par jour selon votre sexe, votre âge et votre poids. Ces tableaux comprennent l'information pour la perte de poids et pour la stabilisation.

- Les besoins en énergie ont été déterminés en utilisant les équations Henry[3] basées sur votre sexe, votre âge et votre poids. Vous maigrirez plus vite si vous suivez les exercices recommandés dans ce livre.
- Il est important de consommer les protéines, laitages, fruits et légumes adéquats lors des deux jours de restriction et des cinq jours sans restriction du Régime 2-Jours. C'est pourquoi il y a des quantités minimum de protéines et des quantités recommandées pour les laitages, fruits et légumes pour chaque jour. Ces programmes de repas ont été conçus pour vous permettre de parvenir à la quantité quotidienne recommandée de 1,2 g de protéines par kilo de masse corporelle[4].
- Vous n'avez pas besoin de consommer les quantités maximum du tableau. Cependant, il importe que vous ayez une alimentation équilibrée. Par exemple, si vous ne prenez que les deux tiers de vos rations maximum de protéines,

vous devrez descendre à environ deux tiers des rations de lipides et de glucides riches en fibres.

• Essayez de consommer 24 g de fibres chaque jour sans restriction (voir p. 436).

Tableau de calcul | Amaigrissement | Hommes
Jusqu'à 79 kg

	2 jours de restriction	5 jours sans restriction														
		Moins de 54 kg			54-60 kg			60-67 kg			67-73 kg			73-79 kg		
		Âge 18–29	Âge 30–60	Âge 60+	Âge 18–29	Âge 30–60	Âge 60+	Âge 18–29	Âge 30–60	Âge 60+	Âge 18–29	Âge 30–60	Âge 60+	Âge 18–29	Âge 30–60	Âge 60+
Kcal maximum par jour	1 100	1 600	1 600	1 400	1 700	1 600	1 400	1 900	1 800	1 600	2 000	1 900	1 700	2 100	2 000	1800
Portions de glucides	0	Max 7	Max 7	Max 6	Max 7	Max 7	Max 6	Max 8	Max 8	Max 7	Max 9	Max 9	Max 7	Max 11	Max 9	Max 8
Portions de protéines	Min 4	Min 3	Min 3	Min 3	Min 4	Min 4	Min 4	Min 5	Min 5	Min 5	Min 6	Min 6	Min 6	Min 7	Min 7	Min 7
	Max 14	Max 9	Max 9	Max 8	Max 10	Max 9	Max 8	Max 12	Max 11	Max 9	Max 14	Max 12	Max 10	Max 14	Max 14	Max 11

	2 jours de restriction	5 jours sans restriction														
		Moins de 54 kg			54-60 kg			60-67 kg			67-73 kg			73-79 kg		
		Âge 18–29	Âge 30–60	Âge 60+	Âge 18–29	Âge 30–60	Âge 60+	Âge 18–29	Âge 30–60	Âge 60+	Âge 18–29	Âge 30–60	Âge 60+	Âge 18–29	Âge 30–60	Âge 60+
Portions de lipides	Max 6	Max 4	Max 4	Max 3	Max 5	Max 4	Max 3	Max 5	Max 5	Max 4	Max 5	Max 5	Max 5	Max 5	Max 5	Max 5
Portions de lai-tages	3 (recommandé)	3 (recommandé pour tous les groupes de poids)														
Portionsde légumes	5 (recommandé)	5 (recommandé pour tous les groupes de poids)														
Portions de fruits	1 (recommandé)	2 (recommandé pour tous les groupes de poids)														

Tableau de calcul | Amaigrissement | Hommes
Au-dessus de 79 kg

	2 jours de restriction	5 jours sans restriction											
		79–86 kg			86–92 kg			92–98 kg			98 kg		
		Âge 18–29	Âge 30–60	Âge 60+	Âge 18–29	Âge 30–60	Âge 60+	Âge 18–29	Âge 30–60	Âge 60+	Âge 18–29	Âge 30–60	Âge 60+
Kcal maximum par jour	1100	2300	2200	2000	2500	2300	2100	2500	2400	2200	2500	2500	2300
Portions de glucides	0	Max 12	Max 11	Max 9	Max 13	Max 12	Max 11	Max 13	Max 12	Max 11	Max 13	Max 13	Max 12
Portions de protéines	Min 4	Min 8	Min 8	Min 8	Min 9	Min 9	Min 9	Min 10	Min 10	Min 10	Min 11	Min 11	Min 11
	Max 14	Max 16	Max 15	Max 14	Max 17	Max 16	Max 14	Max 17	Max 17	Max 15	Max 17	Max 17	Max 16
Portions de lipides	Max 6	Max 6	Max 5	Max 5	Max 7	Max 6	Max 5	Max 7	Max 6	Max 5	Max 7	Max 7	Max 6

	2 jours de restriction	5 jours sans restriction											
		79–86 kg			86–92 kg			92–98 kg			98 kg		
		Âge 18–29	Âge 30–60	Âge 60+	Âge 18–29	Âge 30–60	Âge 60+	Âge 18–29	Âge 30–60	Âge 60+	Âge 18–29	Âge 30–60	Âge 60+
Portions de laitages	3 (recommandé)	3 (recommandé pour tous les groupes de poids)											
Portions de légumes	5 (recommandé)	5 (recommandé pour tous les groupes de poids)											
Portions de fruits	1 (recommandé)	2 (recommandé pour tous les groupes de poids)											

Tableau de calcul | Amaigrissement | Femmes
Jusqu'à 79 kg

	2 jours de restriction	5 jours sans restriction														
		Moins de 54 kg			54-60 kg			60-67 kg			67-73 kg			73-79 kg		
		Âge 18–29	Âge 30–60	Âge 60+	Âge 18–29	Âge 30–60	Âge 60+	Âge 18–29	Âge 30–60	Âge 60+	Âge 18–29	Âge 30–60	Âge 60+	Âge 18–29	Âge 30–60	Âge 60+
Kcal maximum par jour	1000	1500	1400	1400	1500	1400	1400	1700	1500	1400	1800	1600	1500	1900	1700	1600
Portions de glucides	0	Max 6	Max 6	Max 6	Max 6	Max 6	Max 6	Max 7	Max 6	Max 6	Max 8	Max 7	Max 6	Max 9	Max 7	Max 7
Portions de protéines	Min 4	Min 3	Min 3	Min 3	Min 4	Min 4	Min 4	Min 5	Min 5	Min 5	Min 6	Min 6	Min 6	Min 7	Min 7	Min 7
	Max 12	Max 8	Max 8	Max 8	Max 8	Max 8	Max 8	Max 10	Max 8	Max 8	Max 11	Max 9	Max 8	Max 12	Max 10	Max 9

	2 jours de restriction	5 jours sans restriction														
		Moins de 54 kg			54-60 kg			60-67 kg			67-73 kg			73-79 kg		
		Âge 18–29	Âge 30–60	Âge 60+	Âge 18–29	Âge 30–60	Âge 60+	Âge 18–29	Âge 30–60	Âge 60+	Âge 18–29	Âge 30–60	Âge 60+	Âge 18–29	Âge 30–60	Âge 60+
Portions de lipides	Max 5	Max 4	Max 3	Max 3	Max 4	Max 3	Max 3	Max 5	Max 4	Max 3	Max 5	Max 4	Max 4	Max 5	Max 5	Max 4
Portions de laitages	3 (recommandé)	3 (recommandé pour tous les groupes de poids)														
Portions de légumes	5 (recommandé)	5 (recommandé pour tous les groupes de poids)														
Portions de fruits	1 (recommandé)	2 (recommandé pour tous les groupes de poids)														

Tableau de calcul | Amaigrissement | Femmes
Au-dessus de 79 kg

	2 jours de restriction	**5 jours sans restriction**											
		79–86 kg			86–92 kg			92–98 kg			98 kg		
		Âge 18–29	Âge 30–60	Âge 60+	Âge 18–29	Âge 30–60	Âge 60+	Âge 18–29	Âge 30–60	Âge 60+	Âge 18–29	Âge 30–60	Âge 60+
Kcal maximum par jour	1100	2000	1800	1700	2000	1900	1800	2000	2000	1800	2000	2000	1900
Portions de glucides	0	Max 9	Max 8	Max 7	Max 9	Max 9	Max 8	Max 9	Max 9	Max 8	Max 9	Max 9	Max 9
Portions de protéines	Min 4	Min 8	Min 8	Min 8	Min 9	Min 9	Min 9	Min 10	Min 10	Min 10	Min 11	Min 11	Min 11
	Max 12	Max 14	Max 11	Max 10	Max 14	Max 12	Max 11	Max 14	Max 14	Max 11	Max 14	Max 14	Max 12

	2 jours de restriction	5 jours sans restriction											
		79–86 kg			86–92 kg			92–98 kg			98 kg		
		Âge 18–29	Âge 30–60	Âge 60+	Âge 18–29	Âge 30–60	Âge 60+	Âge 18–29	Âge 30–60	Âge 60+	Âge 18–29	Âge 30–60	Âge 60+
Portions de lipides	Max 5	Max 5	Max 5	Max 5	Max 5	Max 5	Max 5	Max 5	Max 5	Max 5	Max 5	Max 5	Max 5
Portions de laitages	3 (recommandé)	3 (recommandé pour tous les groupes de poids)											
Portionsde légumes	5 (recommandé)	5 (recommandé pour tous les groupes de poids)											
Portions de fruits	1 (recommandé)	2 (recommandé pour tous les groupes de poids)											

Tableau de calcul | Stabilisation | Hommes
Jusqu'à 73 kg

	1 jour de restriction	6 jours sans restriction											
		54 kg			54–60 kg			60–67 kg			67–73 kg		
		Âge 18–29	Âge 30–60	Âge 60+	Âge 18–29	Âge 30–60	Âge 60+	Âge 18–29	Âge 30–60	Âge 60+	Âge 18–29	Âge 30–60	Âge 60+
Kcal maximum par jour	1 100	1 900	1 800	1 600	2 000	1 900	1 700	2 100	2 000	1 800	2 300	2 200	2 000
Portions de glucides	0	Max 8	Max 8	Max 7	Max 9	Max 9	Max 7	Max 11	Max 9	Max 8	Max 12	Max 11	Max 9
Portions de protéines	Min 4	Min 3	Min 3	Min 3	Min 4	Min 4	Min 4	Min 5	Min 5	Min 5	Min 6	Min 6	Min 6
	Max 14	Max 12	Max 11	Max 9	Max 14	Max 12	Max 10	Max 14	Max 14	Max 11	Max 16	Max 15	Max 14
Portions de lipides	Max 6	Max 5	Max 5	Max 4	Max 5	Max 5	Max 5	Max 5	Max 5	Max 5	Max 6	Max 5	Max 5
Portions de laitages	3 (recommandé)	3 (recommandé pour tous les groupes de poids)											

	1 jour de restriction	6 jours sans restriction											
		54 kg			54–60 kg			60–67 kg			67–73 kg		
		Âge 18–29	Âge 30–60	Âge 60+	Âge 18–29	Âge 30–60	Âge 60+	Âge 18–29	Âge 30–60	Âge 60+	Âge 18–29	Âge 30–60	Âge 60+
Portions de légumes	5 (recommandé)	5 (recommandé pour tous les groupes de poids)											
Portions de fruits	1 (recommandé)	2 (recommandé pour tous les groupes de poids)											

Tableau de calcul | Stabilisation | Hommes
Au-dessus de 73 kg

	1 jour de restriction	6 jours sans restriction											
		73–79 kg			79–86 kg			86–92 kg			92 kg		
		Âge 18–29	Âge 30–60	Âge 60+	Âge 18–29	Âge 30–60	Âge 60+	Âge 18–29	Âge 30–60	Âge 60+	Âge 18–29	Âge 30–60	Âge 60+
Kcal maximum par jour	1100	2400	2300	2100	2500	2400	2200	2500	2500	2300	2500	2500	2500
Portions de glucides	0	Max 12	Max 12	Max 11	Max 13	Max 12	Max 11	Max 13	Max 13	Max 12	Max 13	Max 13	Max 13
Portions de protéines	Min 4	Min 7	Min 7	Min 7	Min 8	Min 8	Min 8	Min 9	Min 9	Min 9	Min 10	Min 10	Min 10
	Max 14	Max 17	Max 16	Max 14	Max 17	Max 17	Max 15	Max 17	Max 17	Max 16	Max 17	Max 17	Max 17
Portions de lipides	Max 6	Max 6	Max 6	Max 5	Max 7	Max 6	Max 5	Max 7	Max 7	Max 6	Max 7	Max 7	Max 7

	1 jour de restriction	6 jours sans restriction											
		73–79 kg			79–86 kg			86–92 kg			92 kg		
		Âge 18–29	Âge 30–60	Âge 60+	Âge 18–29	Âge 30–60	Âge 60+	Âge 18–29	Âge 30–60	Âge 60+	Âge 18–29	Âge 30–60	Âge 60+
Portions de laitages	3 (recommandé)	3 (recommandé pour tous les groupes de poids)											
Portions de légumes	5 (recommandé)	5 (recommandé pour tous les groupes de poids)											
Portions de fruits	1 (recommandé)	2 (recommandé pour tous les groupes de poids)											

Tableau de calcul | Stabilisation | Femmes
Jusqu'à 73 kg

	1 jour de restriction	6 jours sans restriction											
		54 kg			54–60 kg			60–67 kg			67-73 kg		
		Âge 18–29	Âge 30–60	Âge 60+	Âge 18–29	Âge 30–60	Âge 60+	Âge 18–29	Âge 30–60	Âge 60+	Âge 18–29	Âge 30–60	Âge 60+
Kcal maximum par jour	1100	1700	1600	1500	1800	1700	1500	1900	1800	1600	2000	1900	1700
Portions de glucides	0	Max 7	Max 7	Max 6	Max 8	Max 7	Max 6	Max 9	Max 8	Max 7	Max 9	Max 9	Max 7
Portions de protéines	Min 4	Min 3	Min 3	Min 3	Min 4	Min 4	Min 4	Min 5	Min 5	Min 5	Min 6	Min 6	Min 6
	Max 12	Max 10	Max 9	Max 8	Max 11	Max 10	Max 8	Max 12	Max 11	Max 9	Max 14	Max 12	Max 10
Portions de lipides	Max 5	Max 5	Max 4	Max 4	Max 5	Max 5	Max 4	Max 5	Max 5	Max 4	Max 5	Max 5	Max 5
Portions de laitages	3 (recommandé)	3 (recommandé pour tous les groupes de poids)											

	1 jour de restriction	**6 jours sans restriction**											
		54 kg			54–60 kg			60–67 kg			67-73 kg		
		Âge 18–29	Âge 30–60	Âge 60+	Âge 18–29	Âge 30–60	Âge 60+	Âge 18–29	Âge 30–60	Âge 60+	Âge 18–29	Âge 30–60	Âge 60+
Portions de légumes	5 (recommandé)	5 (recommandé pour tous les groupes de poids)											
Portions de fruits	1 (recommandé)	2 (recommandé pour tous les groupes de poids)											

Tableau de calcul | Stabilisation | Femmes
Au-dessus de 73 kg

	1 jour de restriction	6 jours sans restriction											
		73-79 kg			79–86 kg			86–92 kg			92 kg		
		Âge 18–29	Âge 30–60	Âge 60+	Âge 18–29	Âge 30–60	Âge 60+	Âge 18–29	Âge 30–60	Âge 60+	Âge 18–29	Âge 30–60	Âge 60+
Kcal maximum par jour	1100	2000	1900	1800	2000	2000	1900	2000	2000	2000	2000	2000	2000
Portions de glucides	0	Max 9	Max 9	Max 8	Max 9	Max 9	Max 9	Max 9	Max 9	Max 9	Max 9	Max 9	Max 9
Portions de protéines	Min 4	Min 7	Min 7	Min 7	Min 8	Min 8	Min 8	Min 9	Min 9	Min 9	Min 10	Min 10	Min 10
	Max 12	Max 14	Max 12	Max 11	Max 14	Max 14	Max 12	Max 14	Max 14	Max 14	Max 14	Max 14	Max 14
Portions de lipides	Max 5	Max 5	Max 5	Max 5	Max 5	Max 5	Max 5	Max 5	Max 5	Max 5	Max 5	Max 5	Max 5

	1 jour de restriction	6 jours sans restriction											
		73-79 kg			79–86 kg			86–92 kg			92 kg		
		Âge 18–29	Âge 30–60	Âge 60+	Âge 18–29	Âge 30–60	Âge 60+	Âge 18–29	Âge 30–60	Âge 60+	Âge 18–29	Âge 30–60	Âge 60+
Portions de laitages	3 (recommandé)	3 (recommandé pour tous les groupes de poids)											
Portions de légumes	5 (recommandé)	5 (recommandé pour tous les groupes de poids)											
Portions de fruits	1 (recommandé)	2 (recommandé pour tous les groupes de poids)											

Appendice E
Les 10 aliments les plus riches en fibres

Les deux tableaux ci-dessous donnent les dix aliments les plus riches en fibres de vos deux jours de restriction et cinq jours sans restriction[5,6]. Ayez pour objectif d'en consommer le plus possible dans le cadre de votre ration quotidienne.

Aliment	Portion		Total de fibres (g)	Fibres solubles (g)	Fibres insolubles (g)
	description	g			
Jours de restriction					
Framboises	1 poignée	80	5,5	1,5	4,0
Haricots de soja surgelés	4 cs	60	3,7	1,8	1,9
Haricots verts	4 cs	80	2,5	0,6	1,9
Brocolis	2 têtes	80	2,4	1,2	1,2
Abricots secs	3	25	2,2	1,2	1,0
Chou-fleur	8 fleurs	80	2,2	0,9	1,3
Épinards (cuits)	2 tbsp	80	2,2	0,7	1,5
Choux de Bruxelles	8	80	2,1	1,1	1,0
Graines de lin	2 tsp	7	1,9	0,6	1,3
Amandes	4 noix	8	0,8	0,1	0,7
Jours sans restriction					
Céréales au son riches en fibres	3 cs	24	5,9	1,0	4,9
Framboises	1 poignée	80	5,5	1,5	4,0
Pois	3 cs	80	5,4	1,6	3,8

Aliment	Portion		Total de fibres (g)	Fibres solubles (g)	Fibres insolubles (g)
	description	g			
Jours de restriction					
Haricots rouges	1 cs	40	3,2	0,8	2,4
Flocons de son	3 cs	24	3,1	0,3	2,9
Crackers de seigle	2	20	3,1	1,3	1,8
Orge perlé	cs rase cru	20	3,1	0,8	2,3
Figues	3	25	3,0	1,4	1,6
Céréales blé-orge malté	3 cs	24	2,8	0,8	2,0
Pâtes au blé complet cuites	2 cs	60	2,8	0,6	2,2

Appendice F
Comment pratiquer plus d'activités physiques au quotidien

Le tableau ci-dessous indique combien de calories vous pouvez brûler durant la journée en procédant à des modifications mineures de vos habitudes quotidiennes. Pour obtenir les meilleurs résultats, vous devez avoir pour objectif de combiner exercice planifié et petites quantités d'activités physiques durant la journée.

Jour de sport avec activités quotidiennes minimales	Calories Brûlées*	Jour sans sport avec activités quotidiennes	Calories Brûlées*
Prendre le bus pour aller au bureau	30	Descendre du bus 5 minutes avant et marcher 15 minutes	84
Prendre l'ascenseur pour 2 étages 5 fois par jour	3	Monter et descendre 2 étages à pied 5 fois par jour	54
Envoyer un e-mail à un collègue	8	Marcher 2 minutes pour aller voir le collègue, parler en restant debout 5 minutes, revenir en 2 minutes	33
Acheter un sandwich au distributeur	3	Aller à la sandwicherie à pied, 10 minutes aller-retour	35
Rentrer en bus (20 minutes)	30	Descendre du bus 5 minutes avant et marcher 15 minutes	84

Jour de sport avec activités quotidiennes minimales	Calories Brûlées*
Rouler jusqu'à la salle de sport (7 minutes)	20
Cours d'aérobic (45 minutes)	262
Rouler jusque chez soi	20
Réchauffer un plat tout prêt (5 minutes)	5
Regarder la télévision (1 heure 25 minutes)	128
Faire ses courses d'épicerie sur Internet	26
Laisser le chien sortir dans le jardin	2
Lire (1 heure 15 minutes)	115
Total des calories brûlées	652

Jour sans sport avec activités quotidiennes	Calories Brûlées*
Regarder la télévision (1 heure)	90
Préparer un repas (30 minutes)	70
Passer l'aspirateur (30 minutes) et repasser (30 minutes)	178
Marcher jusqu'aux boutiques (30 minutes aller-retour)	193
Promener le chien (30 minutes)	105
Lire (15 minutes)	23
Total des calories brûlées	859

* Estimation pour une femme de 70 kg

Appendice G
Mon programme d'activités physiques sur douze semaines

Ce programme de marche est conçu pour que vous puissiez augmenter l'intensité de l'exercice sur plusieurs semaines. Si la première vous paraît trop facile, sautez à la semaine 3 ou 4. Si vous trouvez cela difficile, répétez la semaine jusqu'à ce que vous vous sentiez en état de passer à la suivante. Faites les douze semaines.

À la semaine 12, vous devriez faire deux heures et demie d'exercice modéré, ce qui représente environ trente minutes cinq jours par semaine – quel qu'ait été votre point de départ. La vitesse de marche de l'exercice modéré est définie entre 4 et 6,4 km/h sur un sol plat.

Semaine		1	2	3	4	5	6	7	8	9	10	11	12
Débutant Ne faisant actuellement aucun exercice	Temps (minutes)	5	5	5	10	10	15	15	20	20	25	25	30
	Vitesse (km/h)	2,41	2,41	2,41	2,41	3,22	3,22	3,22	3,22	3,22	3,22	4	4
	Fréquence (nombre de séances par semaine)	1	2	3	3	3	4	4	4	5	5	5	5
Intermédiaire Faisant au moins une séance d'exercice par semaine	Temps (minutes)	10	10	10	15	15	20	20	25	25	30	30	30
	Vitesse (km/h)	3,22	3,22	4	4	4	4	4	4,8	4,8	4,8	4,8	4,8
	Fréquence (nombre de séances par semaine)	2	3	3	4	4	4	5	5	5	5	5	5
Avancé Faisant au moins deux séances d'exercice par semaine	Temps (minutes)	15	15	15	20	20	20	25	25	30	30	30	30
	Vitesse (km/h)	4,8	4,8	4,8	4,8	4,8	5,6	5,6	5,6	5,6	5,6	6,4	6,4
	Fréquence (nombre de séances par semaine)	3	4	4	4	5	5	5	5	5	5	5	5

Il est recommandé de continuer à pratiquer une activité physique pendant deux heures et demie par semaine à un niveau modéré pendant douze semaines de plus et de vraiment prendre cette habitude avant de commencer à passer progressivement aux cinq heures d'exercice hebdomadaires.

Une fois que vous aurez achevé le programme de marche sur douze semaines de zéro à deux heures et demie, vous serez prêt à passer au programme de douze semaines à cinq heures par semaine (disponible en anglais sur le site www.thetwodaydiet.co.uk).

BIBLIOGRAPHIE

Note de l'éditeur :

Même si ces ouvrages et articles n'existent encore qu'en anglais, il nous paraît essentiel de vous communiquer les ressources scientifiques et les publications sur lesquelles s'appuient les auteurs. Nous remercions nos lecteurs non anglophones de leur compréhension.

1. Le régime 2-jours : pourquoi il marche

1. Harvie M, Howell A. et al., "Association of gain and loss of weight before and after menopause with risk of postmenopausal breast cancer in the Iowa women's health study", *Cancer Epidemiology, Biomarkers & Prevention*, 14/3 (2005), 656-61.

2. Wing R.R. et al., "Long-term weight loss maintenance", *The American Journal of Clinical Nutrition*, 82/1 Suppl (2005), 222S-225S.

3. http://www.ic.nhs.uk/statistics-and-data-collections/healthandlifestyles-related-surveys/health-survey-for-england/health-survey-forengland-2010-trend-tables

4. http://epp.eurostat.ec.europa.eu/statisticsexplained/index.php/Overweight_and_obesity_-_BMI_statistics

5. Cleary M.P. et al., "Weight-cycling decreases incidence and increases latency of mammary tumors to a greater extent than does chronic caloric restriction in mouse mammary tumor virus-transforming growth factor-alpha female mice", *Cancer Epidemiology, Biomarkers & Prevention*, 11/9, (2002), 836-43.

6. Anson R.M., Mattson M.P. et al., "Intermittent fasting dissociates beneficial effects of dietary restriction on glucose metabolism and neuronal resistance to injury from calorie intake", *Proceedings of the National Academy of Sciences of the United States of America*, 100/10 (2003), 6216-20.

7. Harvie M.N., Howell A. et al., "The effects of intermittent or continuous energy restriction on weight loss and metabolic disease risk markers: a randomized trial in young overweight women", *International Journal of Obesity* (London), 35/5 (2011), 714-27.

8. Harvie Howell et al., P3-09-02: "Intermittent Dietary Carbohydrate Restriction Enables Weight Loss and Reduces Breast Cancer Risk Biomarkers", Thirty-Fourth Annual CTRC-AACR San Antonio Breast Cancer Symposium (San Antonio, TX) (6-10 Dec, 2011).

9. Veldhorst M.A. et al., "Presence or absence of carbohydrates and the proportion of fat in a high-protein diet affect appetite suppression but not energy expenditure in normal-weight human subjects fed in energy balance", *British Journal of Nutrition*, 104/9 (2010), 1395-1405.

10. Johnson F. et al., "Dietary restraint and self-regulation in eating behavior", *International Journal of Obesity* (London), 36/5 (2012), 665-674.

11. Jacobsen S.C. et al., "Effects of short-term high-fat overfeeding on young men", *Diabetologia*, 12 (2012), 3341-9.

12. Timmers S. et al., "Calorie restriction-like effects of 30 days of resveratrol supplementation on energy metabolism and metabolic profile in obese humans", *Cell Metabolism*, 14/5 (2011), 612-22.

13. Peeters A. et al., "Obesity in adulthood and its consequences for life expectancy: a life-table analysis", *Annals of Internal Medicine*, 138/1 (2003), 24-32.

14. http://www.ons.gov.uk/ons/rel/disability-and-healthmeasurement/health-expectancies-at-birth-and-age-65-in-the-unitedkingdom/2008-10/index.html

15. Carlson O. et al., "Impact of reduced meal frequency without caloric restriction on glucose regulation in healthy, normal-weight middleaged men and women", *Metabolism*, 56/12 (2007), 1729-1734.

16. Sandholt C.H. et al., "Beyond the fourth wave of genome-wide obesity association studies", *Nutrition & Diabetes*, 2/e37 (2012).

17. Garaulet M. et al., "CLOCK gene is implicated in weight reduction in obese patients participating in a dietary programme based on the Mediterranean diet", *International Journal of Obesity* (London), 34/3 (2010), 516-523.

18. Matsuo T. et al., "Effects of FTO genotype on weight loss and metabolic risk factors in response to calorie restriction among Japanese women", *Obesity* (Silver Spring), 20/5 (2012), 1122-1126.

19. Lovelady C., "Balancing exercise and food intake with lactation to promote post-partum weight loss", Proceedings of the Nutrition Society, 70/2 (2011), 181-184.

20. http://bda.uk.com/news/news.php

2. Ai-je besoin de perdre du poids ?

1. Shea J.L. et al., “Body fat percentage is associated with cardiometabolic dysregulation in BMI-defined normal weight subjects”, *Nutrition, Metabolism & Cardiovascular Diseases*, 22/9 (2012), 741-747.

2. Sternfeld B. et al., “Changes over 14 years in androgenicity and body mass index in a biracial cohort of reproductive-age women”, *The Journal of Clinical Endocrinology & Metabolism*, 93/6 (2008), 2158-65.

3. Harvie M., Howell A.H. et al., “Central obesity and breast cancer risk: a systematic review”, *Obesity Reviews*, 4/3 (2003), 157-73.

4. Beck R. J. et al., “Choral singing, performance perception, and immune system changes in salivary immunoglobulin A and cortisol”, *Music Perception*, 18 (1999), 87-106.

5. Nackers L.M. et al., “The association between rate of initial weight loss and long-term success in obesity treatment: does slow and steady win the race?” *International Journal of Behavioral Medicine*, 17/3 (2010), 161-167.

6. Paulweber B. et al., “A European evidence-based guideline for the prevention of type 2 diabetes”, *Hormone and Metabolic Research*, 42 Suppl 1 (2010), S3-36.

7. Maruthur N.M. et al., “Lifestyle interventions reduce coronary heart disease risk: results from the PREMIER Trial”, *Circulation*, 119/15 (2009), 2026-2031.

8. Harvie M., Howell A. et al., “Association of gain and loss of weight before and after menopause with risk of postmenopausal breast cancer in the Iowa

women's health study", *Cancer Epidemiology, Biomarkers & Prevention*, 14/3 (2005), 656-661.

9. Larson-Meyer D.E. et al., "Effect of calorie restriction with or without exercise on insulin sensitivity, beta-cell function, fat cell size, and ectopic lipid in overweight subjects", *Diabetes Care*, 29/6 (2006), 1337-44.

3. Comment suivre les deux jours de restriction

1. Pearce K.L., et al., "Egg consumption as part of an energy-restricted high-protein diet improves blood lipid and blood glucose profiles in individuals with type 2 diabetes", *British Journal of Nutrition*, 105/4 (2011), 584-92.

2. Lieberman H.R. et al., "A double-blind, placebo-controlled test of 2 d of calorie deprivation: effects on cognition, activity, sleep, and interstitial glucose concentrations", *The American Journal of Clinical Nutrition*, 88/3 (2008), 667-676.

3. Brinkworth G.D. et al., "Long-term effects of a very low-carbohydrate diet and a low-fat diet on mood and cognitive function", *Archives of Internal Medicine*, 169/20 (2009), 1873-1880.

4. Krikorian R. et al., "Dietary ketosis enhances memory in mild cognitive impairment", *Neurobiology Aging*, 33/2 (2012), 425-427.

4. Comment manger les cinq jours sans restriction

1. Willett W.C., "The Mediterranean Diet: Science and practice", *Public Health Nutr*, 9/1A (2006), 105-10.

2. Sevastianova K. et al., "Effect of short-term carbohydrate overfeeding and long-term weight loss on liver fat in overweight humans", *The American Journal of Clinical Nutrition*, 96/4 (2012), 727-34.

3. Bofetta J. et al., "Fruit and vegetable intake and overall cancer risk in the European Prospective Investigation into Cancer and Nutrition (EPIC)", *Journal of the National Cancer Institute*, 102/8 (2010), 529-37.

4. Houchins J.A. et al., "Effects of fruit and vegetable, consumed in solid vs. beverage forms, on acute and chronic appetitive responses in lean and obese adults", *International Journal of Obesity* (London) (20 Nov 2012).

5. Stookey J.D. et al., "Drinking water is associated with weight loss in overweight dieting women independent of diet and activity", *Obesity* (Silver Spring), 16/11 (2008), 2481-2488.

6. Flood-Obbagy J.E. et al., "The effect of fruit in different forms on energy intake and satiety at a meal", *Appetite*, 52/2 (2009), 416-422.

7. Backhed F., "Host responses to the human microbiome", *Nutrition Reviews*, 70 Suppl 1 (2012), S14-S17.

8. http://www.dh.gov.uk/health/2012/06/sodium-intakes/

9. Aune D., "Soft drinks, aspartame and the risk of cancer and cardiovascular disease", *The American Journal of Clinical Nutrition*, 96/6 (2012), 1249-51.

10. Chapman C.D., et al., "Lifestyle determinants of the drive to eat: a meta-analysis", *The American Journal of Clinical Nutrition*, 96/3 (2012), 492-7.

11. Chobanian A.V., et al., "Seventh report of the Joint National Committee on Prevention, Detection,

Evaluation, and Treatment of High Blood Pressure", *Hypertension*, 42/6 (2003), 1206-1252.

12. Nawrot P. et al., "Effects of caffeine on human health", Food Addititves and Contaminants, 20/1 (2003), 1-30.

13. Almoosawi S. et al., "The effect of polyphenol-rich dark chocolate on fasting capillary whole blood glucose, total cholesterol, blood pressure and glucocorticoids in healthy overweight and obese subjects", *British Journal of Nutrition*, 103/6 (2010), 842-850.

5. Réussir le régime-2 jours

1. Wansink B., "Environmental factors that unknowingly influence the consumption and intake of consumers", *Annual Review of Nutrition*, 24 (2004), 455-479.

2. Dennis E.A., et al., "Water consumption increases weight loss during a hypocaloric diet intervention in middle-aged and older adults", *Obesity* (Silver Spring), 18/2 (2010), 300-7.

3. Rolls B.J. et al., "The effect of large portion sizes on energy intake is sustained for 11 days", *Obesity*, 15/6 (2007), 1535-43.

4. Rolls B.J. et al., "Reductions in portion size and energy density of foods are additive and lead to sustained decreases in energy intake", *The American Journal of Clinical Nutrition*, 83/1 (2006), 11-7.

5. Bellisle F., "Cognitive restraint can be offset by distraction, leading toincreased meal intake in women",

The American Journal of Clinical Nutrition, 74/2 (2001), 197-200.

6. Hirsch A.R. et al., "Effect of Television Viewing on Sensory-Specific Satiety: Are Leno and Letterman Obesogenic?", 89th Annual Meeting Endocrine Society (Abstract) (2007).

7. Byrne N.M. et al., "Does metabolic compensation explain the majority of less-than-expected weight loss in obese adults during a short-term severe diet and exercise intervention?" *International Journal of Obesity*, 36/11 (2012), 1472-1478.

8. Bellisle F. et al., "Meal frequency and energy balance", *British Journal of Nutrition*, 77/1 (1997), S57-70.

9. Holmback U. et al., "The human body may buffer small differences in meal size and timing during a 24-hour wake period provided energy balance is maintained", *Journal of Nutrition*, 133/9 (2003), 2748-55.

10. Nedeltcheva, A.V. et al., "Sleep curtailment is accompanied by increased intake of calories from snacks", *The American Journal of Clinical Nutrition*, 89 (2009), 126-133.

11. Buxton OM et al., "Adverse metabolic consequences in humans of prolonged sleep restriction combined with circadian disruption", Science Translational Medicine, 4/129 (2012), 12.

12. Morgan P.J. et al., "Efficacy of a workplace-based weight loss program for overweight male shift workers: the Workplace POWER (Preventing Obesity Without Eating like a Rabbit) randomized controlled trial. *Preventive Medicine*, 52/5 (2011), 317-25.

13. Halsey L.G. et al., "Does consuming breakfast influence activity levels? An experiment into the effect

of breakfast consumption on eating habits and energy expenditure", *Public Health Nutrition*, 15/2 (2012), 238-245.

14. Ratliff J. et al., "Consuming eggs for breakfast influences plasma glucose and ghrelin, while reducing energy intake during the next 24 hours in adult men", *Nutrition Research*, 30/2 (2010), 96-1003.

15. Mason C. et al., "History of weight cycling does not impede future weight loss or metabolic improvements in postmenopausal women", *Metabolism*, 62/1 (2013), 127-36.

16. Smeets A.J. et al., "Acute effects on metabolism and appetite profile of one meal difference in the lower range of meal frequency", *British Journal of Nutrition*, 99/6 (2008), 1316-1321.

17. Wing R.R. et al., "Prescribed 'breaks' as a means to disrupt weight control efforts", *Obesity Research*, 11/2 (2003), 287-291.

18. May et al., "Elaborated Intrusion Theory: A Cognitive-Emotional Theory of Food Craving", *Current Obesity Reports*, 1 (2012), 114-121.

19. Campagne D.M., "The premenstrual syndrome revisited", *European Journal of Obstetrics & Gynecology and Reproductive Biology*, 130/1 (2007), 4-17.

6. Comment être plus actif

1. Redman L.M. et al., "Metabolic and behavioral compensations in response to caloric restriction: implications for the maintenance of weight loss", *PLoS One* 4, e4377 (2009).

2. Garrow J.S. et al., “Meta-analysis: effect of exercise, with or without dieting, on the body composition of overweight subjects”, *European Journal of Clinical Nutrition*, 49 (1995), 1-10.

3. Gill J.M. et al., “Exercise and postprandial lipid metabolism: an update on potential mechanisms and interactions with high-carbohydrate diets (review)”, *The Journal of Nutritional Biochemistry*, 14/3 (2003), 122-32.

4. Byberg L. et al., “Total mortality after changes in leisure time physical activity in 50 year old men: 35 year follow-up of population based cohort”, *BMJ* 338 (2009), b688.

5. Canadian Society for Exercise Physiology PAR-Q, www.csep.ca

6. Wilmot E.G. et al., “Sedentary time in adults and the association with diabetes, cardiovascular disease and death: systematic review and metaanalysis”, *Diabetologia* 55 (2012), 2895-2905.

7. Dunstan D.W. et al., “Breaking up prolonged sitting reduces postprandial glucose and insulin responses”, *Diabetes Care*, 35/5 (2012), 976-83.

8. O’Donovan et al., “The ABC of Physical Activity for Health: a consensus statement from the British Association of Sport and Exercise Sciences”, *Journal of Sports Sciences*, 28/6 (2010), 573-91.

9. King N.A. et al., “Individual variability following 12 weeks of supervised exercise: identification and characterization of compensation for exercise-induced weight loss”, *International Journal of Obesity*, 32 (2008), 177-184.

10. Ainsworth B.E. et al., “2011 Compendium of Physical Activities: a second update of codes and MET

values", *Medicine and Science in Sports and Exercise*, 43/8 (2011), 1575-1581.

11. Ismail I. et al., "A systematic review and meta-analysis of the effect of aerobic vs. resistance exercise training on visceral fat", *Obesity Reviews*, 13/1 (2012), 68-91.

12. Brinkworth G.D. et al., "Effects of a low carbohydrate weight loss diet on exercise capacity and tolerance in obese subjects", *Obesity* (Silver Spring), 17/10 (2009), 1916-1923.

13. Farah N.M. et al., "Effects of exercise before or after meal ingestion on fat balance and postprandial metabolism in overweight men", *British Journal of Nutrition* (26 Oct 2012) 1-11.

7. Comment rester mince

1. Sumithran Pet al., "Long-term persistence of hormonal adaptations to weight loss", *The New England Journal of Medicine*, 365/17 (2011), 1597-1604.

2. Baldwin K.M. et al., "Effects of weight loss and leptin on skeletal muscle in human subjects", *The American Journal of Physiology – Regulatory, Integrative and Comparative Physiology*, 301/5 (2011), R1259-R1266.

3. Hall K.D. et al., "Quantification of the effect of energy imbalance on bodyweight", *The Lancet*, 378/9793 (2011), 826-837.

Appendices

1. Gomez-Ambrosi J., Silva C., Catalan V., Rodriguez A., Galofre J.C., Escalada J et al., "Clinical

usefulness of a new equation for estimating body fat", *Diabetes Care*, 35/2 (2012), 383-388.

2. Shea J.L., King M.T., Yi Y, Gulliver W., Sun G., "Body fat percentage is associated with cardiometabolic dysregulation in BMI-defined normal weight subjects", *Nutrition, Metabolism & Cardiovascular Diseases*, 229 (2012), 741-747.

3. Henry C.J.K., "Basal metabolic rate studies in humans: measurement and development of new equations", *Public Health Nutrition*, 8/7a (2005), 1133-1152.

4. Krieger J.W. et al., "Effects of variation in protein and carbohydrate intake on body mass and composition during energy restriction: a meta-regression", *The American Journal of Clinical Nutrition* 83/2 (2006), 260-274.

5. http://huhs.harvard.edu/assets/file/ourservices/service_nutrition_fiber.pdf

6. *Plant Fiber in Foods* (2nd ed., 1990) (HCF Nutrition Research Foundation Inc., PO Box 22124, Lexington, KY 40522).

INDEX

M

R

S

TABLE DES MATIÈRES

conception
réalisation
mise en page
pca
44405 Rezé cedex

Imprimé en Espagne par
Liberdúplex
à Sant Llorenç d'Hortons (Barcelone)
en mars 2015

POCKET – 12, avenue d'Italie – 75627 Paris cedex 13

Dépôt légal : mai 2014
S24354/02